药食同源　饮食调护

审　定　穆　欣

主　编　任　蓁　张晓宇

全国百佳图书出版单位
中国中医药出版社
·北　京·

图书在版编目（CIP）数据

药食同源 饮食调护/任蓁，张晓宇主编 . —北京：
中国中医药出版社，2022.8
ISBN 978－7－5132 7480 7

Ⅰ. ①药… Ⅱ. ①任… ②张… Ⅲ. ①食物疗法－
食谱 Ⅳ. ①R247.1 ②TS972.161

中国版本图书馆 CIP 数据核字（2022）第 037264 号

中国中医药出版社出版

北京经济技术开发区科创十三街 31 号院二区 8 号楼
邮政编码 100176
传真 010－64405721
三河市同力彩印有限公司印刷
各地新华书店经销

开本 787×1092 1/16 印张 23.75 字数 533 千字
2022 年 8 月第 1 版 2022 年 8 月第 1 次印刷
书号 ISBN 978－7－5132－7480－7

定价 76.00 元
网址 www.cptcm.com

服 务 热 线 010－64405510
购 书 热 线 010－89535836
维 权 打 假 010－64405753

微信服务号 zgzyycbs
微商城网址 https：//kdt.im/LIdUGr
官 方 微 博 http：//e.weibo.com/cptcm
天猫旗舰店网址 https：//zgzyycbs.tmall.com

如有印装质量问题请与本社出版部联系（010－64405510）

编写说明

随着科技的发展、医学的进步、人民生活水平的不断提高以及"健康中国"战略的提出，人们对于健康越发重视，绿色食品和绿色疗法成为大家关注的对象。

自古以来，我国就有"药食同源""医食同源"的相关说法。原始人类在寻找食物的过程中发现，有些食物可以饱腹充饥，有些食物具有毒性，有些食物能治疗某些疾病，经过长期的劳动实践和总结积累，逐渐形成了"药食同源"理论。

药食同源物品可以从广义、狭义两方面理解，广义上，所有具有寒热温凉四性与酸苦甘辛咸五味药物属性的食物均为药食同源物品，如羊肉、苦瓜、芹菜、韭菜等；狭义上，只有国家卫生管理部门下发的《既是食品又是药品的物品名单》中所涉及的才属于药食同源物品，如生姜、大枣、山楂、百合、鱼腥草等。药食同源物品使用时可根据四季变化及人体所处的状态进行选择，目的是使人体存在的不平衡（疾病或亚健康）状态恢复至平衡（健康）状态。

现阶段，临床护理人员不具有处方权，尽管食物不能完全替代药物，但饮食指导是临床工作中重要的一部分，护理人员可通过临床辨证指导患者使用药食同源物品来促进和恢复健康。

2002年卫生部发布了《关于进一步规范保健食品原料管理的通知》（卫法监发〔2002〕51号，以下简称"51号文件"），附件1列出了《既是食品又是药品的物品名单》，2018年国家卫生健康委员会（以下简称"卫健委"）又发布了《关于征求将党参等9种物质作为按照传统既是食品又是中药材物质管理意见的函》，时至今日，卫健委正式公布的既是食品又是药品的物品共有110种。

本书以南京中医药大学编著的《中药大辞典》（第二版）为参考资料，归纳整理出110种物品及在《中药大辞典》中可以查询到的常见蔬菜、水果等的功效、主治。以南京中医药大学彭怀仁教授主编的《中医方剂大辞典》为蓝本，筛选出全部由51号文件中附件1、附件2组成的方剂，最终得到阴虚证方101首、阳虚证方70首、虚寒证方282首、虚热证方109首、脾虚证方279首、血虚证方131首，并将上述资料按照疾病种类整理，以方便读者查阅及使用。书中涉及的国家级保护动物和植物是指采用人工种植、养殖或合成物代替的物种；方剂部分为原方摘录，因此在使用时，各物质的度量衡单位需与现代单位进行转换。

全书共分为八章，内容包括食物的性味与功效、中医饮食调护的原则、中医饮食调护的基本要求、饮食的种类、中医内科常见疾病饮食调护、中医外科常见疾病饮食调护、中医妇科常见疾病饮食调护、中医儿科常见疾病饮食调护。全书的基础资料由任蓁收集整理，第一章至第四章、第七章第一、二节由穆光锐编写；第五章第一节至

第十节由任天琦编写，第十一节至第十九节由郑晓英编写；第六章由王飞编写；第七章第三节至第十节、第八章第五节至第六节由张晓宇编写；第八章第一节至第四节、第七节至第八节由周苗苗编写。全书由穆欣审定。

　　本书以"药食同源"理论为基础，不仅适用于广大临床工作者对患者进行合理的饮食指导，也可用于百姓日常食疗养生之用。

　　本书对药食同源中医饮食护理的归纳总结，仅以《中医方剂大辞典》和《中药大辞典》为参照依据，尽管代表性较强，但书中难免有疏漏和不足之处，恳请广大读者批评指正，以便再版时进一步完善。

《药食同源　饮食调护》编委会

2022 年 3 月

目　录

第一章　食物的性味与功效

我国自古就有"寓医于食""医食同源"之说，孙思邈在《备急千金要方·食治方》中说："食能排邪而安脏腑，悦神爽志，以资血气。"他认为："夫含气之类，未有不资食以存生""安身之本，必资于食。"由此可见，人体依赖饮食而生，食物是维持人体生命活动必不可少的物质基础，是五脏六腑、四肢百骸得以濡养的重要来源。食物之所以能够发挥作用，是因为食物本身各自具有若干特性和作用，包括四气五味、归经、配伍、禁忌等。所谓四气，《神农本草经》序录云："……又有寒热温凉四气。"所谓五味，即酸、苦、甘、辛、咸之味，而五味会偏入肝、心、脾、肺、肾五脏。《素问·宣明五气》云："酸入肝，辛入肺，苦入心，咸入肾，甘入脾。"

第一节　食物的性味

食物的性味，古代简称为"食性""食气""食味"等，这些性能是前人在长期的生活与临床实践中对食物的保健和医疗作用的经验总结。

一、食物的性

四性是指食物所具有的寒、热、温、凉四种不同的性质，又称四气。四气之中，寒凉属阴，温热属阳，寒凉与温热是两类不同的性质，而寒与凉、温与热分别具有共同性，只是在程度上有所不同，寒次于凉，温次于热。对于某些食物，通常还标以大热、大寒、微温、微寒等词予以区别。

食物的寒、热、温、凉，是从食物作用于机体所发生的反应概括出来的。凡是属于寒性或凉性的食物，与具有寒、凉性质的药物一样，食后能起到清热泻火、凉血解毒、泄热通便、清热利尿、清心开窍、凉肝息风、滋阴除蒸等作用，遇到热证或在炎暑、温热疫毒盛行的季节可以选用。如小米、薏苡仁、赤小豆、绿豆等偏寒凉的食物，均能起到清热或解暑的作用。

凡是属于热性或温性的食物，也与具有温、热性质的药物一样，食后能起到温里散寒、暖肝散结、温阳通利、温经通络、补火助阳、引火归原、回阳救逆等作用，遇到寒证、虚证可以选用。如羊肉、狗肉、鸡肉等，可作为冬季御寒的保健食物。

凡是性质比较平和，寒凉、温热不甚明显、作用比较温和的食物，则另列为平性食物，以日常养生为主。如粳米、大豆、冬瓜等，具有健脾、开胃、补肾、补益身体等作用。

二、食物的味

食物的味道，中医称五味，是指食物具有酸、苦、甘、辛、咸五种不同的味道，其具有不同的治疗作用。有些食物还具有淡味、涩味，习惯将"淡附于甘味""涩附于酸味"，如酸涩。五味与四气一样，也具有阴阳的属性，《内经》云"辛甘淡属阳，酸苦咸属阴"。《素问·至真要大论》曰："辛甘发散为阳，酸苦涌泄为阴，咸味涌泄为阴，淡味渗泄为阳。"这也是将具有不同功效的五味根据阴、阳不同属性归纳分类。

1. 辛　具有发散、行气、行血等作用，多用于表证及气血阻滞等证，如苏叶发散风寒、木香行气除胀。此外，《内经》云"……辛以润之"，说明辛味还具有润养的作用，如菟丝子滋养补肾。

2. 甘　具有补益、和中、调和药性、缓急止痛等作用，多用于正气虚弱、滋补强壮、调和药性、中毒解救等。如人参大补元气、甘草调和药性并可解药食中毒、糯米红枣粥可治疗脾胃气虚或胃阳不足等。

3. 酸　具有收敛、固涩等作用，多用于体虚多汗、肺虚久咳、久泻肠滑、遗精滑精、遗尿尿频、崩漏不止等症。如五味子固表止汗、山茱萸涩精止遗等。另外，"甘酸化阴"，酸味与甘味结合可起到滋阴润燥的作用，如乌梅酸涩，能涩肠止泻、安蛔止痛，合用白糖后可增强甘酸化阴、生津止渴之功，为清热解暑之佳品。

4. 苦　具有清热泻火、通泄大便、燥湿、坚阴、降逆等作用，多用于热证、火证、喘咳、呕恶、便秘、湿证、阴虚火旺等。如栀子清热泻火，又如茶叶具有清泻的功效，服用后能清利头目，除烦止渴，清热化痰，利尿解毒。

5. 咸　具有泻下通便、软坚散结等作用，多用于大便燥结、痰核、瘿瘤、癥瘕痞块等。如海参甘咸，性温，配木耳后可治疗阴虚肠燥之便秘，又如海带、紫菜能治瘰疬。

三、食物的性与味

由于每一种食物都具有性和味，因此，两者必须综合起来看。例如，两种食物虽然都是寒性，但是味不相同，一是苦寒，一是辛寒，两者的作用就有差异。反过来说，两种食物都是甘味，但性不相同，一是甘寒，一是甘温，其作用也不一样。因此，不能把性与味孤立起来看，只有认识和掌握每一种食物的全部性能，以及性味相同食物之间同中有异的特性，才能全面而准确地了解和使用食物。

四、五味与五脏

《素问·阴阳应象大论》中论述了五味与五脏的对应关系，描述了五味对五脏生理的影响、伤及他脏的情况，提倡知五脏所忌，慎五味而不偏嗜。《灵枢·五味论》曰："五味入于口也，各有所走，各有所病，酸走筋，多食之，令人癃；咸走血，多食之，令人渴；辛走气，多食之，令人洞心；苦走骨，多食之，令人变呕；甘走肉，多食之，令人悗心。"

孙思邈亦在《千金食治》中对五脏与饮食的关系做了如下阐明。

1. 五脏所宜食法　肝病宜食麻、犬肉、李、韭；心病宜食麦、羊肉、杏、薤；脾病宜食稗米、牛肉、枣、葵；肺病宜食黄黍、鸡肉、桃、葱；肾病宜食大豆黄卷、猪肉、栗、藿。

2. 五脏不可食忌法　多食酸则皮槁而毛夭；多食苦则筋缩而爪枯；多食甘则骨痛而发落；多食辛则肉胝而唇褰；多食咸则脉凝泣而色变。

3. 五脏病五味对治法　肝苦急，急食甘以缓之；肝欲散，急食辛以散之；用酸泻之。心苦缓，急食酸以收之；心欲软，急食咸以软之；用甘泻之。脾苦湿，急食苦以燥之；脾欲缓，急食甘以缓之；用苦泻之，甘补之。肺苦气上逆，急食苦以泻之；肺欲收，急食酸以收之；用辛泻之。肾苦燥，急食辛以润之，开腠理，致津液通气也；肾欲坚，急食苦以坚之；用咸泻之。

第二节　食物的功效

食物食用后作用于人体，可以起到寒凉或温热的作用，达到"以治人之脏腑寒热，使得其平而已"的效果。食物性质平和，可以长期食用，尤擅调理之功。

一、清补类食物

清者，寓指清热、化湿等，清补，谓以清淡平和的食物滋补身体。清补类食物一般具有寒凉性质，如鸭、鹅、龟、豆腐、鸭蛋、粳米、小米、大麦、薏苡仁、绿豆、赤小豆、各种豆芽、梨、甘蔗、莲子、海带、菠菜、白菜、冰糖等。这类食物，常用于热性病证的调护，具有清热、泻火、解毒功效。

二、温补类食物

温补类食物一般具有温热性质，如羊肉、狗肉、鸡、鸽、鲫鱼、糯米、黄米、桂圆肉、荔枝、花生、胡萝卜、茄子、红糖等。这类食物，常用于寒性病证的调护，具有温中、补阳、散寒等功效。

三、平补类食物

所谓"平"，是指这类食物既没有寒凉之偏性，又没有热之偏性，本身性质较平和，如牛奶、黑鱼、鸡蛋、蚕蛹、蚕豆、扁豆、芝麻、山药、红枣、香菇、黄花菜、莲肉、黑木耳、竹笋等。这类食物，常用于各种疾病的恢复期，具有补益、和中功效，一般人也适宜食用。

四、辛散类食物

一般具有辛温或辛热性质，如生姜、大蒜、葱、香菜、花椒、淡豆豉、茴香、苏叶、薤白、桂枝、白酒等。这类食物，常用于各种阴寒之证，具有发散、行气等功效。

五、清热类食物

该类食物一般具有苦寒、甘寒性质，如苦瓜、冬瓜、西瓜、梨、萝卜、芹菜、葫芦、荸荠、莴笋、绿茶等。这类食物，常用于实热证的调护，具有清热、泻火、解毒等功效。

需要注意的是，食疗在应用时，可以有病先用食疗，食疗不效然后再用药，即"食疗不愈，然后命药"；也可以药食结合，双管齐下。但是孙思邈在《备急千金要方》中明确提出："安身之本，必资于食；救疾之速，必凭于药。"因此，食疗和药疗不可互相代替。而且无论食疗、药疗，均应根据实际情况选用，避免"过犹不及"的情况出现。

第二章　中医饮食调护的原则

食物和疾病均有各自的偏盛，不可一概而论，而现代的科学饮食健康观念亦提倡审因施膳，即根据不同的人群、体质、地域、病情等做到"辨证施膳"、协调配食，故饮食调护必须遵循"三因"制宜、灵活选食，审证求因、协调配食的原则。

第一节　"三因"制宜　灵活选食

"三因"制宜，即因时、因地、因人不同而采用适宜患者需要的饮食，以达到治病防病的目的。因为时有春、夏、秋、冬四季之不同；地有东、南、西、北之分；人有胖、瘦、盛、弱之别，所以饮食也应因时、因地、因人制宜。

一、因时制宜

《素问·四气调神大论》曰："春夏养阳，秋冬养阴。"这是根据自然界和人体阴阳消长、气机升降、五脏盛衰的不同时间、特点、状态而制定的四时调摄原则。春、夏、秋、冬有"春温、夏热、秋凉、冬寒"的气候变化，对人体会产生一定的影响，为此应顺应"春生、夏长、秋收、冬藏"的自然规律，根据不同季节气候的特点，考虑不同的配食。因时制宜还要考虑昼夜间的阴阳盛衰变化，通常疾病多表现为昼轻夜重，这与夜间阴盛阳衰、机体功能由兴奋转为抑郁、病邪趁机加甚有关，因此配食时应注意昼夜的阴阳变化，防止疾病发作或加重。

（一）春季

春季，根据节气是指从立春之日起，到立夏之日止，一般是指农历的一月、二月、三月。《素问·四气调神大论》曰："春三月，此谓发陈，天地俱生，万物以荣，夜卧早起，广步于庭，被发缓形，以使志生……"其气候特征是以风气为主令，《黄帝内经》中说："风者，百病之长也。"因此，春季养生，既要助长人体自身阳气，又要注意避免受到风邪侵袭，应遵循助阳的原则，食用温补肾阳食物。春季应多食甜而少食酸（酸入肝，酸味食物虽能加强肝的功能，但会使本就偏亢的肝气更旺盛，进而损伤脾胃），多进食有助于疏肝养气的食物；忌食生冷、肥甘厚味等食物，以减轻脾胃压力。

（二）夏季

夏季，根据节气为立夏之日起，到立秋之日止，一般是指农历的四月、五月、六月，又分别称为孟夏、仲夏、季夏。《素问·四气调神大论》曰："夏三月，此谓蕃秀，天地气交，万物华实，夜卧早起，无厌于日，使志无怒……"夏季气候炎热，阳热偏盛，人体汗易外泄，耗气伤津，应遵循饮食清淡、多食酸苦、少食生冷、卫生饮食等原则，应多食具有寒凉滋润属性的食物，如绿豆、苦瓜；应补气养阴，清热祛湿，汗出过多者应适当饮些淡盐水。忌食温热助火的食物，忌食油腻黏糯、煎炸炒爆等难以消化的食物，忌食辛辣香燥、伤津耗液的食物，忌暴食生冷性寒之物。

（三）秋季

秋季，根据节气为立秋之日起，到立冬之日止，一般指农历的七月、八月、九月。《素问·四气调神大论》曰："秋三月，此谓容平，天气以急，地气以明，早卧早起，与鸡俱兴，使志安宁……"秋气肃杀，草木凋零，空气中的湿度逐渐下降，天气变得干燥萧瑟，人们往往会有口干舌燥、皮肤干燥等燥象。饮食应遵循甘润养肺、少辛增酸、多吃粥食、兼顾脾胃等原则，多食用平补或温补的食物，以散寒扶正。忌食补药补品，如人参、鹿茸等；秋季气候渐冷，瓜果也不宜过多食用，以免损伤脾胃阳气。

（四）冬季

冬季，根据节气为立冬之日起，到次年立春之日止，一般指农历的十月、十一月、十二月。《素问·四气调神大论》曰："冬三月，此谓闭藏，水冰地坼，无扰乎阳，早卧晚起，必待日光，使志若伏若匿……"冬季气候寒冷，阴寒偏盛，饮食应遵循进补养阴、减咸增苦、少食生冷等原则，应多食温热属性的食物，如羊肉、狗肉等。忌食寒冷属性的食物，忌食生冷黏腻的食物。

二、因地制宜

根据不同的地理环境与生活习惯的特点来确定临床治护的原则、保健、用膳等，称因地制宜。中国地域辽阔，在地理、气候、资源等方面存在极大的差异，从而形成了各地方风味迥异的菜系，如川菜、鲁菜、粤菜等，也形成了南甜北咸、东辣西酸的饮食口味。我国东南地区气温偏高，湿气重，宜食清淡、渗湿食物；西北地区气温偏低，燥气盛，宜食温热、生津、润燥食物。同是阴寒之体，北方温补的药量应重于南方。

另外，我国有多个少数民族，各少数民族的饮食习惯也不同，如朝鲜族饮食以"五谷"为主，喜爱食用米饭、冷面等；蒙古族惯于放牛养羊，日常多喜食奶茶、牛奶、奶酪等，还经常食用牛羊肉。

三、因人制宜

因人制宜是指根据年龄不同、性别不同、体质不同、所患疾病不同等，制定适宜的配食原则。

（一）年龄

年龄不同，生理功能及病变特点不同。小儿生机勃勃，发育迅速，对营养物质的需要较高，然其脏腑娇嫩、形气未充，故"小儿脾常不足"，因此，小儿的饮食宜遵循健脾开胃、实卫固表、固本培元等原则，宜用性平、易消化食物。青少年机体属于阳气旺盛的阶段，饮食应做到荤素搭配、营养均衡。中年是人体一生中由盛而衰的转折点，张景岳提出"人于中年左右，当大为修理一番，则再振根基，尚余强半"，提倡应自中年时期开始，适时注意身体的修复颐养。老年人气血、阴阳虚弱，生理功能减退，宜进食补气助阳或养血滋阴之品，且应长期坚持，选择清淡、熟软、易消化食物，可适当多服用具有健脾开胃、补肾填精、活血通络、润肠通便、延年益寿等作用的药粥、汤等。

（二）性别

男女性别不同，各有其生理特点。男性为阳刚之体，《素问·上古天真论》中曰："男子二八，肾气盛，天癸至，精气溢泻，阴阳和……"其脏腑功能较女性旺盛，气多血少。男性以肾精为本，精气易泻、易亏，其养生贵在节制房事以养其精。而肝肾同源，精血互生，肝脏藏血输血以滋养肾脏。因此，男子饮食应注意养护肾脏、肝脏。

女性为阴柔之体，阴盛阳衰。《素问·上古天真论》中曰："女子七岁，肾气盛，齿更发长；二七而天癸至，任脉通，太冲脉盛，月事以时下……"女子以血为本，以肝为先天，主冲任二脉。女子有经期、孕期、产后等情况，因经孕产乳而伤于血，肝藏血，血伤则肝失所养，肝气横逆，易致诸病。女性围绝经期，气血皆虚，肾气渐衰，当益血之源——脾。脾主运化且统血，因此应注意健脾。女性一生应注重肾、肝、脾三脏。

（三）体质

由于先天禀赋和后天调养不同，每个人的体质不仅有强弱之分，还有偏寒偏热以及患有某种疾病等不同情况。常见的中医体质类型主要包括 9 种，每种体质的形体特征、生理特征、心理特征、病理反应状态等均有差别，因此，其配食亦有所不同。

1. 平和质 平和质是阴阳气血调和，以体态适中、面色红润、精力充沛为主要特征，平素患病较少，对自然环境和社会环境适应能力较强，饮食应膳食平衡，食物多样化，可多吃五谷杂粮、蔬菜瓜果，少食过于油腻及辛辣之物。

2. 阳虚质 阳虚质是由于阳气不足，失于温煦，以形寒肢冷等虚汗表现为主要特征的体质状态。该体质者易患痰饮、肿胀、泄泻等病，易感风、寒、湿邪。饮食应遵循甘温益气、温补阳气的原则，适当食用牛、羊、狗肉，辣椒，韭菜等，少食生冷寒凉之物，如黄瓜、西瓜等。

3. 阴虚质 阴虚质是由于阴液亏少，以口燥咽干、手足心热等虚热表现为主要特征的体质状态。该体质者易患疲劳、失精、不寐等病，感邪易从热化。饮食应遵循滋阴潜阳的原则，平素多食用滋阴的食物，少食辛辣刺激、性温燥烈之品。

4. 气虚质 气虚质是元气不足，以疲乏、气短、自汗等气虚表现为主要特征，平日气短懒语、容易疲乏、精神不振、易出汗，易患感冒、内脏下垂病，病后康复缓慢。饮食应多吃益气健脾作用的食物，如小米、红薯、山药等，忌食具有破气、耗气作用的食物，如槟榔、空心菜等。

5. 痰湿质 痰湿质是指体内痰湿凝聚，以形体肥胖、腹部肥满、口黏苔腻等痰湿表现为主要特征的体质状态。该体质者受富贵病青睐，易患冠心病、糖尿病、高脂血症、痛风、高血压等。饮食应遵循健脾化湿、多食清淡的原则，忌食肥甘油腻煎炸之品。另外，痰湿体质者不宜贪凉饮冷、过食生冷瓜果或燥热的食物。

6. 湿热质 湿热质是由于体内湿热内蕴，以面垢油光、口苦、苔黄腻等湿热表现为主要特征的体质状态。该体质者易患疮疖、黄疸、热淋等病。饮食应遵循清热祛湿的原则，忌食肥甘厚味、生冷之品，少食辛辣、甘酸滋腻之品及火锅、烹炸、烧烤等辛温助热之品。

7. 血瘀质　血瘀质是由于血行不畅，以肤色晦暗、舌质紫黯等血瘀表现为主要特征的体质状态。该体质者易患癥瘕、痛证、血证等病证。饮食应遵循活血祛瘀、行气散结的原则，多食香菇、金橘、紫菜、萝卜、柚子等，可适量饮些白酒，忌食寒凉、收涩之品，以免影响血液流通。

8. 气郁质　气郁质是由于气机郁滞，以神情抑郁、忧虑脆弱等气郁表现为主要特征的体质状态。该体质者易患脏躁、梅核气、百合病及郁证等。饮食应遵循行气解郁、芳香开郁、消食醒神的原则，但睡前避免饮茶、咖啡等提神醒脑的饮料，少食肥甘黏腻、收敛酸涩之品。

9. 特禀质　特禀质是指由于先天禀赋不足和禀赋遗传等因素造成的一种特殊体质，以生理缺陷、过敏反应等为主要特征。该体质者易患哮喘、荨麻疹、药物过敏等，患胎传性疾病如"五迟""五软"等，患遗传性疾病如血友病、先天愚型等。饮食应遵循益气固表、调养先天、培补肾精肾气的原则，忌食生冷、辛辣、肥甘厚味等。

另外，在配食上，在同一年龄段，不同体质的人患同样疾病，用量也不尽相同，强壮的人用量宜稍重，虚弱之人用量宜轻。

第二节　审证求因　协调配食

疾病的原因错综复杂，要做到合理调配饮食，必须审证求因。

一、症、证、病的基本概念

1. 症　症即症状、体征，是机体发病而表现出来的异常表现，包括患者所诉的异常感觉与医生所诊查的各种体征。如恶寒发热、恶心呕吐、烦躁易怒、舌苔、脉象等都属症的概念。症是判断疾病、辨识证的主要依据，但其表现的是疾病的表面现象甚至假象，所以未必能完全反映疾病和证的本质。同一个症状，可由不同的致病因素引起，其病机不尽相同，也可见于不同的疾病和证中。孤立的症状或体征不能反映疾病或证的本质，因而不能作为治疗的依据。

2. 证　证是机体在疾病发展过程中某一阶段的病理概括，它包括了病变的部位、原因、性质以及邪正关系，反映出疾病发展过程中某一阶段的病理变化的本质，如脾胃虚弱证，病位在脾胃，病性为虚。证是病机的概括，病机是证的内在本质，证所反映的是疾病的本质。

证具有个体差异性、时相性、空间性和动态性特征。其一，证的个体差异性。由于人的体质差异，故感受同一病邪，可能表现为不同的证。即便同一病证，由于个体反应性差异，也可以表现出不同的症状。其二，证的时相性。同一疾病，由于所处的阶段不同，临床表现各异，因而证也不同，如积聚，在初期、中期和晚期的不同阶段，证会发生变化。其三，证的空间性。如感冒，与不同地域的气候有关，可形成风寒感冒、风热感冒、暑湿感冒等。其四，证的动态性。由于疾病受内外环境多种因素影响，可不断发生变化，故证在疾病过程中并非固定不变，而是始终处于动态变化之中。因此，在临床辨证过程中，只有充分考虑证的个体差异性、时相性、空间性和动态性特征，才能做出正确判断。

3. 病　病即疾病的简称，指由特定的致病因素、发病规律和病机演变的一个完整的异常生命过程，常常有较固定的临床症状和体征、诊断要点等。致病邪气作用于人体，人体内正气与邪气相争，引起机体阴阳失调、脏腑形体损伤、生理功能失常或心理活动障碍。这一过程中，始终存在着损伤、障碍与修复、调节的矛盾斗争过程，即邪正斗争。疾病反映的是贯穿一种疾病全过程的总体属性、特征和规律，如感冒、胸痹、消渴等，皆属疾病的概念。症、证、病三者既有区别又有联系。病与证，虽然都是对疾病本质的认识，但病所反映的重点是贯穿疾病全过程的基本矛盾，而证反映的重点是当前阶段的主要矛盾。症状和体征是认识病和证的着眼点，是病和证的基本构成要素。具有内在联系的症状和体征组合在一起即构成证候，反映疾病某一阶段或某一类型的病变本质；各阶段或类型的证贯穿并叠合起来，便是疾病的全过程。因此，一种疾病可由不同的证组成，而同一证又可见于不同的疾病过程中。

二、审证求因，合理配食

审证就是将望、闻、问、切四诊所收集的资料、症状和体征，通过分析、综合，辨清疾病的原因、性质、部位以及邪正之间的关系，概括、判断为某种性质的证。由于疾病发生的原因、病变的部位、疾病的性质、疾病的发展变化趋势是审证的要素，故识证时，需辨明病因、病位、病性及其发展变化趋势，即辨明疾病从发生到转归的总体病机。

审证要首先着眼于证的分辨，例如便秘一证，因有气虚、津亏、燥实之不同，其治疗应有补气、生津、泻下之异，食疗处方也不尽相同，如气虚便秘宜用胡桃粥、津亏便秘宜用鸭梨粥、燥实便秘宜用牵牛子粥等。

在辨证过程中，要掌握同病异治和异病同治的原则。同病异治是指同一种病，由于发病的时间、地域不同，或所处疾病的阶段或类型不同，或患者的体质有异，所反映出的证不同，因而治疗也有异。如麻疹在不同的疾病阶段表现为不同的证，故初期当解表透疹；中期治以清肺热；后期以滋养肺阴胃阴为主。异病同治是指几种不同的疾病，在其发展变化过程中出现了大致相同的病机，表现为大致相同的证，因而采用大致相同的治法和方药来治疗。如胃下垂、肾下垂、子宫脱垂、脱肛等为不同的病变，但病机的关键均是"中气下陷"，表现为大致相同的证，故皆可用补益中气的方法治疗。

总之，只有根据辨证的结果确立相应的治疗原则、饮食原则、方法、方药等，选择合适的食材、食方来对待疾病，协调配食，才能达到护病求本的目的。

第三章 中医饮食调护的基本要求

孙思邈在《备急千金要方·食治方》中指出："不知食宜者，不足以存生也。"说明恰当饮食对维护健康具有十分重要的意义。饮食调护中，要掌握基本要求，防止不适当地过用、偏用。

第一节 饮食调护的基本要求

饮食调护中，要重视养成良好的饮食习惯，强调"先饥而食，先渴而饮"；应五味调和；进食过程中保持情绪愉快，不可生气争吵；饭后"当漱口数过，令人牙齿不败"；注意"凡热食汗出，勿当风""不得夜食"；防止"饱食即卧"，乃生百病；饭后摩腹可以助消化等。饮食调护的基本要求如下。

一、饮食宜有节

1. 调节饮食结构 现代营养学认为，人体需要的营养物质包括氨基酸、葡萄糖、脂肪、维生素、矿物质、纤维素、水等七大类，建议每天吃 20 ~ 30 种食材。因此，饮食要搭配丰富，营养均衡。实际应用时，可以参照《中国居民膳食指南》《特定人群膳食指南》进行搭配。

2. 饮食要适量 《灵枢·五味》说："谷不入，半日则气少，一日则气衰矣。"饮食应以适量为宜，饥饱失常均可导致疾病。过饥则摄食不足，气血生化之源缺乏，久之则气血衰少而为病。气血不足则正气虚弱，抵抗力降低，也易引发其他病证。反之，过饱则饮食摄入过量，超过脾胃的消化、吸收能力，可损伤胃主受纳与脾主升清之功能，导致腹痛、腹胀等的发生。

《素问·痹论》说："饮食自倍，肠胃乃伤。"《备急千金要方·食治》也云："凡常饮食，每令节俭，若贪味多餐，临盘大饱，食讫，觉腹中膨胀短气，或至暴疾，仍为霍乱。"明代医家吴又可曾提到，染上疫疬之病，"昔有三人，冒雾早行，空腹者死，饮酒者病，饱食者不病"，是说早晨空腹冒雾出行者患病较重，而正常饮食者则安然无恙。因而饮食有节，使脾胃运化功能处于常态，是保证身体健康的基本条件。

值得注意的是，辟谷、饥饿疗法虽在文献上有记载，但多为古代高僧用于圆寂之前的净身、瘦身，且有许多讲究，如果长时间不进食，会对人体造成不良影响。

3. 不可偏嗜五味 五味偏入五脏，即使是性味平和的食物也要有所节制，防止"食之以调五脏，过则生疾"的情况出现。

4. 饮食有节律 人有昼兴夜寐的规律，饮食也有一定的规律，既不能"过午不食"，也不能"时时都食"。应三餐定时，早餐吃好，午餐吃饱，晚餐吃少。人体对食物的消化、吸收、输布、贮存主要依靠脾胃（肠）完成，通过胃的腐熟、脾的运化功能，将食物转变为精微物质来补充全身的气、血、津液等营养物质。如果饮食没有节律，就会打乱脾胃（肠）的生理节奏，影响其消化吸收功能的正常发挥，进而影响营养物质的转化、吸收。

二、饮食宜随和

食物有四气五味，各有归经，可影响和调节脏腑阴阳。食物之间性味不同，有的会存在相克情况，或影响饮食的营养效果，甚或产生毒性伤害人体。"食不欲杂，杂则或有所犯；有所犯者，或有所伤；或当时虽无灾苦，积久为人作患"。人体营养来源于各类食物，所需的营养成分亦多种多样。若对饮食有所偏嗜或偏废，体内的营养成分比例就会失调，则容易发生疾病。如过食肥甘厚味可助湿生痰、化热，或生痈疡等；偏食辛辣可使胃肠积热，上则口腔破溃、牙龈出血，下则大便干燥或成痔疾。

三、饮食宜卫生

用餐前要先洗手，防止病从口入；选择的食材必须新鲜、干净，制作时需完全煮熟。《金匮要略·禽兽鱼虫禁忌并治第二十四》指出："秽饭、馁肉、臭鱼，食之皆伤人。"饮食不洁或食有毒食物，可引起胃肠疾病和食物中毒，导致腹痛、吐泻，甚至严重中毒，危及生命。因此，必须注意饮食卫生。

四、饮食宜清淡

清淡饮食，一般指以五谷杂粮为主食，以豆类、蔬菜、瘦肉、少量植物油及动物脂肪为副食的膳食。寻常食物最宜养人。动物性食物是人体蛋白质和脂肪的主要来源，但也不是摄入越多越好。《素问·生气通天论》说："膏粱之变，足生大疔。"说明肥甘厚味易起痈疮等疾病。古代医家还特别强调饮食不宜过咸，应少吃盐。《备急千金要方》指出："咸则伤筋，酸则伤骨，故每学淡食，食当熟嚼。"现代研究证实，过多摄入食盐，易致高血压；过多摄入脂肪，会使血脂增高，容易导致动脉粥样硬化等疾病。此外，饮食五味要适当调配，以满足人体对各种营养的需要。《素问·脏气法时论》说"五谷为养，五果为助，五畜为益，五菜为充"，体现了全面均衡营养和食物多样化的原则。

五、合理烹制

合理的烹调方法，能防止食物中营养成分的丢失，可增强食欲，有利于胃肠道的吸收。蔬菜含丰富的维生素、无机盐和其他营养素，不同的烧煮加工方法，其营养价值也往往不同。一般来说，蔬菜应先洗后切，立即烹调，防止水溶性维生素的流失。蔬菜炒熟后应立即食用，如果烹调后搁置一段时间，营养素的丢失会随之加大。做菜最好的方法是急火快炒，以减少对营养素的破坏。煮菜时间不要太久，煮菜时应盖锅盖，防止维生素丢失。由于维生素 B、C 等易溶于水，煮菜时部分营养素会转入菜汁中，因此要菜和汤一起吃。炒菜或做汤可加适量的淀粉，以保护维生素 C，并能调味。能够生吃的果菜洗净后可以直接食用，如西红柿、黄瓜、西芹、香菜等。动物性食物，应烧熟煮烂，以利消化吸收。煮肉时，适当放少许食醋，则易于煮烂；炒肉时可先用淀粉或酱油拌一下，这样既保护维生素、蛋白质，而且肉质鲜嫩可口。炊具的使用，以铁锅炒菜效果最好，维生素损失较少，还可补充铁质。

第二节　饮食宜忌

根据食物与药物、疾病、体质、性别、年龄、气候等的关系，在饮食调护过程中，需要注意饮食宜忌。

一、饮食与药物

食物和药物都有四气、五味之性，故在临床功效、主治上亦有协同和相悖的不同。协同者可以增强治疗效果，如赤小豆配鲤鱼可增强利水作用、黄芪加薏米可以加强渗湿利水作用、鱼蟹加苏叶可解毒去腥等。相悖相克者可以削弱药物的疗效，如人参忌萝卜；服地黄、首乌忌葱、蒜；茯苓忌醋；白术忌桃、李、大蒜；蜂蜜忌葱、黄连、桔梗；使君子忌茶等。一般在服药期间，凡属生冷、油腻、腥臭及不易消化、刺激性食物均应避免。

食物和药物互为影响，若配合得当有益治疗，若失当则有碍治疗。如清代章穆在《调疾饮食辨》中云："病人饮食，借以滋养胃气，宣行药力。故饮食得宜，足为药饵之助；失宜则反与药饵为仇。"

二、饮食与疾病

食物有四性五味，疾病有寒热虚实之辨、阴阳表里之别，故一定要根据患者的病证类型来选择不同属性的食物，以达"虚则补之""实则泻之""寒者热之""热者寒之"的辅助治疗目的。《金匮要略》中"所食之味，有与病相宜，有与身为害。若得宜则益体，害则成疾……"也是这个道理。如寒证应忌生冷瓜果等凉性食物，宜食温性、暖性食物；热证应忌辛辣等热性食物，宜食凉性食物；阳虚者忌寒凉，宜食温补类食物；阴虚者忌温热，宜食淡薄滋润类食物。又如水肿病忌食盐；黄疸、泄泻忌油腻；疮疖肿毒、皮肤瘙痒忌鱼、虾、蟹；消渴病忌食糖；痰湿之证忌肥甘之品等。临床要注意患者脾胃功能，如脾胃受纳运化能力较弱，不能强迫多食；病后为胃气初复，应节制饮食，逐渐加量，以防食复。

三、临床常见病证的饮食宜忌

（一）肺系病证

肺系病证包括感冒、咳嗽、哮证、喘证、肺痈等病证。临床多以咳嗽、咳痰为主症。宜食清淡素食、水果。忌辛辣、烟酒、油腻、甜黏食物。

咳嗽痰黄、肺热盛者，宜选橘子、萝卜、梨子、枇杷等清热化痰类食物；痰中夹血者，宜选藕片、藕汁等清热止血类食物；痰白清稀属肺寒者，应禁忌生冷水果。病久可以适当进食瘦肉、鸡、蛋等营养食物。恢复期表现为肺阴虚者，可选用银耳、百合、甲鱼等滋阴补肺。哮喘病的发作常与食物过敏有关，应禁忌发物类食物。

（二）心系病证

心系病证包括心悸、胸痹、失眠等病证，对于心衰出现哮喘、咯血、水肿等症状者，分别参照肺、肾系病证的饮食宜忌。

饮食原则：以心悸为主症，结合血脂检验值分别对待，血脂正常者，一般营养食物均适宜；血脂增高者，以清淡素食为主，少进瘦肉、鱼类食物。忌动物脂肪、猪肝、腰子、脑子以及烟酒、辛辣、浓茶、咖啡等刺激品。高血压、冠心病者宜食清淡低盐，富含维生素 B、C 及豆制品类食物。油脂以植物油如玉米油、豆油为宜。山楂、洋葱有降脂作用，芹菜有降压作用，可以经常食用，应少食细粮、甜食、肉类，饮食勿过饱。忌食高脂肪、高胆固醇食物，忌烟酒。

（三）脾胃病证

脾胃病证包括胃痛、呕吐、泄泻等病证，均属脾胃功能失常所致，并与肠有密切联系。

饮食原则：宜进食营养丰富、软、烂、热且易于消化的食物，以定时、定量、不偏食为原则，忌生冷、煎炸、硬固类以及壅滞阻气的食物。急性胃炎发作期必须禁食或流食；慢性胃炎宜易消化、富含维生素的食物；胃下垂患者应进食易消化而高营养的食物，量不宜多；十二指肠溃疡患者则要少食多餐，忌食辛辣、香燥、煎炸之品及寒冷硬固食物。脾胃有寒者，宜食姜、椒类；胃热者可酌情进食水果；胃酸过多者，可食含碱面条；胃酸缺乏者，饭后宜进食适量醋或山楂片。腹泻者以少油半流食或软饭为宜，忌苋菜、茼蒿、茄子以及生冷瓜果等寒凉滑润食物。胃及食道癌患者，根据吞咽进食情况，给予适当的饮食类别，除忌辛辣刺激之品外，无特殊禁忌，以营养丰富的荤、素菜为宜。

（四）肝胆病证及脑系病证

肝胆病证包括黄疸、胁痛等病证，脑系病证包括眩晕、中风等病证。

饮食原则：宜进食清淡蔬菜及营养丰富的鸡、鱼类、瘦肉类食物，多食蔬菜及维生素 B、C，忌辛辣刺激之品，忌烟酒。少进食动物脂肪以及黄豆、土豆、白薯等易胀气食物。肝胆疾病急性期以素食为宜，缓解期或恢复期可进荤食。肝脾大者，宜选食甲鱼、淡菜。鼻出血、牙龈出血者宜食藕粉、藕汁、橘子。肝硬化腹水宜低盐或无盐饮食。肝昏迷时，应控制动物蛋白类食物的摄入。高血压、脑出血参照心系病证饮食原则。但脑出血昏迷初期宜素流质饮食，3~5 天仍昏迷不醒者，可适当增加牛奶、瘦肉汤等荤类汤食；清醒后予半流质饮食。

（五）肠道病证

肠道病证宜食少渣、少油脂、易消化食物，并少食多餐，逐步加量。慢性肠炎、菌痢患者可适当多吃大蒜、马齿苋，忌食生冷、荤腥、辛辣刺激食物。便秘者宜食纤维多的食物，如韭菜、芹菜、卷心菜、竹笋、粗粮及水果等，多喝水，以刺激肠蠕动，促进排便。腹泻患者宜食易消化的食物及少渣饮食，少食纤维多的食物。

（六）疮疡皮肤病证

疮疡皮肤病证宜清淡饮食，多食蔬菜、水果及富含维生素的食物。忌鱼、虾、蟹、猪头肉等食物。

（七）肾系病证

肾系病证包括水肿、淋证、癃闭等病证，宜进食清淡、营养丰富的食物以及多种动物性补养类食物。忌盐、碱过多和酸辣太过的刺激品。水肿者宜低盐、高蛋白饮食，适当选择鱼、瘦肉、蛋类、豆类、新鲜蔬菜和水果，如冬瓜、西瓜、赤小豆、薏苡仁、鲫鱼、墨鱼、蒜头等利尿消肿的食物。有氮质血症或尿毒症者，应该限制蛋白入量，忌食油腻、辛辣刺激性食物，忌烟酒。肾虚者，可选食猪、牛、羊、狗、鸡肉及蛋类等补养品。若需补肾填精，可选用乌龟，甲鱼，猪、牛、羊脊髓或筋类；补肾壮阳者，可选用虾、海参、羊睾丸、狗肾等食物。肾炎者宜低盐或无盐饮食。乳糜尿应忌脂肪、蛋白质类食物。

（八）气血津液病证

气血津液病证包括消渴（糖尿病）、血证等病证。

消渴病需控制米饭等主食，应根据病情、体重、体力活动情况制定一套合理的食谱，蛋白、脂肪、粮油比例适当，患者应按规定量进食。有饥饿感者可食蔬菜、瘦肉，或略加豆制品。

（九）时感温热病证

时感温热病证泛指因外感时邪而致的时令病，临床以发热为主症，如感冒、风温、春温、湿温、中暑、霍乱、痢疾等。这类病证常伴见肺胃二系的症状，故热退后，可分别参照肺胃系有关病证的饮食。

饮食原则：宜进食清淡素净食物及新鲜水果汁，忌辛辣、油腻、硬固类食物。

1. 时病初起，发热不高。可进食素半流食或少油荤半流质饮食。

2. 高热期。宜予素流汁及清凉饮料，如米汤、绿豆汤、橘子水、藕粉、西瓜水等。

3. 热退初期（1～2 天内）宜进食素半流食。如食欲渐振、肠胃消化功能正常，可改为荤半流食，但以少油少量为宜。

4. 恢复期（进食荤半流食 3～4 天后）病情日见好转，可改软饭或普食，但仍宜清淡少油，以免反复。

四、不同体质、性别、年龄患者的饮食宜忌

人的体质不同，饮食宜忌也有差异，如体胖多痰湿，宜食清淡、化痰食物，忌食肥甘厚腻等助湿生痰食物；体瘦多阴虚，血亏津少，宜多食滋阴生津、补血类食物，忌食辛辣动火、伤阴食物（具体每种体质的进食原则详见第二章第一节）。老年人脾胃功能虚弱，气血容易亏损，宜食清淡有营养、易消化食物，忌生冷、硬固、黏腻食物。青年人活动量大，气血旺盛，宜食营养丰富的血肉有情之品和五谷杂粮、新鲜水果，忌暴饮暴食，饥饱无度。妇女在妊娠期或哺乳期，宜食有营养、易消化的清淡饮食，忌食辛辣燥火食物，以免乳儿上火生疮。儿童在生长发育期，宜多食谷肉果菜，营养丰富的食物，不可偏嗜，以免过胖或营养不良。

五、四时气候的饮食宜忌

由于四时气候的变化，饮食宜忌不尽相同，要根据气候变化，给予适当的饮食。春夏勿食冷太过，秋冬勿过食肥甘厚腻。春季为万物升发之时，阳气盛，宜食清淡瓜果、豆类，忌油腻、辛辣食物，以免助阳外泄。夏季天气炎热，由于暑热夹湿，脾胃容易受困，宜食甘寒、清淡少油食物，忌食生冷或不洁食物。秋季万物收敛，凉风初长，燥气袭人，早晚凉爽，易致咳嗽或痰喘复发，宜食蔬菜、水果、生津滋润食物，忌辛辣燥热食物。冬季天气寒冷，万物伏藏，宜温热食物，忌生冷、过咸食物。

六、饮食的辅助治疗作用

具有降脂、降压、防止血管硬化作用的食物：如海藻、紫菜、山楂、黑木耳、香菇、大蒜、洋葱、茶叶、荷叶、莲心、芹菜、海蜇、蜂蜜等。

具有解毒作用的食物：生姜、醋可解鱼蟹之毒；茶叶、白扁豆可解药物毒；山羊血、空心菜可解蕈类中毒；绿豆、蜂蜜解百毒。

具有降糖止渴作用的食物：如猪胰、马乳、山药、豇豆、豌豆、苦瓜、洋葱等。

具有清热解毒作用的食物：如西瓜、冬瓜、黄瓜、苦瓜、绿豆等。

具有祛湿利水作用的食物：如西瓜皮、冬瓜皮、茯苓、绿豆、赤小豆、玉米须、葫芦、鲤鱼、鲫鱼等。

具有强健脾胃作用的食物：如生姜、乌梅、鸡内金、麦芽、陈皮、花椒、茴香、葱、蒜、醋、山楂等。

具有清咽利喉作用的食物：如青果、乌梅、苦瓜、凉薯等。

具有润肠通便作用的食物：如核桃、芝麻、松子、柏子仁、香蕉、蜂蜜等。

具有镇咳祛痰作用的食物：如白果、杏仁、橘、梨、冰糖、萝卜等。

具有止血作用的食物：如花生衣、木耳、莲蓬、藕节炭、苴荬菜、黄药子、荠菜花、芸薹、旱莲花、芦荟花、刺槐花等。

具有补益作用的食物：如饴糖、大枣、花生、莲子、山药等可补脾胃；桂圆、红枣、桑椹、荔枝等可补血；鱼肚、甲鱼、木耳等可补阴；羊肉、乌龟肉、胡桃、海参、虾等可补阳；动物肝脏能补肝明目。

具有透疹作用的食物：如香菇、芫荽、胡萝卜、荸荠、黄花鱼、鲜鲫鱼、鲜虾等。

具有止泻作用的食物：如大蒜、马齿苋可用于热性泄泻；焦山楂、焦麦芽、焦谷芽、炒陈皮等可用于伤食泻；薏苡仁、莲子、炒山药等可用于脾虚泄泻。

具有驱虫作用的食物：如槟榔、使君子、乌梅、大蒜、南瓜等。

具有催乳作用的食物：如鲫鱼、猪蹄、狗蹄、章鱼、生南瓜子等。

具有预防感冒作用的食物：如醋、大蒜、葱、生姜、淡豆豉、白菜头等。

七、防止因食复病

食复是指大病初愈，脾胃尚虚，因饮食不当而导致疾病复发者。脾胃为仓廪之本，是后天消化水谷、补充气血营养的源泉，对病后初愈患者的饮食调养具有重要的意义。《瘟疫论》云："若夫大病之后，盖客邪新去，胃口方开，几微之气，所当接续，多与、早与、迟与皆非所宜，宜先进粥饮，次糊饮，次糜粥，循序渐进，先后勿失其时。"由此可见饮食调养在病证后期的重要性。

（一）合理施养

久病初愈之际，患者自感胃气已经恢复，饮食有味，为了尽快恢复体力，大量增加营养，认为多进食营养价值高的食物就可以大补元气。实际上，这时患者脾胃虚弱，若误食大鱼大肉，则难以消化，可导致食复的出现。因此，对于病后初愈者的饮食有如下基本要求。

1. 根据体质的不同、身体恢复的程度、疾病的不同等辨证施养。寒者宜温养，但不宜过燥；热者宜清养，但不宜过寒；虚者宜补益，但不宜大补。由于病后初愈的人具有阴阳平衡不稳及正虚邪恋的特点，在饮食调补时，应防止偏补太过与因补滞邪。

2. 宜易消化饮食，食物需软烂，务求清淡，且须少量递进，以防胃弱不化，宁可少食，切勿贪多强食。可在保证营养的基础上，多食易消化的清淡食物，如豆制品、乳制品、新鲜蔬菜、水果等。术后患者常需增加蛋白含量，可多选鸡蛋、瘦肉、牛肉、牛奶、鸡、鸭、鱼等。

3. 注意洁净卫生。任何时期均不应忽视饮食卫生，尤其是疾病后期，否则，因胃气尚虚，机体抵抗力差，秽浊随饮食而入，不但无益，反而能戕胃害人，招致疾病发生，或变生他病。

总之，食物调配应合理，使患者能在病证后期得到适当的食补，尽快恢复健康。

（二）注意忌口

病后初愈的患者，由于病邪余焰未熄，故凡能增邪伤正的饮食均需注意忌口。如热病瘥后忌温燥辛辣之品，水肿者忌盐，泻痢者忌滋腻添湿之物，瘾疹者忌鱼、虾、海鲜等。醇酒可增湿助热，诸病愈后咸不相宜，以免因食复病。

第四章　饮食的种类

本书的饮食分类，沿袭南京中医药大学编著的《中药大辞典》（第二版）分类方法，根据自然属性分类法，以食物来源和性质为依据进行分类。此法古代本草学多采用，早在《周礼》中已有草、木、虫、石谷的记载。梁代陶弘景的《本草经集注》首先采用自然属性分类法，将食物分为玉石、草木、虫兽、果、菜、米食、有名未用七类。后世医家对其进行发展，析族，区类，振纲，分目，体现了进化论思想，传沿至今。

一、菜类

菜类主要有刀豆、芥菜、西番莲、苏叶、青蒜、平菇、辣椒、马齿苋、冬瓜、丝瓜、苣荬菜、水芹、甘蔗、旱芹、茼蒿、荠菜、莱菔、莴笋、菱、青稞、莼菜、茄子、苦瓜、金针菜、雪灵芝、甘蓝、甘薯、白扁豆、芋头、芸薹、胡萝卜、南瓜、桔梗、豇豆、桑耳、藕、蘑菇、四季豆、菠菜、野花生、菟丝子、猪苓、小蓟、灯盏细辛、椿叶、银线草、银耳等。

二、干果

干果主要有大枣、核桃、乌梅、龙眼肉、葵花子、杏仁、胡桃仁、诃子、枸杞子、柿饼、栗子、酸枣、蚕豆、花生、桃仁、榛子、野牡丹子等。

三、谷物

谷物主要有红曲、麦芽、赤小豆、荞麦、籼米、高粱、凉薯、黄豆、绿豆、粟米、粳米、糯米、小麦、薏苡仁、豌豆、雀麦等。

四、花、茶类

花、茶类主要有丁香、三色堇、山茶花、月季花、兰花、百合、红花、芙蓉花、芦荟叶、杜鹃花、扶桑花、金莲花、牡丹花、迎春花、鸡冠花、豆蔻花、旋覆花、沙枣花、泡桐花、油茶花、栀子花、厚朴花、胡枝子、茶叶、桂花、桑芽、番泻叶、普洱茶、蒲公英、槐花、槐叶、睡莲、玫瑰花、榆花、茉莉花、刺槐花、郁金香、刺玫花、昙花、咖啡、青葙花、苦丁、苦茶叶、金银花、菊花、梧桐花、梅花、雪茶等。

五、肉禽蛋奶类

肉禽蛋奶类主要有牛肉、牛筋、牛髓、羊肉、羊血、羊乳、鸡肉、鸡蛋、鸡血、鸡肝、鸡内金、狗肉、河豚、猪肉、猪心、猪肝、猪肚、猪蹄、马肉、马皮、乌梢蛇、驴肉、蟾蜍、白僵蚕、蚕蛹、鸽肉、鸽卵、泥鳅、蛤蟆、蚌肉、蛤蚧、蛤蜊、鹅肉、鹅蛋、鹌鹑、鹌鹑蛋、鸭肉、鸭头、鸭蛋、蛇胆等。

六、水产品

水产品主要有扇贝、大马哈鱼、大马哈鱼籽、文鳐鱼、海鹞鱼、黄花鱼、石斑鱼、海蛤肉、水蛇、对虾、龙虾、白鱼、田螺、龟肉、龟甲、莲子、海鳗、鲢鱼、鲫鱼、鳟鱼、蟹、鳖甲、海螺、比目鱼、牡蛎、带鱼、青鱼、海参、鲈鱼、鲤鱼、银鱼、蛏肉、紫菜、鱼鳔等。

七、水果

水果主要有山莓、山楂、八爪瓜、山樱桃、无花果、木瓜、西瓜、阳桃、杨梅、沙枣、沙果、沙棘、波罗蜜、柚子、柿子、柠檬、荔枝、桑葚、桃子、葡萄、椰子、花楸果、番石榴、青梅、苹果、枇杷、刺玫果、槟榔、酸角、樱桃、橄榄、橙子、橘子、罗汉果、金橘、甜瓜、梨、猕猴桃、杧果等。

八、其他

其他如人参、西洋参、大蒜、生姜、干姜、胡椒、陈皮、花椒、冰糖、白砂糖、红糖、饴糖、酒、醋、天花粉、钩藤、酱瓜、魔芋、面筋、蜜蜂房、牦牛角、灵芝、阿胶、土茯苓、赤茯苓、腐乳、燕窝、淡豆豉等。

第五章　中医内科常见疾病饮食调护

第一节　感冒

感冒是最常见的外感病之一，是以鼻塞、流涕、喷嚏、头痛、恶寒、发热、全身不适为主症的病证。本病有伤风、冒风、冒寒、小伤寒、重伤风之别名。四季皆可发病，以冬春季节多见。病情较轻者多为感受当令之气，称为冒风、伤风、冒寒；病情较重者多为感受非时之邪，称为重伤风。感冒发病机理是因六淫、时行之邪侵袭肺卫，以致卫表不和，肺失宣肃而为病。

西医学的普通感冒、急性上呼吸道感染属于本病范畴，可参照本病辨证施食。

一、辨证分型

（一）实证

1. 风寒束表　恶寒重，发热轻，无汗，头痛，肢体酸楚，甚则疼痛，鼻塞声重，打喷嚏，时流清涕，咽痒，咳嗽，痰白稀薄；舌苔薄白，脉浮或浮紧。饮食以辛温解表、宣肺散寒为主。

2. 风热犯表　身热较著，微恶风，汗泄不畅，咽干甚则咽痛，鼻塞，流黄稠涕，头胀痛，咳嗽，痰黏或黄，口干欲饮；舌尖红，舌苔薄白干或薄黄，脉浮数。饮食以辛凉解表、疏风清热为主。

3. 暑湿伤表　发热，微恶风，身热不扬，汗出不畅，肢体困重或酸痛，头重如裹，胸闷脘痞，纳呆，鼻塞，流浊涕，心烦口渴，大便或溏，小便短赤；舌苔白腻或黄腻，脉濡数或滑。饮食以清暑祛湿解表为主。

（二）虚体感冒

1. 气虚感冒　恶寒较甚，或并发热，鼻塞，流涕，气短，乏力，自汗，咳嗽，痰白，咳痰无力，平素神疲体弱，或易感冒；舌淡苔薄白，脉浮无力。饮食以益气解表、调和营卫为主。

2. 阴虚感冒　身热，微恶风寒，无汗或微汗或盗汗，干咳少痰，头昏，心烦，口干，甚则口渴；舌红少苔，脉细数。饮食以滋阴解表为主。

3. 阳虚感冒　恶寒重，发热轻，头痛身痛，无汗，面色㿠白，语声低微，四肢不温；舌质淡胖，苔白，脉沉细无力。饮食以助阳解表为主。

二、推荐食材

（一）菜类

1. 灯盏细辛　为菊科飞蓬属植物短葶飞蓬的全草。

【别名】灯盏花等。

【性味归经】味辛、微苦，性温。

【功能】散寒解表，活络止痛，消积。

【主治】感冒，风湿痹痛，瘫痪，胃痛，牙痛，小儿疳积，骨髓炎，跌打损伤。

【用法用量】煎汤，9～15g；或泡酒；或蒸蛋。

2. 细香葱　为百合科葱属植物细香葱的全草。

【别名】冻葱等。

【性味归经】味辛，性温。

【功能】通气发汗，除寒解表。

【主治】风寒感冒，头痛，红肿，痛风，疮疡。

【用法用量】煎汤，5～10g。

3. 野芫荽　为伞形科刺芹属植物刺芹的全草。

【别名】番香茜、假芫茜等。

【性味归经】味微苦、辛，性温。

【功能】发表透疹，理气消肿。

【主治】感冒，麻疹不透，咽痛，胸痛，食积，呕逆，脘腹胀痛，泻痢，肠痈，疮疖，烫伤，跌打伤肿，蛇咬伤。

【用法用量】煎汤，6～15g。

4. 银线草　为金粟兰科金粟兰属植物银线草的全草或根及根茎。

【别名】四叶草、四块瓦等。

【性味归经】味辛、苦，性温；有毒。

【功能】祛风散寒，活血解毒。

【主治】风寒感冒，风湿痹痛，腰腿痛，跌打损伤，寒瘀经闭，无名肿毒，皮肤瘙痒，毒蛇咬伤。

【用法用量】煎汤，3～6g；或浸酒。

【宜忌】全株有毒，内服宜慎；孕妇忌服。

5. 蛇莓　为蔷薇科蛇莓属植物蛇莓的全草。

【别名】蚕莓、机关果、蛇含草等。

【性味归经】味甘、苦，性寒。

【功能】清热解毒，凉血消肿。

【主治】感冒发热，咽喉肿痛，口疮，痢疾，黄疸，吐血，疰腮，痈肿疔疖，瘰疬，跌打肿痛，烫火伤。

【用法用量】煎汤，9～15g；鲜品，30～60g，捣汁饮。

6. 风轮菜　为唇形科风轮菜属植物风轮菜的全草。

【别名】蜂窝草。

【性味归经】味辛、苦，性凉。

【功能】疏风清热，解毒消肿，止血。

【主治】感冒发热，中暑，咽喉肿痛，白喉，急性胆囊炎，肝炎，肠炎，痢疾，腮腺炎，乳腺炎，疔疮肿毒，过敏性皮炎，急性结膜炎，尿崩，崩漏，牙龈出血，外伤出血。

19

【用法用量】煎汤或捣汁。

7. 水芹 为伞形科植物水芹的全草。

【别名】芹菜。

【性味归经】味辛、甘，性凉。归肺、肝、膀胱经。

【功能】清热解毒，利尿，止血。

【主治】感冒，烦渴，浮肿，小便不利，淋痛，尿血便血，吐血，崩漏，目赤，咽痛，口疮，痄腮，带状疱疹，麻疹不透，痔疮，跌打伤肿。

【用法用量】煎汤或捣汁。

【宜忌】脾胃虚寒者慎绞汁服。

8. 黄鹌菜 为菊科黄鹌菜属植物黄鹌菜的根或全草。

【别名】黄瓜菜、黄花菜、山芥菜等。

【性味归经】味甘、微苦，性凉。

【功能】清热解毒，利尿消肿。

【主治】感冒，咽痛，眼结膜炎，乳痈，疮疖肿毒，毒蛇咬伤，痢疾，肝硬化腹水，急性肾炎，淋浊，血尿，白带，风湿关节炎，跌打损伤。

【用法用量】煎汤，9～15g；鲜品，30～60g；或捣汁。

9. 山梗菜 为桔梗科半边莲属植物山梗菜的根或带根全草。

【别名】半边莲、苦菜等。

【性味归经】味辛，性平；有小毒。

【功能】祛痰止咳，利尿消肿，清热解毒。

【主治】感冒发热，咳嗽痰喘，肝硬化腹水，水肿，痈疖疔毒，蛇犬咬伤，蜂蜇。

【用法用量】煎汤，10～15g；鲜品，15～30g；或捣汁。

10. 野木耳菜 为菊科三七草属植物野茼蒿的全草。

【别名】假茼蒿、冬风菜、飞机草等。

【性味归经】味微苦、辛，性平。

【功能】清热解毒，调和脾胃。

【主治】感冒，腹泻，痢疾，口腔炎，乳腺炎，消化不良。

【用法用量】煎汤，30～60g；或绞汁。

11. 狗肝菜 为爵床科狗肝菜属植物狗肝菜的全草。

【别名】天青菜等。

【性味归经】味甘、微苦，性寒。归心、肝、肺经。

【功能】清热，凉血，利湿，解毒。

【主治】感冒发热，热病发斑，吐衄，便血，尿血，崩漏，肺热咳嗽，咽喉肿痛，肝热目赤，小儿惊风，小便淋沥，带下，带状疱疹，痈肿疔疮，蛇犬咬伤。

【用法用量】煎汤，30～60g；或鲜品捣汁。

【宜忌】寒证忌用。

12. 粗叶耳草 为茜草科耳草属植物粗叶耳草的全草。

【别名】莺哥利、杀虫草等。

【性味归经】味苦，性凉。

【功能】清热解毒，消肿止痛。

【主治】小儿麻痹症，风湿痹痛，感冒发热，咽喉痛，胃肠炎，蛇虫咬伤，疔疮疖肿。

【用法用量】煎汤，15～30g；大剂量可用至60g。

13. 雪灵芝 为石竹科蚤缀属植物甘肃蚤缀的全草。

【性味归经】味微甘，性凉。归肝、脾、胆经。

【功能】清热解毒，利胆除黄。

【主治】外感发热，肺热咳嗽，黄疸，淋浊，风湿痹痛。

【用法用量】煎汤，9～15g；泡酒。

14. 葛根 为豆科葛属植物野葛或甘葛藤的块根。

【别名】甘葛等。

【性味归经】味甘、辛，性平。归脾、胃经。

【功能】解肌发表，生津止渴，升阳止泻。

【主治】外感风热，头项强痛，麻疹初起、疹出不畅，温病口渴，消渴病，泄泻，痢疾。

【用法用量】煎汤，10～15g；或捣汁。

【宜忌】表虚多汗与虚阳上亢者慎用。

15. 紫苏叶 为唇形科紫苏属植物紫苏和野紫苏的叶或嫩枝叶。

【别名】苏叶等。

【性味归经】味辛，性温。归肺、脾、胃经。

【功能】散寒解表，行气化痰，安胎，解鱼蟹毒。

【主治】风寒表证，咳嗽痰多，胸脘胀满，恶心呕吐，腹痛吐泻，胎气不和，妊娠恶阻，食鱼蟹中毒。

【用法用量】煎汤，5～10g。

【宜忌】阴虚、气虚及温病者慎服。

（二）干果

山芝麻 为梧桐科山芝麻属植物山芝麻的根或全株。

【别名】岗脂麻、山野麻。

【性味归经】味苦，性凉；有小毒。

【功能】解表清热，消肿解毒。

【主治】感冒，咳嗽，肺痨，咽喉肿痛，麻疹，痄腮，泄泻，痈肿，瘰疬，痔疮，毒蛇咬伤。

【用法用量】煎汤，9～15g；鲜品，30～60g。

【宜忌】孕妇及体弱者忌服。

（三）花、茶类

1. 菩提树花 为椴树科椴树属植物南京椴的花序。

【别名】椴树花等。

【性味归经】味辛，性温。

【功能】发汗解表，止痛镇痉。

【主治】风寒感冒，头身疼痛，惊痫。

【用法用量】煎汤，15~20g；或研末；或温开水浸1.5~3g。

2. 厚朴花　为木兰科木兰属植物厚朴或庐山厚朴的花蕾。

【别名】调羹花等。

【性味归经】味辛、微苦，性温。归脾、胃、肺经。

【功能】行气宽中，开郁化湿。

【主治】肝胃气滞，胸脘胀闷，食欲不振，纳谷不香，感冒咳嗽等。

【用法用量】煎汤，3~5g。

【宜忌】阴虚液燥者忌用。

3. 冰草　为禾本科赖草属植物赖草的根或全草。

【性味归经】味甘、微苦，性寒。

【功能】清热，利湿，止血。

【主治】感冒，淋病，赤白带下，哮喘，咳嗽带血，鼻衄。

【用法用量】煎汤，30~60g；或作茶饮。

4. 金银花　为忍冬科忍冬属植物忍冬、华南忍冬、菰腺忍冬、黄褐毛忍冬的花蕾。

【别名】忍冬花等。

【性味归经】味甘，性寒。归肺、胃经。

【功能】清热解毒。

【主治】外感风热或温病发热，中暑，热毒血痢，痈肿疔疮，喉痹，多种感染性疾病。

【用法用量】煎汤，10~20g；或入丸、散。

【宜忌】脾胃虚寒及疮疡属阴证者慎服。

5. 菊花　为菊科菊属植物菊的头状花序。

【别名】甘菊、药菊、真菊。

【性味归经】味甘、苦，性微寒。归肺、肝经。

【功能】疏风清热，平肝明目，解毒消肿。

【主治】外感风热，风温初起，发热头痛，眩晕，目赤肿痛，疔疮肿毒。

【用法用量】煎汤，10~15g；或入丸、散；或泡茶。

【宜忌】气虚胃寒、食少泄泻者慎用；阳虚或头痛而恶寒者忌用。

6. 山薄荷　为唇形科青兰属植物香青兰的全草。

【别名】野薄荷、小兰花等。

【性味归经】味辛、苦，性凉。

【功能】清热止咳，凉肝止血。

【主治】感冒发热，头痛，咽喉肿痛，咳嗽气喘，痢疾，黄疸，吐血，衄血，风疹，皮肤瘙痒。

【用法用量】煎汤，9~15g。

7. 母菊　为菊科母菊属植物西洋甘菊的花或全草。

【别名】洋甘菊。

【性味归经】味辛、微苦，性凉。

【功能】清热，止咳喘，祛风湿。

【主治】感冒发热，咽喉肿痛，肺热咳喘，热痹肿痛，疮肿。

【用法用量】煎汤，10～15g。

8. 茶叶　为山茶科茶属植物茶的嫩叶或嫩芽。

【别名】细茶等。

【性味归经】味苦、甘，性凉。归心、肺、胃、肾经。

【功能】清头目，除烦渴，消食，化痰，利尿，解毒。

【主治】头痛，目昏，目赤，多睡善寐，感冒，心烦口渴，食积，口臭，痰喘，癫痫，小便不利，泻痢，喉肿，疮疡疖肿，水火烫伤。

【用法用量】煎汤，3～10g；或入丸、散，沸水泡。

【宜忌】脾胃虚寒者慎服；失眠及习惯性便秘者禁服；服人参、土茯苓及含铁药物者禁服；服使君子饮茶易致呃；过量易致呕吐、失眠等。

9. 黄牛茶　为藤黄科黄牛木属植物黄牛木的根、树皮、嫩叶。

【别名】雀笼木、黄芽等。

【性味归经】味甘、微苦，性凉。归肺、胃、大肠经。

【功能】清热化湿，祛瘀消肿。

【主治】感冒，中暑发热，泄泻，黄疸，跌打损伤，痈肿疮疖。

【用法用量】根、树皮煎汤，9～15g；鲜品，15～30g；鲜叶适量，泡茶或煎汁含咽。

10. 胡枝子　为豆科胡枝子属植物胡枝子的枝叶。

【别名】过山龙等。

【性味归经】味甘，性平。

【功能】润肺解热，利尿止血。

【主治】感冒发热，咳嗽，眩晕头痛，小便不利，便血，尿血，吐血。

【用法用量】煎汤，9～15g；鲜品，30～60g；或泡作茶饮。

11. 胡枝子根　为豆科胡枝子属植物胡枝子的根。

【别名】野山豆根。

【性味归经】味甘，性平。

【功能】祛风除湿，活血止痛，止血下带，清热解毒。

【主治】感冒发热，风湿痹痛，跌打损伤，鼻衄，赤白带下，流注肿毒。

【用法用量】煎汤，9～15g；鲜品，30～60g；或炖肉；或浸酒。

（四）水产品

角叉菜　为杉藻科角叉菜属植物角叉菜的藻体。

【别名】鹿角菜。

【性味归经】味甘、咸，性寒。

【功能】清热解毒，和胃通便。

【主治】感冒寒热，痄腮，咽喉肿痛，跌打损伤，胃脘头痛，肠燥便秘。

【用法用量】煎汤，5～20g。

（五）水果

1. 阳桃叶　为酢浆草科阳桃属植物阳桃的叶。

【性味归经】味涩、苦，性寒。

【功能】祛风利湿，清热解毒。

【主治】风热感冒，小便不利，产后浮肿，痈疽肿毒，漆疮，跌打肿痛。

【用法用量】煎汤，15～30g。

【宜忌】体质虚寒者禁服。

2. 野草莓　为蔷薇科草莓属植物野草莓的全草。

【别名】草莓、地瓢。

【性味归经】味甘、酸，性凉。

【功能】清热解毒，收敛止血。

【主治】感冒，咳嗽，咽痛，痄腮，痢疾，口疮，血崩，血尿。

【用法用量】煎汤，9～15g。

3. 小石仙桃　为兰科石仙桃属植物细叶石仙桃的全草或假鳞茎。

【别名】双叶岩珠、双叶石枣、山枣等。

【性味归经】味苦、微酸，性凉。

【功能】清热，润肺，解毒。

【主治】感冒，头晕，头痛，肺热咳嗽，咯血，急性胃肠炎，慢性骨髓炎。

【用法用量】煎汤，30～60g。

（六）其他

1. 大蒜　为百合科葱属植物大蒜的鳞茎。

【别名】胡蒜、葫、独头蒜、独蒜、青蒜等。

【性味归经】味辛，性温。归脾、胃、肺、大肠经。

【功能】温中行滞，解毒，杀虫。

【主治】脘腹冷痛，痢疾，泄泻，肺痨，百日咳，感冒，痈疖肿毒，肠痈，癣疮，蛇虫咬伤，钩虫病，蛲虫病，带下阴痒，疟疾，喉痹，水肿。

【用法用量】煎汤，5～10g；生或煮、煨服食；或捣烂为丸。煮食、煨食宜较大量，生食宜较小量。

【宜忌】阴虚火旺，肝热目疾，口齿、喉舌诸患及时行病后均禁服生品，慎服熟品。敷脐、作栓剂或灌肠均不利于孕妇。外用对局部有强烈的刺激性，能引起灼热、疼痛、发泡，故不可久敷。

2. 生姜　为姜科姜属植物姜的新鲜根茎。

【性味归经】味辛，性温。归肺、胃、脾经。

【功能】散寒解表，降逆止呕，化痰止咳，解诸毒等。

【主治】风寒感冒，恶寒发热，头疼鼻塞，呕吐，反胃，痰饮喘咳，泄泻，鱼、菌等食物中毒等。

【用法用量】煎汤，捣汁冲。

【宜忌】阴虚内热及实热证禁服。

3. 胡荽 为伞形科芫荽属植物芫荽的带根全草。

【别名】香菜。

【性味归经】味辛，性温。归肺、脾、肝经。

【功能】发表透疹，消食开胃，止痛解毒。

【主治】风寒感冒，麻疹透发不畅，食积，脘腹胀痛，呕恶，头痛，牙痛，脱肛，丹毒，疮肿初起，蛇伤。

【用法用量】煎汤，9～15g；鲜品，15～30g；或捣汁。

【宜忌】疹出已透，或虽未透出而热毒壅滞，非风寒外束者禁服。

4. 草独活 为五加科楤木属植物云南龙眼独活的根。

【别名】小白升麻。

【性味归经】味苦、辛，性温。

【功能】发散风寒，健脾利水，舒筋活血，截疟。

【主治】风寒感冒，咳嗽，脾虚水肿，小儿疳积，胸胁疼痛，跌打肿痛，风湿疼痛，腰痛，骨折，月经不调，外伤出血，疟疾。

【用法用量】煎汤，9～15g；或泡酒。

【宜忌】孕妇禁服。

5. 葱白 为百合科葱属植物葱的鳞茎。

【别名】葱茎白等。

【性味归经】味辛，性温。归肺、胃经。

【功能】发表，通阳，解毒。

【主治】感冒风寒，阴寒腹痛，二便不通，痢疾，疮痈肿痛，虫积腹痛。

【用法用量】煎汤，9～15g；酒煎，煮粥食每次可用鲜品15～30g。

【宜忌】表虚多汗者慎服。

6. 葱叶 为百合科葱属植物葱的叶。

【性味归经】味辛，性温。归肺经。

【功能】发汗解表，解毒散肿。

【主治】感冒风寒，风水浮肿，疮痈肿毒，跌打损伤。

【用法用量】煎汤，9～15g；或煮粥。

7. 山胡椒叶 为樟科山胡椒属植物山胡椒的叶。

【别名】雷公树叶等。

【性味归经】味苦、辛，性微寒。

【功能】祛风止痛，解毒消疮，止痒止血。

【主治】感冒，疮疡肿毒，风湿痹痛，跌打损伤，外伤出血，皮肤瘙痒，蛇虫咬伤。

【用法用量】煎汤，10～15g；或泡酒。

8. 牛至　为唇形科牛至属植物牛至的全草。

【别名】小叶薄荷。

【性味归经】味辛、微苦，性凉。

【功能】解表，理气，清暑，利湿。

【主治】感冒发热，中暑，胸膈胀满，腹痛吐泻，痢疾，黄疸，水肿，带下，小儿疳积，麻疹，皮肤瘙痒，疮疡肿痛，跌打损伤。

【用法用量】煎汤，3~9g，大剂量使用至15~30g；或泡茶。

【宜忌】表虚汗多者禁服。

9. 乌榄叶　为橄榄科橄榄属植物乌榄的叶。

【性味归经】味微苦、涩，性凉。

【功能】清热解毒，止血。

【主治】感冒发热，肺热咳嗽，丹毒，疖肿，崩漏。

【用法用量】煎汤。

10. 水百合　为百合科大百合属植物荞麦叶大百合及大百合的鳞茎。

【别名】山丹等。

【性味归经】味苦、微甘，性凉。

【功能】清肺止咳，解毒消肿。

【主治】感冒，肺热咳嗽，咯血，鼻渊，聤耳，乳痈，无名肿毒。

【用法用量】煎汤。

11. 余甘子　为大戟科叶下珠属植物余甘子的果实。

【别名】橄榄子等。

【性味归经】味苦、甘、酸，性凉。归肝、肺、脾、胃经。

【功能】清热利咽，润肺化痰，生津止渴。

【主治】感冒发热，咳嗽，咽痛，白喉，烦热口渴，高血压病。

【用法用量】煎汤，15~30g；或鲜品取汁。

【宜忌】脾胃虚寒者慎服。

12. 角茴香　为罂粟科角茴香属植物直立角茴香的根或全草。

【别名】野茴香等。

【性味归经】味苦、辛，性凉。

【功能】清热解毒，镇咳止痛。

【主治】感冒发热，咳嗽，咽喉肿痛，肝热目赤，肝炎，胆囊炎，痢疾，关节疼痛。

【用法用量】煎汤，6~9g；研末1~1.5g。

13. 砂茴香　为伞形科阿魏属植物硬阿魏的带根全草。

【别名】野茴香。

【性味归经】味甘、微苦，性凉。归肺经。

【功能】清热宣肺，祛痰，止痛。

【主治】感冒发热，咽喉肿痛，咳喘，骨痨，瘰疬，疮疡，腰扭伤。

【用法用量】煎汤，6～20g。

14. 辣薄荷　为唇形科薄荷属植物欧薄荷的叶。

【别名】椒样薄荷。

【性味归经】味辛，性凉。

【功能】疏散风热，解毒散结。

【主治】风热感冒，头痛，目赤咽痛，疳腮。

【用法用量】煎汤，15～30g；或鲜品取汁。

15. 薄荷油　为唇形科薄荷属植物薄荷的鲜茎叶经蒸馏而得的挥发油。

【性味归经】味辛，性凉。

【功能】疏风，清热。

【主治】外感风热，头痛目赤，咽痛，齿痛，皮肤瘙痒。

【用法用量】开水冲，1～3滴。

16. 薄荷　为唇形科薄荷属植物薄荷的全草或叶。

【别名】番荷菜。

【性味归经】味辛，性凉。归肝、肺经。

【功能】宣散风热，清利头目，利咽，透疹，疏肝解郁。

【主治】风热表证，头痛目赤，咽喉肿痛，麻疹不透，风疹瘙痒，肝郁胁痛。

【用法用量】煎汤，3～6g；不可久煎；宜后下，或入丸、散。

【宜忌】阴虚血燥、肝阳偏亢、表虚多汗者禁服。

17. 薄荷脑　为唇形科薄荷属植物薄荷全草中提炼出的结晶。

【别名】薄荷冰。

【性味归经】味辛，性凉。

【功能】疏风，清热。

【主治】风热感冒，头痛，目赤，咽喉肿痛，齿痛，皮肤瘙痒。

【用法用量】多入片剂含服，0.02～0.1g。

18. 迎山红　为杜鹃花科杜鹃属植物迎红杜鹃的叶。

【别名】满山红、映山红等。

【性味归经】味苦，性平。

【功能】解表，止咳化痰。

【主治】感冒，咳嗽气喘，痰多。

【用法用量】煎汤，3～15g；或浸酒。

19. 柏树果　为柏科柏木属植物柏木的球果。

【别名】柏树子。

【性味归经】味苦、甘，性平。

【功能】祛风，和中，安神，止血。

【主治】感冒发热，胃痛呕吐，烦躁，失眠，劳伤吐血等证。

【用法用量】煎汤，10～15g；或研末服。

20. 淡豆豉　为豆科大豆属植物大豆黑色的成熟种子经蒸罨发酵等加工而成。

【别名】香豉、大豆豉等。

【性味归经】味苦、辛，性平。归肺、胃经。

【功能】解肌发表，宣郁除烦。

【主治】外感表证，寒热头痛，心烦，胸闷。

【用法用量】煎汤，5～15g；或入丸剂。

21. 湖北贝母　为百合科贝母属植物湖北贝母的鳞茎。

【别名】平贝等。

【性味归经】味苦、甘，性寒。

【功能】化痰止咳，解毒散结。

【主治】外感风热咳嗽，痰热咳嗽，瘰疬，痈肿，乳痈，肺痈。

【用法用量】煎汤，6～15g。

【宜忌】反乌头。

三、推荐食方

1. 芎归汤

【方剂来源】《蒿崖尊生》。

【组成】当归、川芎、人参、紫苏、干葛。

【用法】加生姜，水煎服。

【适应证】感冒。

2. 香葛汤

【方剂来源】《医学入门》。

【组成】香薷散、升麻葛根汤。

【用法】上㕮咀。加生姜，煎服。

【适应证】夏月感冒，暑邪。

3. 香葛汤

【方剂来源】《世医得效方》。

【组成】紫苏（去根）、白芍药、香附子（炒，去毛）、川升麻、白干葛、薄陈皮各一两，白芷、大川芎各半两，苍术（米泔浸，切，炒黄色）一两，大甘草半钱。

【用法】上锉散。每服四大钱，水一盏半，加生姜三片，煎热服，不拘时候。

【适应证】四时感冒不正之气，头痛身疼，项强寒热，呕恶痰嗽，腹痛泄泻，或风寒湿痹。

4. 都梁丸

【方剂来源】《北京市中药成方选集》。

【组成】白芷（用黄酒三十二两浸蒸晒干）一百六十两，川芎四十两。

【用法】上为细末，炼蜜为丸，每丸重三钱。每服一丸，温开水送下，一日两次。

【适应证】感冒风寒，头痛眩晕，鼻塞不通，身热倦怠。

5. 普济散

【方剂来源】《魏氏家藏方》。

【组成】川芎、白芷、香附子（去毛，炒）、陈皮（洗净，去白）、青皮（去瓤）、升麻、干葛、芍药、甘草（炙）、紫苏叶各等份。

【用法】上为粗末，每服三钱。水一盏半，加生姜五片，煎至七分，不拘时候服。

【适应证】伤寒感冒，表里未分。

6. 甘桔汤

【方剂来源】《幼科类萃》。

【组成】人参、桔梗、甘草。

【用法】上锉散。水煎，不拘时服。

【适应证】小儿感冒风热，火气熏逼，痘疮蕴毒上攻，咽喉肿胀，痰气不顺，咳嗽失声。

7. 葱白粥

【方剂来源】《圣济总录》。

【组成】葱白（去须叶，细切，研烂，生布绞取汁）一大握，白粳米（净，淘）二合。

【用法】上以水二升半，煮米作粥，候粥将熟，下葱汁，更煮取熟。空腹温食之。

【适应证】五淋，小便不通，年老体弱者伤风感冒，发热恶寒，头痛，鼻塞流涕，腹痛泻痢等。

8. 葱姜煎

【方剂来源】《惠直堂经验方》。

【组成】葱（去根叶）十支，姜三钱。

【用法】上煎一大碗，如酒一小盅，取汗。

【适应证】感冒。

第二节　咳嗽

咳嗽是以发出咳声或伴有咳痰为主症的一种肺系病证。它既是肺系疾病中的一个症状，又是独立的一种疾患。有声无痰为咳，有痰无声为嗽，临床上多表现为痰声并见，难以截然分开，故以咳嗽并称。咳嗽根据病因分外感咳嗽和内伤咳嗽两大类。外感咳嗽为六淫外邪侵袭肺系；内伤咳嗽为脏腑功能失调，内邪干肺。不论邪从外而入，或自内而发，均可引起肺失宣肃，肺气上逆而致咳嗽。

西医学中的急性气管－支气管炎、慢性支气管炎、咳嗽变异型哮喘等以咳嗽为主要症状的疾病均属于本病范畴，可参照本病辨证施食。

一、辨证分型

（一）外感咳嗽

1. 风寒袭肺　咳嗽声重，气急，咽痒，咳白稀痰，常伴有鼻塞，清涕，头痛，肢体酸痛，恶寒发热，无汗；舌苔薄白，脉浮或浮紧。饮食以疏风散寒、宣肺止咳为主。若素有寒饮伏肺，兼见咳嗽上气、痰液清稀、胸闷气急、舌淡红、苔白而滑、脉浮紧或弦滑者，饮食以疏风散寒、温化寒饮为主。

2. 风热犯肺　咳嗽频剧，气粗或咳声嘶哑，喉燥咽痛，咳痰不爽，痰黏稠或色黄，常伴有鼻流黄涕，口渴，头痛，恶风，身热；舌红，苔薄黄，脉浮数或浮滑。饮食以疏风清热、宣肺止咳为主。

3. 风燥伤肺　干咳无痰，或痰少而黏，不易咳出，或痰中带有血丝，咽喉干痛，口鼻干燥，初起或伴有少许恶寒，身热头痛；舌尖红，苔薄白或薄黄而干，脉浮数或小数。饮食以疏风清肺、润燥止咳为主。

（二）内伤咳嗽

1. 痰湿蕴肺　咳嗽反复发作，咳声重浊，因痰而嗽，痰出则咳缓，痰多色白，黏腻或稠厚成块，每于晨起或食后咳甚痰多，胸闷脘痞，纳差乏力，大便时溏；舌苔白腻，脉濡滑。饮食以燥湿化痰、理气止咳为主。

2. 痰热郁肺　咳嗽气粗，喉中可闻及痰声，痰多黄稠或黏厚，咳吐不爽，或有热腥味，或夹有血丝，胸胁胀满，咳时引痛，常伴有面赤，或有身热，口干欲饮；舌红，苔薄黄腻，脉滑数。饮食以清热化痰、肃肺止咳为主。

3. 肝火犯肺　上气咳逆阵作，咳时面红目赤，引胸胁作痛，咽干口苦，常感痰滞咽喉而咳之难出，量少质黏，或痰如絮条，症状可随情绪波动而增减；舌红，苔薄黄少津，脉弦数。饮食以清肺泻肝、化痰止咳为主。

4. 肺阴亏虚　干咳，咳声短促，痰少质黏色白，或痰中带血丝，或声音逐渐嘶哑，口干咽燥，午后潮热，颧红盗汗，常伴有日渐消瘦，神疲乏力；舌红少苔，脉细数。饮食以养阴清热、润肺止咳为主。

二、推荐食材

（一）菜类

1. 西番莲　为西番莲科西番莲属植物西番莲的全草。

【别名】 王蕊花等。

【性味归经】 味苦，性温。

【功能】 祛风，除湿，活血，止痛。

【主治】 感冒头痛，外感风热咳嗽，风湿关节痹痛，疝痛，痛经，失眠。

【用法用量】 煎汤，15~20g。

2. 芥菜　为十字花科芸薹属植物芥菜、油芥菜的嫩茎和叶。

【别名】 黄芥等。

【性味归经】 味辛，性温。归肺、胃、肾经。

【功能】 利肺豁痰，消肿散结。

【主治】 寒饮咳嗽，痰滞气逆，胸膈满闷，砂淋，石淋，牙龈肿烂，乳痈，痔肿，冻疮，漆疮。

【用法用量】 煎汤，10~15g；或用鲜品捣汁。

【宜忌】 目疾、疮疡、痔疮、便血及阴虚火旺之人慎食。

3. 紫苏叶　详见本章第一节。

4. 紫苏子　为唇形科紫苏属植物紫苏和野紫苏的果实。

【别名】 苏子等。

【性味归经】 味辛，性温。归肺、大肠经。

【功能】降气，消痰，平喘，润肠。

【主治】痰壅气逆，咳嗽气喘，肠燥便秘。

【用法用量】煎汤，5～10g；或入丸、散。

【宜忌】肺虚咳喘、脾虚便溏者禁服。

5. 野洋参　为报春花科报春花属植物滇北球花报春的根。

【别名】报春花根。

【性味归经】味甘、辛，性微温。

【功能】补虚，消疳，通乳。

【主治】虚劳咳嗽，病后体虚，小儿疳积，乳汁不下。

【用法用量】煎汤，9～30g。

6. 冬瓜子　为葫芦科冬瓜属植物冬瓜的种子。

【别名】白瓜子等。

【性味归经】味甘，性微寒。归肺、大肠经。

【功能】清肺化痰，消痈排脓，利湿。

【主治】痰热咳嗽，肺痈，肠痈，带下，水肿，淋证。

【用法用量】煎汤，10～15g；或研末服。

【宜忌】脾胃虚寒者慎服。

7. 丝瓜子　为葫芦科丝瓜属植物丝瓜的种子。

【别名】乌牛子。

【性味归经】味苦，性寒。

【功能】清热，利水，通便，驱虫。

【主治】水肿，石淋，肺热咳嗽，肠风下血，痔漏，便秘，蛔虫病。

【用法用量】煎汤，6～9g；或炒焦研末。

【宜忌】脾虚者及孕妇忌用。

8. 丝瓜花　为葫芦科丝瓜属植物丝瓜的花。

【性味归经】味甘、微苦，性寒。

【功能】清热解毒，化痰止咳。

【主治】肺热咳嗽，咽痛，鼻窦炎，疔疮肿毒，痔疮。

【用法用量】煎汤，6～9g。

9. 丝瓜藤　为葫芦科丝瓜属植物丝瓜的茎。

【性味归经】味苦，性微寒。归心、脾、肾经。

【功能】舒筋活血，止咳化痰，解毒杀虫。

【主治】腰膝酸痛，肢体麻木，月经不调，咳嗽痰多，鼻渊，牙宣，龋齿。

【用法用量】煎汤，30～60g；或烧存性研末，每次3～6g。

10. 狗肝菜　详见本章第一节。

11. 苦苣　为菊科苦荬菜属植物苦苣的全草或根。

【别名】东北苦菜等。

【性味归经】味苦，性寒。

【功能】清热解毒。

【主治】黄疸，胃炎，痢疾，肺热咳嗽，肠痈，睾丸炎，疔疮，痈肿，黄水疮。

【用法用量】煎汤，9~15g；或捣汁。

【宜忌】不可与蜜食之。

12. 莱菔　为十字花科莱菔属植物莱菔的鲜根。

【别名】葵、芦萉、芦菔、荠根、紫花菘、温菘、苞葵、紫菘、萝卜、楚菘、秦菘、菜头。

【性味归经】味辛、甘，性凉、熟者平。归脾、胃、肺、大肠经。

【功能】消食，下气，化痰，止血。

【主治】消化不良，食积胀满，吞酸，吐食，肠风，泄泻，痢疾，便秘，痰热咳嗽，咽喉不利，咯血，吐血，衄血，便血，消渴，淋浊，外治疮疡，损伤瘀肿，烫伤及冻疮。

【用法用量】生食、捣汁饮，30~100g；或煎汤、煮食。

【宜忌】脾胃虚寒者不宜生食。

13. 莱菔叶　为十字花科莱菔属植物莱菔的基生叶。

【别名】萝卜叶、莱菔菜、萝卜缨、莱菔甲、莱菔英。

【性味归经】味辛、苦，性平。

【功能】消食理气，清肺利咽，散瘀消肿。

【主治】食积气滞，脘腹痞满，呃逆，吐酸，泄泻，痢疾，咳痰，喑哑，咽喉肿痛，乳房胀痛，乳汁不通，外治损伤瘀肿。

【用法用量】煎汤，10~15g；或研末；或鲜叶捣汁。

14. 菘菜　为十字花科芸薹属植物青菜的叶子。

【别名】白菜、青菜、夏菘。

【性味归经】味甘，性凉。归肺、胃、大肠经。

【功能】清热除烦，生津止渴，通利肠胃。

【主治】肺热咳嗽，消渴，便秘，食积。

【用法用量】适量，煮食或捣汁饮。

【宜忌】脾胃虚寒、大便溏薄者慎服。

15. 盘龙参　为兰科植物盘龙参的根或全草。

【别名】一线香、猪鞭草等。

【性味归经】味甘、苦，性平。归肺、心经。

【功能】益气养阴，润肺止咳，清热解毒。

【主治】病后虚弱，少气乏力，热病，津伤口渴，阴虚内热，咳嗽吐血，头晕，腰痛，遗精，淋浊带下，咽喉肿痛，疮疡痈肿，烫火伤，毒蛇咬伤。

【用法用量】煎汤，9~15g；鲜全草，15~30g。

【宜忌】有湿热瘀滞者忌服。

16. 鹿衔草　为鹿蹄草科鹿蹄草属植物普通鹿蹄草、鹿蹄草、日本鹿蹄草、红花鹿蹄草的全草。

【别名】鹿蹄草等。

【性味归经】味甘、苦，性温。归肝、肾经。

【功能】补肾强骨，祛风除湿，止咳，止血。

【主治】肾虚腰痛，风湿痹痛，筋骨痿软，泄泻痢疾，新旧咳嗽，吐血衄血，崩漏，外伤出血。

【用法用量】煎汤，15～30g；或研末，6～9g。

【宜忌】孕妇慎服。

17. 土瓜　为旋花科鱼黄草属植物土山瓜的块根。

【别名】滇土瓜、红土瓜、土蛋、山土瓜、山红苕、野红苕、山萝卜等。

【性味归经】味甘，性平。红土瓜入脾、胃二经，白者入肺经。

【功能】清热，除湿，止咳，健脾。

【主治】黄疸，肺热咳嗽，便血，乳少，带下，小儿疳积，水火烫伤。

【用法用量】煎汤，12～15g；或生啖。

18. 地骷髅　为十字花科萝卜属植物莱菔开花结实后的老根。

【别名】仙人骨等。

【性味归经】味甘、微辛，性平。归脾、胃、肺经。

【功能】行气消积，化痰，解渴，利水。

【主治】食积气滞，腹胀痞满，痢疾，咳嗽痰多，消渴，脚气，水肿。

【用法用量】煎汤，10～30g；或入丸、散。

19. 桔梗　为桔梗科桔梗属植物桔梗的根。

【别名】符蔰、白药、梗草、房图、苦梗、苦桔梗、大药。

【性味归经】味苦、辛，性平。归肺、胃经。

【功能】宣肺祛痰，利咽排脓。

【主治】咳嗽痰多，咽喉肿痛，肺痈吐脓，胸满胁痛，痢疾腹痛，小便癃闭。

【用法用量】煎汤，3～10g；或入丸、散。

【宜忌】阴虚久咳及咯血者禁服，胃溃疡者慎服。内服过量可引起恶心呕吐。

20. 旱芹　为伞形科芹属植物旱芹的带根全草。

【别名】芹菜等。

【性味归经】味甘、辛、微苦，性凉。归肝、胃、肺经。

【功能】平肝，清热，祛风，利水，止血，解毒。

【主治】肝阳眩晕，风热头痛，咳嗽，黄疸，小便淋痛，尿血，崩漏，带下，疮疡肿毒。

【用法用量】煎汤，9～15g；鲜品，30～60g；绞汁；或入丸剂。

【宜忌】肚腹有积滞，食之令人发病。生疥癣者勿服。

21. 茼蒿　为菊科茼蒿属植物蒿子秆和南茼蒿的茎叶。

【别名】同蒿等。

【性味归经】味辛、甘，性凉。归心、脾、胃经。

【功能】和脾胃，消痰饮，安心神。

【主治】脾胃不和，二便不通，咳嗽痰多，烦热不安。

【用法用量】煎汤，鲜品 60～90g。

【宜忌】动风气，熏人心，令人气满，不可多食，泄泻者禁用。

22. 雪灵芝　详见本章第一节。

23. 水茴香　为玄参科石龙尾属植物大叶石龙尾的全草。

【别名】水薄荷等。

【性味归经】味辛、甘，性温。

【功能】健脾利湿，理气化痰。

【主治】水肿，胃痛，胸腹胀满，咳嗽气喘，小儿乳积，疮疖。

【用法用量】煎汤，适量。

（二）干果

1. 杏仁　为蔷薇科杏属植物杏、野杏、山杏、东北杏的种子。

【别名】杏子等。

【性味归经】味苦，性微温；有小毒。归肺、大肠经。

【功能】降气化痰，止咳平喘，润肠通便。

【主治】外感咳嗽喘满，肠燥便秘。

【用法用量】煎汤，3～10g；或入丸、散。杏仁用时须打碎，杏仁霜入煎剂须布包。儿童禁生用，需炒。苦杏仁需经过炮制方可使用。

2. 杏子　为蔷薇科杏属植物杏等的果实。

【别名】杏实。

【性味归经】味酸、甘，性温。归肺、心经。

【功能】润肺定喘，生津止渴。

【主治】肺燥咳嗽，津伤口渴。

【用法用量】煎汤，6～12g；生食或晒干为脯，适量。

【宜忌】不宜多食。

3. 野核桃仁　为胡桃科胡桃属植物野核桃的种仁。

【别名】野胡桃、麻核桃。

【性味归经】味甘，性温。归肺、肾、大肠经。

【功能】补养气血，润燥化痰，益命门，利三焦，温肺润肠。

【主治】虚寒咳嗽，下肢酸痛。

【用法用量】煎汤，30～50g；或捣碎嚼，10～30g；捣烂冲酒。

4. 野豌豆　为豆科野豌豆属植物野豌豆的全草。

【性味归经】味辛、甘，性温。

【功能】祛风除湿，和血调经，祛痰止咳，补肾。

【主治】急性、慢性风湿性关节炎，关节肿痛，阴囊湿疹，湿热黄疸，疟疾，跌打损伤，月经不调，鼻衄，咳嗽痰多，肾虚腰痛，遗精。捣烂外敷治疗疮肿毒。

【用法用量】煎汤，9～15g；捣敷；或煎汤熏洗。

5. 山芝麻　详见本章第一节。

6. 柿霜　为柿科柿属植物柿的果实制成柿饼时外表所生的白色粉霜。

【性味归经】味甘，性凉。归肺、心经。

【功能】润肺止咳，生津利咽，止血。

【主治】肺热燥咳，咽干喉痛，口舌生疮，吐血，咯血，消渴。

【用法用量】冲服，3~9g；或入丸剂噙化。

【宜忌】风寒咳嗽患者禁服。

7. 榧子　为红豆杉科榧树属植物榧的种子。

【别名】彼子。

【性味归经】味甘、涩，性平。归大肠、胃、肺经。

【功能】杀虫消积，润燥止咳。

【主治】肠道寄生虫病，小儿疳积，肺燥咳嗽，肠道便秘，痔疮。

【用法用量】煎汤，15~50g，连壳生用，打碎入煎；或10~40枚，炒熟去壳，取种仁嚼服；或入丸、散。驱虫宜用较大剂量，顿服；治便秘、痔疮宜小量常服。

【宜忌】脾虚泄泻及肠滑大便不实者慎服。

8. 枸杞子　为茄科枸杞属植物宁夏枸杞的果实。

【别名】红青椒。

【性味归经】味甘，性平。归肝、肾、肺经。

【功能】养肝，滋肾，润肺。

【主治】肝肾亏虚，头晕目眩，目视不清，腰膝酸软，阳痿遗精，虚劳咳嗽，消渴引饮。

【用法用量】煎汤，5~15g；或入丸、散、膏、酒剂。

【宜忌】脾虚便溏者慎服。

（三）谷物

1. 黍米　为禾本科黍属植物黍的种子。

【别名】糜子米等。

【性味归经】味甘，性微温。归肺、脾、胃、大肠经。

【功能】益气补中，除烦止渴，解毒。

【主治】烦渴，泻痢，吐逆，咳嗽，胃痛，小儿鹅口疮，疮痈，烫伤。

【用法用量】煎汤，30~90g；煮粥或淘取泔汁。

【宜忌】不宜多食。

2. 高粱　为禾本科高粱属植物高粱的种仁。

【别名】蜀黍、蜀秫、芦粟。

【性味归经】味甘、涩，性温。归脾、胃、肺经。

【功能】健脾止泻，化痰安神。

【主治】脾虚泄泻，霍乱，消化不良，痰湿咳嗽，失眠多梦。

【用法用量】煎汤，30~60g；或研末。

3. 豆腐　为豆科大豆属植物大豆种子的加工制品。

【性味归经】味甘，性凉。归脾、胃、大肠经。

【功能】清热解毒，生津润燥，和中益气。

【主治】目赤肿痛，肺热咳嗽，消渴，休息痢，脾虚腹胀。

【用法用量】煮食，适量。

4. 豆浆　为豆科大豆属植物大豆种子制成的浆汁。

【别名】腐浆。

【性味归经】味甘，性平。

【功能】清肺化痰，润燥利尿。

【主治】虚劳咳嗽，痰火哮喘，大便秘结，小便淋浊。

【用法用量】适量，50～250mL。

5. 凉薯　为豆科豆属植物豆薯的块根。

【别名】地瓜、凉瓜、草瓜茹、葛瓜、葛薯、土萝卜、沙葛、地萝卜。

【性味归经】味甘，性微凉。

【功能】清肺生津，利尿通乳，解酒毒。

【主治】肺热咳嗽，肺痈，中暑烦渴，消渴，乳少，小便不利。

【用法用量】生吃，120～250g；或煮食；或绞汁。

（四）花、茶类

1. 芙蓉花　为锦葵科芙蓉属植物木芙蓉的花。

【别名】七星花等。

【性味归经】味辛、微苦，性凉。归肺、心、肝经。

【功能】清热解毒，凉血消肿。

【主治】肺热咳嗽，咯血，目赤肿痛，崩漏，白带，腹泻，腹痛，痈肿，疮疖，毒蛇咬伤，水火烫伤，跌打损伤。

【用法用量】煎汤，9～15g；鲜品，30～60g。

【宜忌】孕妇忌服，非实热者忌用。

2. 芙蓉叶　为锦葵科芙蓉属植物木芙蓉的叶。

【别名】铁箍散等。

【性味归经】味辛、微苦，性凉。归肺、肝经。

【功能】清肺凉血，解毒消肿。

【主治】肺热咳嗽，目赤肿痛，痈疽肿毒，恶疮，缠身蛇丹，脓疱疮，肾盂肾炎，水火烫伤，毒蛇咬伤，跌打损伤。

【用法用量】煎汤，10～30g。

【宜忌】孕妇忌服。

3. 蒲公英　为菊科蒲公英属植物蒲公英、碱地蒲公英、东北蒲公英、异苞蒲公英、亚洲蒲公英、红梗蒲公英等同属多种植物的全草。

【别名】蒲公丁、婆婆丁等。

【性味归经】味苦、甘，性寒。归肝、胃经。

【功能】清热解毒，消痈散结。

【主治】乳痈，肺痈，肠痈，痄腮，瘰疬，疔毒疮肿，目赤肿痛，感冒发热，咳嗽，咽喉肿痛，胃炎，肠炎，痢疾，肝炎，胆囊炎，尿路感染，蛇虫咬伤，烧烫伤。

【用法用量】煎汤，10～30g，大剂量60g；或捣汁；或入散剂。

【宜忌】阳虚外寒、脾胃虚弱者忌用。

4. 啤酒花　为桑科葎草属植物啤酒花的未成熟带花果穗。

【别名】忽布、香蛇麻。

【性味归经】味苦，性微凉。归肝、胃、肺经。

【功能】健胃消食，利尿安神。

【主治】消化不良，腹胀，肺结核，咳嗽，失眠，麻风病。

【用法用量】煎汤，3～9g。

5. 百合花　为百合科百合属植物卷丹、百合、细叶百合等的花。

【性味归经】味甘、微苦，性微寒。归肺、肝、心经。

【功能】清热润肺，宁心安神。

【主治】咳嗽痰少或黏，眩晕，心烦，夜寐不安，天疱湿疮。

【用法用量】煎汤，6～12g。

【宜忌】有风邪者忌用。

6. 兰花叶　为兰科兰属植物建兰等的叶。

【别名】兰叶。

【性味归经】味辛、温，性微寒。归心、脾、肺经。

【功能】清肺止咳，凉血止血。

【主治】肺痈，肺痨，咳嗽，咯血，吐血，尿血，白浊，白带，淋证，疮毒疔肿。

【用法用量】煎汤，9～15g；鲜者，15～30g；或研末，每次4g。

7. 百合　为百合科百合属植物卷丹、百合、细叶百合等的鳞茎。

【别名】韭番等。

【性味归经】味甘、微苦，性微寒。归心、肺经。

【功能】养阴润肺，清心安神。

【主治】阴虚久咳，痰中带血，热病后期，余热未清，或情志不遂所致的虚烦惊悸、失眠多梦、精神恍惚，痈肿，湿疮。

【用法用量】煎汤，6～12g；或入丸、散；亦可蒸食、煮粥。

【宜忌】风寒咳嗽及中寒便溏者禁服。

8. 厚朴花　详见本章第一节。

9. 雪茶　为地茶科地茶属植物地茶或雪地茶的地衣体。

【别名】太白茶、石白茶等。

【性味归经】味甘、苦，性凉。归肺、心经。

【功能】清热生津，除烦安躁。

【主治】肺热咳嗽，阴虚潮热，热病烦渴，癫痫，失眠，目疾。

【用法用量】煎汤，9～15g；泡茶。

10. 桂花　为木犀科木犀属植物木犀的花。

【别名】木犀花。

【性味归经】味辛，性温。

【功能】化痰，散瘀。

【主治】痰饮咳喘，脘腹冷痛，肠风血痢，闭经，痛经，寒疝腹痛，牙痛，口臭。

【用法用量】煎汤，3~9g；或泡茶；或浸酒。

11. 金背枇杷花　为杜鹃花科杜鹃花属植物陇蜀杜鹃的花。

【性味归经】味苦、甘，性凉。

【功能】清肺，止咳，消痈。

【主治】肺热咳嗽，咯血，肺痈。

【用法用量】煎汤，3~6g。

（五）肉禽类

1. 羊髓　为牛科山羊属动物山羊或绵羊属动物绵羊的骨髓或脊髓。

【性味归经】味甘，性温。

【功能】益阴填精，润肺泽肤，清热解毒。

【主治】虚劳羸弱，骨蒸劳热，肺痿咳嗽，消渴，皮毛憔悴，目赤，目翳，痈疽疮疡。

【用法用量】熬膏，30~60g；或煮食，适量。

【宜忌】外感病禁服。

2. 猪肚　为猪科猪属动物猪的胃。

【性味归经】味甘，性温。

【功能】补虚损，健脾胃。

【主治】虚劳羸瘦，咳嗽，脾虚食少，消渴，小便频数，泄泻，遗精，带下，小儿疳积。

【用法用量】煮食，适量；或入丸剂。

【宜忌】外感未清、胸腹痞胀者均忌。

3. 白鸭肉　为鸭科鸭属动物家鸭的肉。

【别名】鹜肉。

【性味归经】味甘、微咸，性平。归肺、脾、肾经。

【功能】补气滋阴，利水消肿。

【主治】虚劳骨蒸，咳嗽，水肿。

【用法用量】适量煨烂熟，吃肉喝汤。

【宜忌】外感未清、脾虚便溏、肠风下血者禁食。

4. 羊肺　为牛科山羊属动物山羊或绵羊属动物绵羊的肺。

【性味归经】味甘，性平。

【功能】补肺，止咳，利水。

【主治】肺痿，咳嗽气喘，消渴，水肿，小便不利或频数。

【用法用量】煎汤，1具；或入丸、散。

【宜忌】外感未清者忌服。

5. 貒肉　为鼬科猪獾属动物猪獾的肉。

【别名】貒猪肉。

【性味归经】味甘、酸，性平。归脾、肺经。

【功能】补脾肺，益气血，利水，杀虫。

【主治】虚劳羸瘦，咳嗽，水胀，久痢，小儿疳积。

【用法用量】煮食，适量。

6. 黄明胶　为牛科野牛属动物黄牛皮制成的胶。

【别名】牛皮胶、明胶等。

【性味归经】味甘，性平。归肺、大肠经。

【功能】滋阴润燥，养血止血，活血消肿，解毒。

【主治】虚劳肺痿，咳嗽，咯血，吐衄，崩漏，下痢便血，跌打损伤，痈疽疮毒，烧烫伤。

【用法用量】水酒烊冲，3~9g；或入丸、散。

7. 猪胰　为猪科猪属动物猪的胰脏。

【性味归经】味甘，性平。

【功能】益肺，补脾，润燥。

【主治】肺痿咳嗽，肺胀喘急，咯血，脾虚下痢，乳汁不通，手足皲裂，糖尿病。

【用法用量】适量煮食或煎汤。

【宜忌】多食损阳。

8. 牛胆　为牛科野牛属动物黄牛或水牛属动物水牛的胆或胆汁。

【性味归经】味苦，性寒。归肝、胆、肺经。

【功能】清肝明目，利胆通便，解毒消肿。

【主治】风热目疾，心腹热渴，黄疸，咳嗽痰多，小儿惊风，便秘，痈肿，痔疮。

【用法用量】研末，0.3~0.9g；或入丸剂。

【宜忌】脾胃虚寒者忌之，目病非风热者不宜用。

9. 羊胆　为牛科山羊属动物山羊或绵羊属动物绵羊的胆汁。

【性味归经】味苦，性寒。归肝、胆经。

【功能】清热解毒，明目退翳，止咳。

【主治】目赤肿痛，青盲夜盲，翳障，肺痨咳嗽，小儿惊热，咽喉肿痛，黄疸痢疾，便秘，热毒疮疡。

【用法用量】熬膏或干燥研末，0.3~0.6g；或入丸、散。

【宜忌】体虚无湿热者忌用。

10. 猪胆　为猪科猪属动物猪的胆汁。

【性味归经】味苦，性寒。归肝、肺、胆、大肠经。

【功能】清热止咳，明目，通便解毒。

【主治】咳嗽，百日咳，哮喘，目赤，目翳，便秘，泻痢，黄疸，喉痹，聤耳，痈疽疔疮，鼠瘘，湿疹，头癣。

【用法用量】煎汤，6~9g；或取汁冲，每次3~6g；或入丸、散。

11. 蛇胆　为眼镜蛇科金环蛇属动物金环蛇、游蛇科乌风蛇属动物乌梢蛇、鼠蛇属动物黄梢蛇（灰鼠蛇）、蝰科蝮蛇属动物尖吻蝮蛇等的胆。

【性味归经】味苦、微甘，性寒。

【功能】祛风镇惊，化痰止咳，凉肝明目，解毒。

【主治】风热惊痫，痰热惊厥，痰热咳嗽，百日咳，目赤，目翳，痔疮肿痛，痤疮。

【用法用量】开水或酒冲服，0.5～1个；或入丸、散；或制成酒剂。

12. 哈士蟆　为蛙科蛙属动物中国林蛙或黑龙江林蛙的全体。

【别名】山蛤。

【性味归经】味甘、咸，性凉。归肺、肾经。

【功能】补肺滋肾，利水消肿。

【主治】虚劳咳嗽，小儿疳积，水肿腹胀，疮痈肿毒。

【用法用量】炖食，1～3个。

【宜忌】痰湿咳嗽及便溏者忌用。

13. 鸭卵　为鸭科鸭属动物家鸭的卵。

【别名】鸭子、鹜实、鹜元、鸭蛋。

【性味归经】味甘，性凉。

【功能】滋阴清肺，平肝，止泻。

【主治】胸膈结热，肝火头痛眩晕，喉痛，齿痛，咳嗽，泻痢。

【用法用量】煎汤煮食或开水冲服，1～2个；宜盐腌煮食。

【宜忌】不宜多食，脾阳不足、寒湿泻痢以及食后气滞痞闷者禁服。

14. 慈乌　为鸦科鸦属动物寒鸦的全体或肉。

【别名】乌。

【性味归经】味酸、咸，性平。

【功能】滋阴潜阳。

【主治】虚劳咳嗽，骨蒸烦热，体弱消瘦。

【用法用量】煮食适量。

15. 牛肺　为牛科野牛属动物黄牛或水牛属动物水牛的肺。

【性味归经】味甘，性平。

【功能】益肺，止咳喘。

【主治】肺虚咳嗽喘逆。

【用法用量】煮食，适量。

（六）水产品

1. 鲫鱼头　为鲤科鲫鱼属动物鲫鱼的头。

【性味归经】味甘，性温。归肺、大肠经。

【功能】止咳，止痢，敛疮。

【主治】咳嗽，痢疾，小儿口疮，黄水疮。

【用法用量】烧存性研末，3～6g。

2. 紫菜　为红毛菜科紫菜属植物坛紫菜、条斑紫菜、圆紫菜、甘紫菜、长紫菜等的藻体。

【别名】索菜等。

【性味归经】味甘、咸，性寒。归肺、脾、膀胱经。

【功能】化痰软坚，利咽，止咳，清热除烦，利水除湿。

【主治】瘿瘤，咽喉肿痛，咳嗽，烦躁失眠，脚气，水肿，小便淋痛，泻痢。

【用法用量】煎汤，15～30g。

【宜忌】不宜多食。

3. 鲩鱼胆　为鲤科草鱼属动物草鱼的胆囊。

【性味归经】味苦，性寒；有毒。

【功能】清热利咽明目，祛痰止咳。

【主治】咽喉肿痛，目赤肿痛，咳嗽痰多。

【用法用量】入丸、散，1.5～2g。

【宜忌】肝肾功能不全者禁服。

4. 银鱼　为银鱼科短吻银鱼属动物太湖新银鱼的全体。

【别名】王鱼、银条鱼。

【性味归经】味甘，性平。归脾、胃、肺经。

【功能】补虚，润肺，健脾。

【主治】营养不良，肺虚咳嗽，脾虚泄泻，小儿疳积。

【用法用量】煎汤，30～90g。

【宜忌】不可多食，动湿生疮。

5. 海参　为刺参科刺参属动物刺参、绿刺参、花刺参（去内脏）的全体。

【别名】辽参、海男子。

【性味归经】味甘、咸，性平。归肾、肺经。

【功能】补肾益精，养血润燥，止血。

【主治】精血亏虚，虚弱劳怯，阳痿，梦遗，小便频数，肠燥便秘，肺虚咳嗽、咯血，肠风便血，外伤出血。

【用法用量】煎汤煮食，15～30g；入丸、散，9～15g。

【宜忌】脾虚不运、外邪未尽者禁服。

6. 鲍鱼　为鲍科鲍属动物杂色鲍、皱纹盘鲍、耳鲍、羊鲍的肉。

【别名】鲍鱼。

【性味归经】味甘、咸，性平。

【功能】滋阴清热，益精明目，调经润肠。

【主治】劳热骨蒸，咳嗽，青盲内障，月经不调，带下，肾虚小便频数，大便燥结。

【用法用量】煮食或煎汤，适量。

【宜忌】本品体坚难化，脾弱者饮汁为宜。

（七）水果

1. 橙皮　为芸香科柑橘属植物甜橙的果皮。

【别名】理皮。

【性味归经】味辛、苦，性温。归脾、胃、肺经。

【功能】行气健脾，降逆化痰。

【主治】脾胃气滞之脘腹胀满，恶心呕吐，食欲不振，痰壅气逆之咳嗽痰多，胸膈满闷之梅核气。

【用法用量】煎汤，3~10g；或研末。

【宜忌】胃热而唾血者忌用。

2. 橘红 为芸香科柑橘属植物橘及其栽培变种的外层果皮。

【别名】芸皮。

【性味归经】味辛、苦，性温。归肺、脾经。

【功能】散寒燥湿，理气化痰，宽中健胃。

【主治】风寒咳嗽，痰多气逆，恶心呕吐，胸脘痞胀。

【用法用量】煎汤，3~9g；或入丸、散。

【宜忌】阴虚燥咳及久嗽气虚者禁服。

3. 金橘 为芸香科金橘属植物金橘、金弹、金柑的果实。

【别名】卢橘。

【性味归经】味甘、微酸、辛，性温。归肝、脾、胃经。

【功能】理气，解郁，化痰，醒酒。

【主治】胸闷郁结，脘腹痞满，食滞纳呆，咳嗽痰多，酒伤口渴。

【用法用量】煎汤，3~9g；鲜品，15~30g；或捣汁饮；或泡茶；或嚼服。

4. 山橘 为芸香科金橘属植物山橘的果实。

【性味归经】味辛、酸、甘，性温。

【功能】行气宽中，止咳化痰。

【主治】胃气痛，食积胀满，疝气，风寒咳嗽，冷哮。

【用法用量】煎汤，9~15g。

5. 沙棘 为胡颓子科沙棘属植物中国沙棘和云南沙棘的果实。

【别名】醋柳果等。

【性味归经】味酸、涩，性温。

【功能】止咳化痰，健胃消食，活血散瘀。

【主治】咳嗽痰多，肺脓肿，消化不良，食积腹痛，胃痛，肠炎，闭经，跌打瘀肿。

【用法用量】煎汤，3~9g；或入丸、散。

6. 柚根 为芸香科柑橘属植物柚的根。

【性味归经】味辛、苦，性温。

【功能】理气止痛，散风寒。

【主治】胃脘胀痛，疝气疼痛，风寒咳嗽。

【用法用量】煎汤，9~15g。

7. 樱桃枝 为蔷薇科樱属植物樱桃的枝条。

【别名】樱桃梗。

【性味归经】味辛、甘，性温。

【功能】温中行气，止咳，祛斑。

【主治】胃寒脘痛，咳嗽，雀斑。

【用法用量】煎汤，3～10g。

8. 杧果　为漆树科杧果属植物杧果的果实。

【别名】芒果等。

【性味归经】味甘、酸，性微寒。

【功能】益胃，生津，止呕，止咳。

【主治】口渴，呕吐，食少，咳嗽。

【用法用量】适量，作食品。

【宜忌】动风气，天行病后及饱食后俱不可食之，又不可与大蒜辛物同食，令人患黄病。

9. 棠梨　为蔷薇科梨属植物杜梨的果实。

【别名】野梨等。

【性味归经】味酸、甘、涩，性寒。归肺、胃、大肠经。

【功能】涩肠，敛肺，消食。

【主治】泻痢，咳嗽，食积。

【用法用量】煎汤，15～30g。

10. 阳桃　为酢浆草科阳桃属植物阳桃的果实。

【别名】杨桃等。

【性味归经】味酸、甘，性寒。

【功能】清热，生津，利尿，解毒。

【主治】风热咳嗽，咽痛，烦渴，石淋，口糜，牙痛，疟母，酒毒。

【用法用量】煎汤，30～60g；鲜果生食，或捣汁饮。

【宜忌】脾胃虚寒忌服。

11. 梨　为蔷薇科梨属植物白梨、沙梨、秋子梨等的果实。

【别名】快果、果宗、玉乳、蜜父。

【性味归经】味甘、微酸，性凉。归肺、胃经。

【功能】润燥，生津，清热，化痰。

【主治】肺燥咳嗽，热病津伤烦渴，消渴，痰热惊狂，噎膈，目赤翳障，烫火伤。

【用法用量】煎汤，15～30g；或生食，1～2枚；或捣汁；或蒸服；或熬膏。

【宜忌】脾虚便溏、肺寒咳嗽、产妇慎服。

12. 梨皮　为蔷薇科梨属植物白梨、沙梨、秋子梨等的果皮。

【性味归经】味甘、涩，性凉。

【功能】润肺，生津，清热。

【主治】肺燥咳嗽，暑热烦渴，吐血，发背，疔疮。

【用法用量】煎汤，9～15g；鲜品，30～60g。

13. 小石仙桃　详见本章第一节。

14. 沙果　为杜鹃花科白珠树属植物红粉白珠的根、果或全株。

【别名】枝热等。

【性味归经】味辛、甘，性凉。

【功能】祛风湿，止咳平喘。

【主治】风湿痹痛，咳嗽气喘，胸膜炎。

【用法用量】煎汤，6～15g；或泡酒。

15. 枇杷　为蔷薇科枇杷属植物枇杷的果实。

【性味归经】味甘、酸，性凉。归肺、脾经。

【功能】润肺，下气，止渴。

【主治】肺燥咳嗽，吐逆，烦渴。

【用法用量】生食或煎汤，30～60g。

【宜忌】不宜多食。

16. 矮杨梅果　为杨梅科杨梅属植物云南杨梅的果实。

【别名】杨梅果。

【性味归经】味酸，性凉。

【功能】涩肠止泻，敛肺止咳。

【主治】泄泻，痢疾，便血，咳嗽。

【用法用量】煎汤，9～15g。

17. 槟榔花　为棕榈科槟榔属植物槟榔的雄花蕾。

【性味归经】味淡，性凉。

【功能】健胃，止渴，止咳。

【主治】口渴，咳嗽。

【用法用量】煎汤，3～10g；或炖肉。

18. 罗汉果　为葫芦科罗汉果属植物罗汉果的果实。

【别名】拉汉果。

【性味归经】味甘，性凉。归肺、脾经。

【功能】清肺，化痰，止咳，润肠。

【主治】痰火咳嗽，百日咳，咽喉炎，扁桃体炎，急性胃炎，便秘。

【用法用量】煎汤，15～30g；或炖肉；或开水泡。

【宜忌】脾胃虚寒者忌服。

19. 野草莓　详见本章第一节。

20. 花楸果　为蔷薇科花楸属植物花楸树的果实。

【性味归经】味甘、苦，性平。归肺、脾经。

【功能】止咳化痰，健脾利水。

【主治】咳嗽，哮喘，脾虚浮肿，胃炎。

【用法用量】煎汤，30～60g。

21. 杧果核　为漆树科杧果属植物杧果的果核。

【性味归经】味酸、涩，性平。

【功能】健胃消食，化痰行气。

【主治】饮食积滞，食欲不振，咳嗽，疝气，睾丸炎。

【用法用量】煎汤，6～12g；或研末。

22. 榠楂 为蔷薇科木瓜属植物光皮木瓜的果实。

【别名】木李、木梨、土木瓜等。

【性味归经】味酸、涩，性平。归胃、肝、肺经。

【功能】和胃舒筋，消痰止咳。

【主治】吐泻转筋，风湿痹痛，咳嗽痰多，泄泻，痢疾，跌仆伤痛，脚气水肿。

【用法用量】煎汤，3～10g。

【宜忌】多食损齿。

23. 樱桃叶 为蔷薇科樱属植物樱桃的叶。

【性味归经】味甘，性平。

【功能】温中健脾，止咳止血，解毒杀虫。

【主治】胃寒食积，腹泻，咳嗽，吐血，疮疡肿痛。

【用法用量】煎汤，15～30g；或捣汁。

24. 橄榄 为橄榄科橄榄属植物橄榄的果实。

【别名】橄榄子。

【性味归经】味甘、酸、涩，性平。归肺、胃经。

【功能】清肺利咽，止渴生津，解毒。

【主治】咳嗽痰血，咽喉肿痛，暑热烦渴，醉酒，鱼蟹中毒。

【用法用量】煎汤，6～12g；或熬膏，或入丸剂。

【宜忌】表证初起者慎用。

25. 葡萄 为葡萄科葡萄属植物葡萄的果实。

【别名】菩提子、索索葡萄等。

【性味归经】味甘、酸，性平。归肺、脾、肾经。

【功能】补气血，舒筋络，利小便。

【主治】气血虚弱，肺虚咳嗽，心悸盗汗，烦渴，风湿痹痛，淋病，水肿，痘疹不透。

【用法用量】煎汤，15～30g；或捣汁；或熬膏；或浸酒。

【宜忌】阴虚内热、胃肠实热或痰热内蕴者慎服。

（八）其他

1. 鸡蛋参 为桔梗科党参属植物鸡蛋参和松叶鸡蛋参的根。

【别名】鸡嗦子等。

【性味归经】味甘、微苦，性微温。

【功能】补气养血，润肺生津。

【主治】贫血，自汗，乳汁稀少，肺虚咳嗽，神经衰弱，疝气。

【用法用量】煎汤，15～30g；或炖肉服。

2. 天山花楸 为蔷薇科花楸属植物天山花楸的嫩枝或果实。

【别名】花楸。

【性味归经】味甘、苦，性凉。

【功能】清肺止咳，补脾生津。

【主治】肺痨，哮喘，咳嗽，胃痛及维生素缺乏症。

【用法用量】煎汤，果实 30～60g；嫩枝 9～15g。

3. 水百合 详见本章第一节。

4. 白砂糖 为禾本科甘蔗属植物甘蔗的茎中汁液，经精制而成的乳白色结晶体。

【别名】石蜜等。

【性味归经】味甘，性平。归脾、肺经。

【功能】和中缓急，生津润燥。

【主治】中虚腹痛，口干燥渴，肺燥咳嗽。

【用法用量】入汤和化，10～15g。

【宜忌】中满者勿服，多食助热，损齿生虫。

5. 冰糖 为禾本科甘蔗属植物甘蔗的茎中汁液，制成白砂糖后再煎炼而成的冰块状结晶。

【性味归经】味甘，性平。归脾、肺经。

【功能】补中和胃，润肺止咳。

【主治】脾胃气虚，肺燥咳嗽，或痰中带血。

【用法用量】入汤，10～15g；含化或入丸、膏剂。

6. 芦根 为禾本科植物芦苇的根茎。

【别名】甜梗子等。

【性味归经】味甘，性寒。归肺、胃、膀胱经。

【功能】清热除烦，透疹解毒。

【主治】热病烦渴，胃热呕哕，肺热咳嗽，肺痈吐脓，热淋，麻疹，解河豚毒。

【用法用量】煎汤，15～30g；鲜品，60～120g；或鲜品捣汁。

【宜忌】脾胃虚寒者慎服。

7. 芦茎 为禾本科芦苇属植物芦苇的嫩茎。

【别名】苇茎等。

【性味归经】味甘，性寒。归心、肺经。

【功能】清肺解毒，止咳排脓。

【主治】肺痈吐脓，肺热咳嗽，痈疽。

【用法用量】煎汤，15～30g；鲜品可用至 60～120g。

8. 余甘子 详见本章第一节。

9. 沙参 为桔梗科沙参属植物沙参、杏叶沙参、轮叶沙参及其同属数种植物的根。

【别名】知母等。

【性味归经】味甘、微苦，性微寒。归肺、胃经。

【功能】养阴清热，润肺化痰，益胃生津。

【主治】阴虚久咳，痨嗽痰血，燥咳痰少，虚热喉痹，津伤口渴。

【用法用量】煎汤，10~15g；鲜品，15~30g；或入丸、散。

【宜忌】风寒咳嗽禁服。

10. 参须　为五加科人参属植物人参的细枝根。

【性味归经】味甘、苦，性平。归肺、胃经。

【功能】益气，生津，止渴。

【主治】咳嗽吐血，口渴，呕逆。

【用法用量】煎汤，食用量1天≤3g；或泡茶。

11. 饴糖　为用高粱、米、大麦、小麦、粟、玉米等含淀粉质的粮食为原料，经发酵糖化制成的食品。

【别名】软糖等。

【性味归经】味甘，性温。归脾、胃、肺经。

【功能】缓中，补虚，生津，润燥。

【主治】劳倦伤脾，里急腹痛，肺燥咳嗽，吐血，口渴，咽痛，便秘。

【用法用量】烊化冲入汤药中，30~60g；熬膏或入丸剂。

【宜忌】湿热内郁、中满吐逆者禁服。

12. 酥　为牛乳或羊乳经提炼而成的酥油。

【别名】酥油等。

【性味归经】味甘，性微寒。归脾、肺、大肠经。

【功能】养阴清热，益气和血。

【主治】阴虚劳热，肺痿咳嗽，失声，吐血，消渴，便秘，疮肿。

【用法用量】溶化，15~30g；或入膏、丸。

【宜忌】脾胃虚滑者禁用。

13. 湖北贝母　详见本章第一节。

14. 燕窝　为雨燕科金丝燕属动物金丝燕的唾液与绒羽等混合凝结所筑成的巢窝。

【别名】燕菜窝。

【性味归经】味甘，性平。归肺、胃、肾经。

【功能】养阴润燥，益气补中，化痰止咳。

【主治】疾病虚劳，肺痨咳嗽，咳喘，咯血，吐血，久痢，久疟，噎膈反胃，体弱遗精，小便频数。

【用法用量】绢包，煎汤或蒸服5~10g；或入膏剂。

【宜忌】湿痰停滞及有表邪者慎服。

三、推荐食方

1. 杏仁粉

【方剂来源】《北京市中药成方选集》。

【组成】白米八百两，甜杏仁（去皮）四百八十两。

【用法】先将白米轧面，蒸熟，再轧面，将杏仁串入，再加白糖六百四十两，混合均匀，每包重一两六钱，纸袋封用。每袋分两次，热开水冲服。

【适应证】脾胃不和，饮食无味，胸膈堵闷，咳嗽痰盛。

2. 杏桃粥

【方剂来源】《济众新编》。

【组成】杏仁（泡，去皮尖，水沉去毒）、胡桃肉（去皮）各等份。

【用法】上药捣磨作屑，和水下筛，取汁煮，入粳米粉少许，做粥。调清蜜，任食之。

【适应证】通经脉，润血脉，令肥健，止咳嗽，聪耳目。

3. 杏仁萝卜子丸

【方剂来源】方出《丹溪心法》卷二，名见《景岳全书》卷五十四。

【组成】杏仁（去皮尖）、萝卜子各半两。

【用法】上为末，粥为丸服。

【适应证】气壅痰盛咳嗽。

第三节　哮证

哮证又称哮病，是以喉中哮鸣有声，呼吸困难，甚则喘息不能平卧为主症的反复发作性肺系疾病。后世医家鉴于哮必兼喘，故又称哮喘，而喘未必兼哮，为与喘证区分，故定名为哮证、哮病。哮病的发生机理为痰伏于肺。伏痰主要由于脏腑功能失调，肺不能布散津液，脾不能运化精微，肾不能蒸化水液，以致津液凝聚成痰，伏藏于肺，成为发病的"夙根"。每因外感、饮食、情志、劳倦等诱因引动而触发，致痰阻气道，肺气上逆，气道挛急。

西医学中的支气管哮喘属于本病范畴，可参照本病辨证施食；喘息性支气管炎、嗜酸粒细胞增多症（或其他急性肺部过敏性疾患）引起的哮喘也可参照本病辨证施食。

一、辨证分型

（一）发作期

1. 寒哮　呼吸急促，喉中哮鸣有声，胸膈满闷如塞；咳不甚，痰稀薄色白，咳吐不爽，面色晦滞带青，口不渴或渴喜热饮，天冷或受寒易发，形寒畏冷；初起多兼恶寒、发热、头痛等表证；舌苔白滑，脉弦紧或浮紧。饮食以宣肺散寒、化痰平喘为主。

2. 热哮　气粗息涌，咳呛阵作，喉中哮鸣，胸高胁胀，烦闷不安；汗出口渴喜饮，面赤口苦，咳痰色黄或色白，黏浊稠厚，咳吐不利，不恶寒；舌质红，苔黄腻，脉滑数或弦滑。饮食以清热宣肺、化痰定喘为主。

（二）缓解期

1. 肺虚证　喘促气短，语声低微，面色㿠白，自汗畏风；咳痰清稀色白，多因气候变化而诱发，发前喷嚏频作，鼻塞流清涕；舌淡苔白，脉细弱或虚大。饮食以补肺益气为主。

2. 脾虚证 倦怠无力，食少便溏，面色萎黄无华；痰多而黏，咳吐不爽，胸脘满闷，恶心纳呆；或食油腻易腹泻，每因饮食不当而诱发；舌质淡，苔白滑或腻，脉细弱。饮食以健脾益气为主。

3. 肾虚证 平素息促气短，动则为甚，呼多吸少；咳痰质黏起沫，脑转耳鸣，腰酸腿软，心慌，不耐劳累；或五心烦热，颧红，口干；或畏寒肢冷，面色苍白；舌淡苔白质胖，或舌红少苔，脉沉细或细数。饮食以补肾纳气为主。

二、推荐食材

（一）菜类

1. 南瓜 为葫芦科南瓜属植物南瓜的果实。

【别名】麦瓜。

【性味归经】味甘，性平。归肺、脾、胃经。

【功能】解毒消肿。

【主治】肺痈，哮证，痈肿，烫伤，毒蜂蜇伤。

【用法用量】适量，蒸煮或生捣汁。

【宜忌】气滞湿阻者禁服。

2. 松橄榄 为多孔菌科隐孔菌属真菌隐孔菌的子实体。

【别名】树疙瘩等。

【性味归经】味微苦，性平。

【功能】止咳，平喘，解毒。

【主治】支气管炎，哮喘，痔疮。

【用法用量】煎汤，6~10g。

（二）干果

梧桐子 为梧桐科梧桐属植物梧桐的种子。

【别名】凤眼果、红花果、瓢儿果。

【性味归经】味甘，性平。归脾、肺、肾经。

【功能】健脾消食，益肺固肾，止血。

【主治】伤食腹痛腹泻，哮喘，疝气，须发早白，鼻衄。

【用法用量】煎汤，3~9g；或研末，2~3g。

【宜忌】炒作果，动风气；多食令人耳聋，素有耳病者不宜入口；生食无益；咳嗽痰多者勿食用。

（三）谷物

1. 绿豆 为豆科豇豆属植物绿豆的种子。

【别名】青小豆。

【性味归经】味甘，性寒。归心、肝、胃经。

【功能】清热，消暑，利水，解毒。

【主治】暑热烦渴，感冒发热，霍乱吐泻，痰热哮喘，头痛目赤，口舌生疮，水肿尿少，疮疡痈肿，风疹丹毒，药物及食物中毒。

【用法用量】煎汤，15~30g；大剂量可用120g；或研末；或生研绞汁。

【宜忌】药用不可去皮，脾胃虚寒滑泄者慎服。

2. 豆浆　详见本章第二节。

（四）肉禽类

1. 豚卵　为猪科猪属动物猪的睾丸。

【别名】豚颠、猪石子。

【性味归经】味甘、咸，性温。归肾经。

【功能】温肾纳气，散寒止痛。

【主治】哮喘，少腹急痛，疝气痛，阴茎痛，癃闭。

【用法用量】煮食或煎汤两个。

2. 猪胆　详见本章第二节。

（五）水产品

1. 塘虱鱼　为胡子鲇科胡子鲇属动物胡子鲇的肉。

【别名】角鱼、暗钉鱼等。

【性味归经】味甘，性平。

【功能】益肾，调中，养血，止血。

【主治】久病体虚，腰膝酸痛，小儿疳积，哮喘，衄血，倒经。

【用法用量】煮食，100～200g。

2. 刺鲀皮　为刺鲀科短刺鲀属动物短刺鲀、六斑刺鲀、九斑刺鲀的皮。

【别名】龟鱼皮。

【性味归经】味咸，性平。

【功能】补肾，益肺，养肝。

【主治】老年寒咳，哮喘，遗精，遗尿，神经衰弱，浮肿。

【用法用量】适量，干皮水煮软后去刺，加冰糖炖，或与猪脚、猪肉炖。

【宜忌】内脏及生殖腺有毒，渔人认为六斑刺鲀的肉也有毒，均不可食用。

（六）水果

1. 山橘　详见本章第二节。

2. 花楸果　详见本章第二节。

（七）其他

1. 蜂乳　为蜜蜂科蜜蜂属动物中华蜜蜂等的工蜂咽腺及咽后腺分泌的乳白色胶状物。

【别名】蜂王浆等。

【性味归经】味酸、甘，性平。

【功能】滋补强壮，益肝健脾。

【主治】病后虚弱，小儿营养不良，年老体衰，传染性肝炎，高血压，风湿性关节炎，十二指肠溃疡，支气管哮喘，糖尿病，血液病，精神病，子宫功能性出血，月经不调，功能性不孕症及秃发等。

【用法用量】温开水冲，50～200mg。

【宜忌】湿热泻痢者禁服，孕妇慎服。

2. 蚱蜢　为蝗科飞蝗属动物飞蝗、稻蝗属动物中华稻蝗、尖头蚱蜢属动物稻叶大剑角蝗等多种昆虫的成虫。

【性味归经】味辛、甘，性温。归肺、肝、脾经。

【功能】祛风解痉，止咳平喘。

【主治】小儿惊风，破伤风，百日咳，哮喘。

【用法用量】煎汤，5~10只；研末，1.5~3g。

3. 天山花楸　详见本章第二节。

4. 椒目　为芸香科花椒属植物花椒或青椒的种子。

【别名】川椒目。

【性味归经】味苦、辛，性温；有小毒。归脾、肺、膀胱经。

【功能】利水消肿，祛痰平喘。

【主治】水肿胀满，哮喘。

【用法用量】煎汤，2~5g；研末，1.5g；或制成丸、片、胶囊。

【宜忌】不宜久服。

三、推荐食方

1. 虚哮汤

【方剂来源】《仙拈集》卷一引《汇编》。

【组成】麦冬三两，桔梗三钱，甘草二钱。

【用法】水煎服，一剂即愈。不必加去痰之药，加则不效矣。

【适应证】热哮，伤热伤暑而发，并盐哮、酒哮。

2. 椒蟾散

【方剂来源】《证治宝鉴》。

【组成】胡椒四十九粒。

【用法】上药入活蛤蟆腹中，盐泥固，煅存性。卧时分5次好酒调服。

【适应证】哮证遇冷即发，属中外皆寒者。

第四节　喘证

喘证是以呼吸困难，甚至张口抬肩，鼻翼扇动，不能平卧为特征的病证。喘证的症状轻重不一，轻者仅表现为呼吸困难，不能平卧；重者稍动则喘息不已，甚则张口抬肩，鼻翼扇动；严重者，喘促持续不解，烦躁不安，面青唇紫，肢冷，汗出如珠，脉浮大无根，发为喘脱。喘证常由多种疾患引起，病因复杂，既有外感，又有内伤。外感为六淫外邪侵袭肺系；内伤为痰浊内蕴、情志失调、久病劳倦等，致使肺气上逆，宣降失职，或气无所主，肾失摄纳而成。

西医学中的肺炎、慢性阻塞性肺疾病、肺源性心脏病、心源性哮喘等属于本病范畴，可参照本病辨证施食；肺结核、矽肺等发生呼吸困难时，也可参照本病辨证施食。

一、辨证分型

（一）实喘

1. 风寒犯肺　喘息咳逆，呼吸急促，胸部胀闷；痰多色白清稀，恶寒无汗，头痛鼻塞；或有发热，口不渴；舌苔薄白而滑，脉浮紧。饮食以宣肺散寒为主。

2. 表寒肺热　喘逆上气，息粗鼻煽，胸胀或痛；咳而不爽，吐痰稠黏，伴形寒，身热，烦闷，身痛；有汗或无汗，口渴；舌苔薄白或罩黄，舌边红，脉浮数或滑。饮食以解表清里、化痰平喘为主。

3. 痰热郁肺　喘咳气涌，胸部胀痛，痰多质黏色黄或夹血痰；伴胸中烦闷，身热有汗，口渴而喜冷饮；面赤咽干，尿赤便秘；舌质红，苔黄腻，脉滑数。饮食以清热化痰、宣肺平喘为主。

4. 痰浊阻肺　喘咳痰鸣，胸中满闷，甚则胸盈仰息；痰多黏腻色白，咳吐不利；呕恶纳呆，口黏不渴；舌质淡，苔白腻，脉滑或濡。饮食以祛痰降逆、宣肺平喘为主。

5. 肝气乘肺　每遇情志刺激而诱发，突然呼吸短促，息粗气憋；胸胁闷痛，咽中如窒，但喉中痰鸣不著；平素多忧思抑郁，或失眠，心悸；或心烦易怒，面红目赤；舌质红，苔薄白或黄，脉弦。饮食以开郁降气平喘为主。

6. 水凌心肺　喘咳气逆，倚息难于平卧，咳痰稀白，心悸，全身浮肿，尿少；怯寒肢冷，面色瘀暗，唇甲青紫；舌淡胖或胖暗，或有瘀斑、瘀点，舌下青筋显露，苔白滑，脉沉细或涩。饮食以温阳利水、泻肺平喘为主。

（二）虚喘

1. 肺虚证　喘促短气，气怯声低，喉有鼾声；咳声低弱，痰吐稀薄，自汗畏风；或咳呛，痰少质黏，烦热口干，咽喉不利，面颧潮红；舌淡红，或舌红少苔，脉软弱或细数。饮食以补肺益气为主。

2. 肾虚证　喘促日久，动则喘甚，呼多吸少，气不得续；形瘦神惫，跗肿，汗出肢冷，面青唇紫；或见喘咳，面红烦躁，口咽干燥，足冷，汗出如油；舌淡苔白或黑润，或舌红少津，脉沉弱或细数。饮食以补肾纳气为主。

3. 喘脱证　喘逆剧甚，张口抬肩，鼻翼煽动，不能平卧，稍动则咳喘欲绝；或有痰鸣，心悸烦躁，四肢厥冷，面青唇紫，汗出如珠；脉浮大无根，或脉微欲绝。饮食以扶阳固脱、镇摄肾气为主。

二、推荐食材

（一）菜类

1. 水茴香　详见本章第二节。

2. 石蒜　为石蒜科石蒜属植物石蒜或中国石蒜的鳞茎。

【别名】乌蒜等。

【性味归经】味辛、甘，性温；有毒。

【功能】祛痰催吐，解毒散结。

【主治】喉风，乳蛾，痰喘，食物中毒，胸腹积水，疔疮肿毒。

【用法用量】煎汤或捣汁敷、绞汁涂、煎水洗。

【宜忌】破皮后不能敷，小孩忌用。

3. 韭菜　为百合科葱属植物韭的叶。

【别名】壮阳草。

【性味归经】味辛，性温。归肾、胃、肺、肝经。

【功能】补肾，温中，散瘀，解毒。

【主治】肾虚阳痿，里寒腹痛，噎膈反胃，胸痹疼痛，气喘，衄血，吐血，尿血，痢疾，痔疮，乳痈，痈疮肿毒，疥疮，漆疮，跌打损伤。

【用法用量】捣汁，60~120g；或煮粥，炒熟，做羹。

【宜忌】阴虚内热及疮疡、目疾患者慎食。

4. 紫苏子　详见本章第二节。

5. 冬瓜　为葫芦科冬瓜属植物冬瓜的果实。

【别名】白瓜等。

【性味归经】味甘、淡，性微寒。归肺、大肠、小肠、膀胱经。

【功能】利尿，清热，化痰，生津，解毒。

【主治】水肿胀满，淋证，脚气，痰喘，暑热烦闷，消渴，痈肿痔漏；解丹石毒、鱼毒、酒毒。

【用法用量】煎汤，60~120g；或煨熟；或捣汁。

【宜忌】脾胃虚寒者不宜过食。

6. 黄药子　为薯蓣科薯蓣属植物黄独的块茎。

【别名】黄药、山慈菇、黄独根等。

【性味归经】味苦，性寒；有小毒。归肺、肝经。

【功能】散结消瘿，清热解毒，凉血止血。

【主治】瘿瘤，喉痹，痈肿疮毒，毒蛇咬伤，肿瘤，吐血，衄血，咯血，百日咳，肺热咳喘。

【用法用量】煎汤，3~9g；或浸酒；研末，1~2g。

【宜忌】内服剂量不宜过大。

7. 丝瓜　为葫芦科丝瓜属植物丝瓜的鲜嫩果实，或霜后干枯的老熟果实（天骷髅）。

【别名】天丝瓜等。

【性味归经】味甘，性凉。归肺、肝、胃、大肠经。

【功能】清热解毒，凉血通络。

【主治】痘疮，热病身热烦渴，咳嗽痰喘，喉风，肠风下血，痔疮出血，血淋，崩漏，疮毒脓疱，手足冻疮，热痹，乳汁不通，无名肿毒，水肿。

【用法用量】煎汤，9~15g；鲜品，60~120g；或烧存性为散，每次3~9g。

【宜忌】脾胃虚寒或肾阳虚弱者不宜多食。

8. 莱菔子　为十字花科莱菔属植物莱菔的成熟种子。

【别名】萝卜子、芦菔子。

【性味归经】味辛、甘，性平。归脾、胃、肺、大肠经。

【功能】消食导滞，降气化痰。

【主治】食积气滞，脘腹胀满，腹泻，下痢后重，咳嗽多痰，气逆喘满。

【用法用量】煎汤，5~10g；或入丸、散，宜炒用。

【宜忌】无食积痰滞及中气虚弱者慎服。

9. 桃南瓜　为葫芦科南瓜属植物红南瓜的果实。

【别名】金瓜、鼎足瓜、看瓜、吊瓜、北瓜。

【性味归经】味甘、微苦，性平。

【功能】止咳，平喘。

【主治】咳嗽气喘。

【用法用量】60~500g，加蜜、糖蒸食。

10. 山药　为薯蓣科薯蓣属植物山药的块茎。

【别名】山芋、薯药等。

【性味归经】味甘，性平。归脾、肺、肾经。

【功能】补脾，养肺，固肾，益精。

【主治】脾虚泄泻，食少浮肿，肺虚咳喘，消渴，遗精，带下，肾虚尿频。外用治痈肿，瘰疬。

【用法用量】煎汤，15~30g，大剂量60~250g；或入丸、散。补阴益肺宜生用，健脾止泻宜炒黄用。

【宜忌】湿盛中满或有实邪、积滞者禁服。

11. 胡萝卜　为伞形科胡萝卜属植物胡萝卜的根。

【别名】红萝卜。

【性味归经】味甘、辛，性平。归脾、肝、肺经。

【功能】健脾和中，滋肝明目，化痰止咳，清热解毒。

【主治】脾虚食少，体虚乏力，脘腹痛，泻痢，视物昏花，雀目，咳喘，咽喉肿痛，麻疹，水痘，疖肿，烫火伤，痔漏。

【用法用量】煎汤，30~120g；或生吃；或捣汁；或煮食。

【宜忌】宜熟食，多食损肝难消，生食伤胃。

12. 白猪孔鼻　为三白草科裸蒴属植物白苞裸蒴的全草。

【别名】白侧耳等。

【性味归经】味苦，性微温。

【功能】清热，解毒，祛暑，利水。

【主治】肺痈咳嗽气喘，白带，小便胀闭等。

【用法用量】煎汤，鲜品15~30g；干品9g；或炖肉服。

13. 松橄榄　详见本章第三节。

14. 山梗菜　详见本章第一节。

15. 芥子　为十字花科芸薹属植物芥菜及油芥菜的种子。

【别名】青菜子。

【性味归经】味辛，性热；有小毒。归胃、肺经。

【功能】温中散寒，豁痰开窍，通络消肿。

【主治】胃寒呕吐，心腹冷痛，咳喘痰多，口噤，耳聋，喉痹，风湿痹痛，肢体麻木，妇人经闭，痈肿，瘰疬。

【用法用量】煎汤，3~9g；或入丸、散。

【宜忌】肺虚咳嗽、阴虚火旺者忌服。

（二）干果

1. 杏仁 详见本章第二节。

2. 胡桃仁 为胡桃科核桃属植物胡桃的种仁。

【别名】核桃仁。

【性味归经】味甘、涩，性温。归肾、肝、肺经。

【功能】补肾益精，温肺定喘，润肠通便。

【主治】腰痛脚弱，尿频，遗尿，阳痿，遗精，久咳喘促，肠燥便秘，石淋及疮疡瘰疬。

【用法用量】煎汤，9~15g；单味嚼服，10~30g；或入丸、散。

【宜忌】痰火积热、阴虚火旺、大便溏泻者禁服，不可与浓茶同服。

3. 诃子 为使君子科榄仁树属植物诃子和微毛诃子的果实。

【别名】随风子等。

【性味归经】味苦、酸、涩，性平。归肺、大肠、胃经。

【功能】涩肠下气，敛肺利咽。

【主治】久泻久痢，脱肛，喘咳痰嗽，久咳失声。

【用法用量】煎汤，3~6g；或入丸、散。敛肺清火宜生用，涩肠止泻宜煨用。

【宜忌】外邪未解，内有湿热积滞者慎服。

4. 梧桐子 详见本章第三节。

（三）花、茶类

1. 沙枣花 为胡颓子科胡颓子属植物沙枣的花。

【性味归经】味甘、涩，性温。

【功能】止咳，平喘。

【主治】慢性支气管炎。

【用法用量】煎汤，3~6g；或入丸、散。

2. 夜合花 为木兰科木兰属植物夜合花的花。

【别名】合欢花等。

【性味归经】味辛，性温。

【功能】行气祛瘀，止咳止带。

【主治】胁肋胀痛，乳房胀痛，疝气痛，癥瘕，跌打损伤，失眠，咳嗽气喘，白带过多。

【用法用量】煎汤，3~9g。

3. 冰草 详见本章第一节。

4. 泡桐果 为玄参科泡桐属植物泡桐或毛泡桐的果实。

【性味归经】味苦，性微寒。归肝、胃经。

【功能】化痰，止咳，平喘。

【主治】慢性支气管炎，咳嗽咳痰。

【用法用量】煎汤，15～30g。

5. 柳叶　为杨柳科柳属植物垂柳的叶。

【性味归经】味苦，性寒。归肺、肾、心经。

【功能】清热，解毒，利尿，平肝，止痛，透疹。

【主治】咳喘，热淋，石淋，白浊，高血压病，痈疽肿毒，烫火伤，关节肿痛，牙痛，痧疹，皮肤瘙痒。

【用法用量】煎汤，15～30g；鲜品，30～60g。

6. 茶子　为山茶科植物茶的果实。

【别名】茶实。

【性味归经】味苦，性寒；有毒。

【功能】降火消痰平喘。

【主治】痰热喘咳，头脑鸣响。

【用法用量】0.5～1.5g，或入丸、散。

7. 茶叶　详见本章第一节。

（四）肉禽类

1. 凤凰衣　为雉科雉属动物家鸡卵孵鸡后蛋壳内的卵膜。

【别名】鸡卵中白皮。

【性味归经】味甘、淡，性平。

【功能】养阴清肺，敛疮，清翳，接骨。

【主治】久咳气喘，咽痛失声，淋巴结核，溃疡不敛，目生翳障，头目眩晕，创伤骨折。

【宜忌】脾胃虚弱、有湿滞者慎用。

2. 羊肺　详见本章第二节。

3. 猪胰　详见本章第二节。

4. 牛肺　详见本章第二节。

（五）水产品

1. 青蛙胆　为蛙科蛙属动物黑斑蛙或金线蛙的胆汁。

【性味归经】味苦，性寒。

【功能】清热解毒。

【主治】麻疹咳喘，咽喉糜烂，白喉。

【用法用量】吞服，1～2个。

2. 花鱼　为鲤科条鳅属动物黑斑条鳅的肉。

【性味归经】味甘，性平。

【功能】补肺肾，益精，止嗽。

【主治】咳喘气短，神疲乏力。

【用法用量】煮食，适量；或煅研为末。

（六）水果

1. 柚皮 为芸香科柑橘属植物柚的果皮。

【别名】柚子皮。

【性味归经】味辛、甘、苦，性温。归脾、肺、肾经。

【功能】宽中理气，消食，化痰，止咳平喘。

【主治】气郁胸闷，脘腹冷痛，食积，泻痢，咳喘，疝气。

【用法用量】煎汤，6~9g；或入散剂。

【宜忌】孕妇及气虚者忌用。

2. 柠檬叶 为芸香科柑橘属植物黎檬或柠檬的叶。

【性味归经】味辛、甘、微苦，性微温。

【功能】化痰止咳，理气和胃，止泻。

【主治】咳喘痰多，气滞腹胀，泄泻。

【用法用量】煎汤，9~15g。

3. 橘饼 为芸香科柑橘属植物橘及其栽培变种的成熟果实，用蜜糖渍制而成。

【性味归经】味甘、辛，性温。归脾、肺经。

【功能】宽中下气，消积化痰。

【主治】饮食积滞，泻痢，胸膈满闷，咳喘。

【用法用量】煎汤，1~2个；或生食。

4. 柿叶 为柿科柿树属植物柿的叶。

【性味归经】味苦，性寒。归肺经。

【功能】止渴定喘，生津，止血。

【主治】咳喘，消渴及各种内出血，臁疮。

【用法用量】煎汤，3~9g；或泡茶。

5. 沙果 详见本章第二节。

6. 金背枇杷叶 为杜鹃花科杜鹃花属植物陇蜀杜鹃的叶。

【性味归经】味辛、苦，性凉；有毒。

【功能】清肺，止咳，化痰。

【主治】肺热咳喘。

【用法用量】煎汤，1~6g；或代茶饮。

【宜忌】本品有毒，内服慎用。

7. 花楸果 详见本章第二节。

（七）其他

1. 人参 为五加科人参属植物人参的根。

【别名】鬼盖、地精等。

【性味归经】味甘、微苦，性微温。归肺、脾、心、肾经。

【功能】大补元气，固脱，生津，安神。

【主治】气虚欲脱，劳伤虚损，倦怠，纳呆，呕吐，大便滑泄，气短，自汗，久咳虚喘，消渴，失眠，惊悸，健忘，阳痿，尿频，崩漏等一切气虚津伤之证。

【用法用量】煎汤，食用量 1 天 ≤3g；宜另煎兑入；或研末，1～2g；或煎膏；或泡酒；或入丸、散。

【宜忌】实证、热证、湿热内盛证及正气不虚者禁服。不宜与茶同服。反藜芦。

2. 椒目 详见本章第三节。

3. 蚱蜢 详见本章第三节。

4. 山胡椒 为樟科山胡椒属植物山胡椒的果实。

【性味归经】味辛，性温。

【功能】温中散寒，祛风。

【主治】心腹痛，中冷，破滞，胃痛气喘。

【用法用量】内服，煎汤，3～15g。

5. 毛连菜 为菊科毛连菜属植物毛连菜的花序。

【性味归经】味苦、咸，性微温。

【功能】理肺止咳，化痰平喘，宽胸。

【主治】咳嗽痰多，咳喘，嗳气，胸腹闷胀。

【用法用量】煎汤，3～9g。

6. 生姜 详见本章第一节。

7. 花椒 为芸香科花椒属植物花椒、青椒的果皮。

【别名】点椒等。

【性味归经】味辛，性温；有小毒。归脾、胃、肾经。

【功能】温中止痛，除湿止泻，杀虫止痒。

【主治】脾胃虚寒型脘腹冷痛，蛔虫腹痛，呕吐泄泻，肺寒咳喘，龋齿牙痛，阴痒带下，湿疹皮肤瘙痒。

【用法用量】煎汤，3～6g；或入丸、散。

【宜忌】阴虚火旺者禁服；孕妇慎服。

8. 厚朴 为木兰科木兰属植物厚朴和庐山厚朴的树皮、根皮和枝皮。

【别名】厚皮、重皮、赤朴。

【性味归经】味辛、苦，性温。归胃、大肠经。

【功能】行气导滞，燥湿，降逆平喘。

【主治】食积气滞，腹胀便秘，湿阻中焦，脘痞吐泻，痰壅气逆，胸满喘咳。

【用法用量】煎汤，3～10g；或入丸、散。燥湿、泄满宜生用，止呕宜姜汁炒用。

【宜忌】气虚、津伤血枯者及孕妇慎用。

9. 西洋参 为五加科人参属植物西洋参的根。

【别名】西洋人参等。

【性味归经】味甘、微苦，性寒。归肺、胃、心、肾经。

【功能】补气养阴，清火生津。

【主治】气虚阴亏火旺，咳喘痰血，虚热烦倦，内热消渴，口燥咽干。

【用法用量】煎汤，食用量 1 天 ≤3g；或入丸、散。

【宜忌】中阳虚衰、寒湿中阻及湿热郁火者慎服。

10. 砂茴香　详见本章第一节。

11. 迎山红　详见本章第一节。

12. 燕窝　详见本章第二节。

13. 鹅肠草　为石竹科牛繁缕属植物牛繁缕的全草。

【别名】抽筋草等。

【性味归经】味甘、酸,性平。

【功能】清热解毒,散瘀消肿。

【主治】肺热咳喘,痢疾,痈疽,痔疮,牙痛,月经不调,小儿疳积。

【用法用量】煎汤15~30g;或鲜品60g捣汁。

14. 天山花楸　详见本章第二节。

15. 蜂乳　详见本章第三节。

16. 干姜　为姜科姜属植物姜根茎的干燥品。

【性味归经】味辛,性热。归脾、胃、心、肺经。

【功能】温中散寒,回阳通脉,温肺化饮。

【主治】脘腹冷痛,呕吐,泄泻,亡阳厥逆,寒湿痹痛,寒饮喘咳。

【用法用量】煎汤,3~10g;或入丸、散。

【宜忌】阴虚内热、血热妄行者禁服。

三、推荐食方

1. 梨膏

【方剂来源】《全国中药成药处方集》(天津方)。

【组成】秋梨一百斤,萝卜一斤,鲜藕二斤,鲜姜八两,浙贝母、麦冬各一斤。

【用法】上熬汁,滤去滓,收膏。每清膏一斤,兑蜜二斤、冰糖一斤,收膏装瓶。每服一两,开水冲服。

【适应证】咳嗽痰喘,痰中带血,咽干口渴,声重喑哑。

2. 清金汤

【方剂来源】《罗氏会约医镜》。

【组成】天冬、麦冬各一钱半,杏仁(去皮尖)十一粒,桑白皮(蜜炙)、甘草、山栀各一钱,桔梗二钱。

【用法】水煎温服。

【适应证】肺热喘急、右寸脉洪者。

3. 清上止消丹

【方剂来源】《辨证录》。

【组成】麦冬二两,天冬一两,人参三钱,生地黄五钱,茯苓五钱,金银花一两。

【用法】水煎服。

【适应证】消渴,气喘痰嗽,面红虚浮,口舌腐烂,咽喉肿痛。

4. 淡竹叶汤

【方剂来源】《圣济总录》。

【组成】淡竹叶、麦门冬（去心，焙）、小麦、白茯苓（去黑皮）各一两，甘草（炙，锉）、人参各半两。

【用法】上为粗末。每服二钱匕，以水一盏，加生姜三片，煎至七分，去滓温服，空腹、日午、临卧各 1 次。

【适应证】产后血不快利，心烦喘闷。

5. 琼珠散

【方剂来源】《赤水玄珠》。

【组成】桑白皮四两，五味子、甘草（炙）、陈皮各二两，粟壳一斤（去蒂膜，用醋浸三宿，晒干；再入醋浸，晒干）。

【用法】上为末。用冷蜜汤调服。

【适应证】咳嗽，哮喘。

6. 紫苏散

【方剂来源】《太平圣惠方》卷四十五，名见《普济方》卷二四四。

【组成】紫苏茎叶一两半，陈橘皮（汤浸，去白瓤，焙）、槟榔、吴茱萸各一两（汤浸七遍，焙干，微炒）。

【用法】上为细散。每服一钱，煎生姜，童便调下，不拘时候。

【适应证】脚气冲心，烦闷不识人，喘促，坐卧不得。

第五节　肺痈

肺痈是以咳嗽、胸痛、发热、咳吐腥臭浊痰，甚则脓血相兼为主要表现的病证，属内痈之一。本病的发生与机体内在因素有密切关系，肺经痰热素盛或原有肺系疾病复感风热，内外合邪，则更易引发本病。外因是由于风热上受，或风寒袭肺，未得及时表散，内蕴不解，在肺经痰热素盛或正气内虚的基础上，郁而化热，肺脏受邪热熏灼，肺气失于清肃，肺络阻滞，以致热壅血瘀，蕴毒化脓而成痈。内因是由于肺经痰热素盛，或原有肺系其他痼疾；或中毒、溺水、昏迷不醒，导致正虚无力驱邪，均是发病的内在原因。

西医学中的支气管扩张合并感染、肺脓肿属本病范畴，可参照本病辨证施食。

一、辨证分型

1. 初期　恶寒发热，咳嗽，胸痛，咳时尤甚，咳吐白色黏痰，痰量由少渐多，呼吸不利，口干鼻燥；舌尖红，苔薄黄或薄白少津，脉浮数而滑。饮食以疏散风热、清肺化痰为主。

2. 成痈期　身热转甚，汗出身热不解，胸满作痛，转侧不利，咳吐黄稠痰，或黄绿色痰，自觉喉间有腥味，咳嗽气急，口干咽燥，烦躁不安；舌质红，苔黄腻，脉滑数有力。饮食以清热解毒、化瘀消痈为主。

3. 溃脓期　咳吐大量脓血痰，或如米粥，腥臭异常，有时咯血，身热，面赤，烦渴喜饮，胸中烦满而痛，甚则气喘不能卧；舌质红，苔黄腻，脉滑数或数实。饮食以排脓解毒为主。

4. 恢复期　身热渐退，咳嗽减轻，咯吐脓血渐少，臭味亦减，痰液转为清稀，精神渐振，食欲改善，或见胸胁隐痛，难以久卧，气短乏力，自汗，盗汗，低热，午后潮热，心烦，口干咽燥，面色不华，形瘦神疲；舌质红或淡红，苔薄，脉细或细数无力。饮食以益气养阴清肺为主。

二、推荐食材

（一）菜类

1. 蛇葡萄根　为葡萄科蛇葡萄属植物蛇葡萄的根。

【别名】野葡萄根、山葡萄根等。

【性味归经】味辛、苦，性凉。

【功能】清热解毒，祛风除湿，活血散结。

【主治】肺痈，肠痈，肺痨咯血，风湿痹痛，跌打损伤，骨折疼痛，痈肿疮毒，瘰疬，癌肿。

【用法用量】煎汤，15～30g；鲜品倍量。

2. 冬瓜子　详见本章第二节。

3. 南瓜　详见本章第三节。

4. 柘耳　为寄生于桑科柘属植物柘树上的木耳。

【别名】柘上木耳。

【性味归经】味甘，性平。

【功能】清肺解毒，化痰止咳。

【主治】肺痈咳吐脓血，肺燥干咳。

【用法用量】煎汤，9～12g；或入丸、散。

5. 桔梗　详见本章第二节。

6. 猪仔笠　为豆科鸡头薯属植物猪仔笠的块根。

【别名】山葛。

【性味归经】味甘，性平。

【功能】清肺化痰，消积，消肿。

【主治】肺热咳嗽，肺痈，痢疾，食积不消，阴囊积水，跌打肿痛。

【用法用量】煎汤，10～15g；或炖肉。

【宜忌】虚寒忌用。

7. 白猪孔鼻　详见本章第四节。

（二）干果

桃仁　为蔷薇科桃属植物桃或山桃的种子。

【别名】核桃仁、苦杏仁。

【性味归经】味苦、甘；有小毒。归心、肝、大肠经。

【功能】活血祛瘀，润肠通便。

【主治】痛经，血滞经闭，产后瘀滞腹痛，癥瘕结块，跌打损伤，瘀血肿痛，肺痈，肠痈，肠燥便秘。

【用法用量】煎汤，6～10g，用时打碎；或入丸、散。制霜用需包煎。

【宜忌】无瘀滞者及孕妇禁服。过量服用可引起中毒，轻者可见头晕恶心、精神不振、虚弱乏力等，严重者可因呼吸麻痹而死亡。

（三）谷类

1. 薏苡仁 为禾本科薏苡属植物薏苡的种仁。

【别名】薏仁等。

【性味归经】味甘、淡，性微寒。归脾、胃、肺经。

【功能】利湿健脾，舒筋除痹，清热排脓。

【主治】水肿，脚气，小便淋沥，湿温病，泄泻，带下，风湿痹痛，筋脉拘挛，肺痈，肠痈，扁平疣。

【用法用量】煎汤，10～30g；或入丸、散；浸酒、煮粥、做羹健脾益胃宜炒用；利水渗湿、清热排脓、舒筋除痹均宜生用。

【宜忌】脾虚无湿、大便燥结及孕妇慎用。

2. 凉薯 详见本章第二节。

（四）花、茶类

1. 兰花叶 详见本章第二节。

2. 蒲公英 详见本章第二节。

3. 芙蓉根 为锦葵科芙蓉属植物木芙蓉的根或根皮。

【性味归经】味辛、微苦，性凉。

【功能】清热解毒，凉血消肿。

【主治】痈肿初起，瘰疬，目赤肿痛，肺痈，咳喘，赤白痢疾，妇人白带，肾盂肾炎。

【用法用量】煎汤，30～60g。

【宜忌】孕妇忌服。

4. 金背枇杷花 为杜鹃花科杜鹃花属植物陇蜀杜鹃的花。

【性味归经】味苦、甘，性凉。

【功能】清肺，止咳，消痈。

【主治】肺热咳嗽，咯血，肺痈。

【用法用量】煎汤，3～6g。

（五）其他

1. 天罗水 为葫芦科丝瓜属植物丝瓜茎中的液汁。

【别名】丝瓜水。

【性味归经】味甘、微苦，性微寒。

【功能】清热解毒，止咳化痰。

【主治】肺痈，肺痿，肺痨，咳喘，夏令皮肤疮疹，痤疮，烫伤。

【用法用量】50～100mL。

2. 芦根 详见本章第二节。

3. 芦茎 详见本章第二节。

4. 芦笋 为禾本科芦苇属植物芦苇的嫩苗。

【别名】芦尖等。

【性味归经】味甘，性寒。

【功能】清热生津，利水通淋。

【主治】热病口渴心烦，肺痈，肺痨，淋病，小便不利，解食鱼、肉中毒。

【用法用量】煎汤，30~60g；或鲜品捣汁。

【宜忌】脾胃虚寒者慎服。

5. 湖北贝母　详见本章第一节。

6. 陈芥菜卤汁　为十字花科芸薹属植物芥菜的陈年卤汁。

【别名】腌芥卤。

【性味归经】味咸，性凉。

【功能】清肺利咽，祛痰排脓。

【主治】肺痈喘胀，咳痰脓血腥臭，及咽喉肿痛。

【用法用量】炖食，每次30~100mL，日3~4次。

三、推荐食方

1. 滋阴清化丸

【方剂来源】《疡医大全》。

【组成】天门冬（去心）、甘枸杞、麦门冬（去心）、知母（酒洗）、当归（酒洗）、生地黄（酒洗）、熟地黄（酒煮）、川贝母（去心）各二两，北五味七钱，粉丹皮、山萸肉、玄参各一两，白茯苓、怀山药各一两五钱。

【用法】上为末，炼蜜为丸。每服三钱，空腹白汤送下。

【适应证】肺痈。

2. 立消汤

【方剂来源】《洞天奥旨》。

【组成】蒲公英一两，金银花四两，当归二两，玄参一两。

【用法】水煎，饥服。

【适应证】痈疽发背，或生头项，或生手足臂腿腰脐之间、前阴粪门之际，肺痈，肠痈。

3. 玄天散

【方剂来源】《洞天奥旨》。

【组成】玄参八两，天门冬四两，桔梗二两，炙甘草一两。

【用法】水十五碗，煎两碗，再用蒲公英五钱、金银花五钱，饱食后服之。

【适应证】肺经痈疡，肺痈咳嗽，两胁疼痛。

4. 麦门冬汤

【方剂来源】《圣济总录》。

【组成】麦门冬（去心，焙）二两，桔梗（去芦头）五两，甘草（炙，锉）三分。

【用法】上为粗末。每服三钱匕，水一盏，加青蒿心叶十片，同煎至七分，去滓温服。稍轻者，粥饮调下亦得，不拘时候。

【适应证】肺痈涕唾涎沫，吐脓如粥。

5. 肺痈煎

【方剂来源】《仙拈集》。

【组成】玄参半斤，天冬四两，桔梗二两。

【用法】甘草一两，水十碗，煎至两碗；再用蒲公英、金银花各五钱，再煎一碗。饭后徐徐服。

【适应证】肺痈初起，咳痰腥气，两胁疼痛。

6. 排脓散

【方剂来源】《世医得效方》卷十九。

【组成】嫩黄芪二两，川白芷、北五味子（炒）、人参各一两。

【用法】上为末，炼蜜为丸，如小指头大。食后、临卧偃仰入口嚼化，旋旋咽下。

【适应证】肺痈，吐痰后。

7. 救肺败毒至圣丹

【方剂来源】《石室秘录》。

【组成】玄参、麦冬各半两，生甘草五钱，金银花九钱。

【用法】用水七碗煎金银花，取四碗，取两碗浸前药，加水两碗又煎之，煎一碗服之。

【适应证】肺痈。

8. 净脓汤

【方剂来源】《寿世保元》。

【组成】甘草四两。

【用法】锉作大贴，水煎，吃鸭后顿服。

【适应证】肺痈，咳嗽吐脓血。

9. 桔梗汤

【方剂来源】《伤寒论》。

【组成】桔梗一两，甘草二两。

【用法】以水三升，煮取一升，去滓，温分再服。

【适应证】咽喉肿痛；肺痈，咳唾脓血。

10. 桔梗汤

【方剂来源】《普济方》卷二八六引《卫生家宝》。

【组成】桔梗、甘草、薏苡仁各二两。

【用法】上为粗末。每服五钱，水二盏，煎至一盏，去滓服。

【适应证】肺痈初萌。

11. 猪胰片

【方剂来源】《寿世青编》。

【组成】猪胰（切片）。

【用法】上煮熟，蘸苡仁末，空腹服。如肺痈，米饮调下。

【适应证】肺损嗽血、咯血，肺痈。

第六节　心悸

心悸是指患者自觉心中悸动、惊惕不安，甚则不能自主的一种病证，临床一般多呈阵发性，每因情志波动或劳累过度而发作，且常伴胸闷、气短、失眠、健忘、眩晕、耳鸣等症。心悸的发生多因体质虚弱、饮食劳倦、七情所伤、感受外邪及药食不当等，以致气血阴阳亏损，心神失养，心主不安，或痰、饮、火、瘀阻滞心脉，扰乱心神。病情较轻者为惊悸，病情较重者为怔忡，可呈持续性。

西医学中各种原因引起的心律失常及心功能不全等，以心悸为主症者，可参照本病辨证施食。

一、辨证分型

1. 心虚胆怯　心悸不宁，善惊易恐，坐卧不安，不寐多梦而易惊醒，恶闻声响，食少纳呆；苔薄白，脉细数或细弦。饮食以镇惊定志、养心安神为主。

2. 心血不足　心悸气短，头晕目眩，失眠健忘，面色无华，倦怠乏力，纳呆食少；舌淡红，脉细弱。饮食以补血养心、益气安神为主。

3. 阴虚火旺　心悸易惊，心烦失眠，五心烦热，口干，盗汗，思虑劳心则症状加重，伴耳鸣腰酸，头晕目眩，急躁易怒；舌红少津，苔少或无，脉象细数。饮食以滋阴清火、养心安神为主。

4. 心阳不振　心悸不安，胸闷气短，动则尤甚，面色苍白，形寒肢冷；舌淡苔白，脉象虚弱或沉细无力。饮食以温补心阳、安神定悸为主。

5. 水饮凌心　心悸眩晕，胸闷痞满，渴不欲饮，小便短少，或下肢浮肿，形寒肢冷，伴恶心，欲吐，流涎；舌淡胖，苔白滑，脉象弦滑或沉细而滑。饮食以振奋心阳、化气行水、宁心安神为主。

6. 瘀阻心脉　心悸不安，胸闷不舒，心痛时作，痛如针刺，唇甲青紫；舌质紫暗或有瘀斑，脉涩或结或代。饮食以活血化瘀、理气通络为主。

7. 痰火扰心　心悸时发时止，受惊易作，胸闷烦躁，失眠多梦，口干苦，大便秘结，小便短赤；舌红，苔黄腻，脉弦滑。饮食以清热化痰、宁心安神为主。

二、推荐食材

（一）菜类

小红蒜根　为鸢尾科红葱属植物红葱的鳞茎。

【别名】红葱头。

【性味归经】味甘、辛，性微温。

【功能】养血补虚，活血止血。

【主治】体虚乏力，头晕，心悸，跌打肿痛，关节疼痛，咯血，吐血，崩漏，外伤出血。

【用法用量】煎汤，9～15g；研末，1g；或泡酒。

（二）干果

大枣　为鼠李科枣属植物枣的果实。

【别名】木蜜、干枣、红枣等。

【性味归经】味甘，性温。归心、脾、胃经。

【功能】补脾胃，益气血，安心神，调营卫，和药性。

【主治】脾胃虚弱，气血不足，食少便溏，倦怠乏力，心悸失眠，妇人脏躁，营卫不和。

【用法用量】煎汤，9～15g。

【宜忌】凡湿盛、痰凝、食滞、虫积及齿病者慎服或禁服。

（三）花、茶类

昙花　为仙人掌科昙花属植物昙花的花。

【别名】凤花等。

【性味归经】味甘，性平。

【功能】清肺止咳，凉血，安神。

【主治】肺热咳嗽，肺痨，咯血，崩漏，心悸，失眠。

【用法用量】煎汤，9～18g。

（四）水产品

1. 石斑鱼　为石斑鱼属动物鲑点石斑鱼、青石斑鱼等的肉。

【性味归经】味甘，性温。

【功能】潜阳，养血，安神。

【主治】神志不安，心悸，失眠，健忘，头晕。

【用法用量】炖食。

2. 龟甲胶　为龟科乌龟属动物乌龟等的甲壳熬成的固体胶块。

【别名】龟板胶等。

【性味归经】味甘、咸，性凉。归肝、肾、心经。

【功能】滋阴，补血。

【主治】阴虚血亏，劳热骨蒸，盗汗，心悸，肾虚腰痛，脚膝痿弱，吐血，衄血，崩漏，带下。

【用法用量】烊化，3～15g。

【宜忌】恶人参；恶沙参；脾胃虚寒、真精冷滑者禁用；阳虚胃弱及消化不良者忌用。

3. 勒鱼　为鲱科鳓鱼属动物鳓鱼的肉。

【别名】鳓、火鳞鱼、快鱼、力鱼、曹白鱼、白鳞鱼、白力鱼、鲞鱼克、鳓鱼。

【性味归经】味甘，性平。归脾、胃经。

【功能】健脾开胃，养心安神。

【主治】脾虚泄泻，消化不良，噤口不食，心悸怔忡。

【用法用量】焙干研末，每次5g；或煮食。

【宜忌】不宜多食。

（五）水果

葡萄　详见本章第二节。

（六）其他

1. 灵芝　为多孔菌科灵芝属真菌灵芝、紫芝等的子实体。

【别名】灵芝草等。

【性味归经】味甘，性平。归肺、心、脾经。

【功能】益气强壮，养心安神。

【主治】虚劳羸弱，食欲不振，心悸，失眠，头晕，神疲乏力，久咳气喘，冠心病，高血压病，高脂血症，硅肺。

【用法用量】煎汤，食用量1天≤6g；研末，2~6g；或浸酒。

【宜忌】恶恒山。畏扁青、茵陈蒿。

2. 草柏枝　为玄参科松蒿属植物草柏枝的全草。

【别名】蜈蚣草等。

【性味归经】味辛、微苦，性平。

【功能】散瘀解毒，养心安神。

【主治】骨折肿痛，咳嗽，痰中带血，咽喉肿痛，心悸怔忡，蛇犬咬伤。

【用法用量】煎汤，10~15g；或泡酒。

第七节　胸痹

胸痹是以胸部闷痛，甚则胸痛彻背、喘息不得卧为主症的疾病，轻者仅感胸闷如窒，呼吸欠畅，重者则有胸痛，严重者心痛彻背，背痛彻心。真心痛是胸痹进一步发展的严重病证，其特点为剧烈而持久的胸骨后疼痛，伴心悸、水肿、肢冷、喘促、汗出、面色苍白等症状，甚至危及生命。本病证的发生多与寒邪内侵、饮食失调、情志失节、劳倦内伤、年迈体虚等因素有关。其病机有虚实两方面，实为寒凝、血瘀、气滞、痰浊痹阻胸阳，阻滞心脉；虚为气虚、阴伤、阳衰，肺、脾、肝、肾亏虚，心脉失养。本病证的形成和发展大多因实致虚，亦有因虚致实者。

西医学中冠状动脉粥样硬化性心脏病之心绞痛、心肌梗死与本病密切相关，可参照本病辨证施食。

一、辨证分型

1. 心血瘀阻　心胸疼痛，如刺如绞，痛有定处，入夜为甚，甚则心痛彻背，背痛彻心，或痛引肩背，伴有胸闷，日久不愈，可因暴怒、劳累而加重；舌质紫暗、有瘀斑，苔薄，脉弦涩。饮食以活血化瘀、通脉止痛为主。

2. 气滞心胸　心胸满闷，隐痛阵发，痛有定处，时欲太息，遇情志不遂时容易诱发或加重，或兼有胸部胀闷，得嗳气或矢气则舒；苔薄或薄腻，脉细弦。饮食以疏肝理气、活血通络为主。

3. 痰浊闭阻　胸闷重而心痛微，痰多气短，肢体沉重，形体肥胖，遇阴雨天而易发作或加重，伴有倦怠乏力，纳呆便溏，咳吐痰涎；舌体胖大且边有齿痕，苔浊腻或白滑，脉滑。饮食以通阳泄浊、豁痰宣痹为主。

4. 寒凝心脉　猝然心痛如绞，心痛彻背，喘不得卧，多因气候骤冷或骤感风寒而发病或加重，伴形寒，甚则手足不温，冷汗自出，胸闷气短，心悸，面色苍白；苔薄白，脉沉紧或沉细。饮食以辛温散寒、宣通心阳为主。

5. 气阴两虚　心胸隐痛，时作时休，心悸气短，动则益甚，伴倦怠乏力，声息低微，面色白，易汗出；舌质淡红，舌体胖且边有齿痕，苔薄白，脉虚细缓或结代。饮食以益气养阴、活血通脉为主。

6. 心肾阴虚　心痛憋闷，心悸盗汗，虚烦不寐，腰酸膝软，头晕耳鸣，口干便秘；舌红少津，苔薄或剥，脉细数或促代。饮食以滋阴清火、养心和络为主。

7. 心肾阳虚　心悸而痛，胸闷气短，动则更甚，自汗，面色白，神倦怯寒，四肢欠温或肿胀；舌质淡胖，边有齿痕，苔白或腻，脉沉细迟。饮食以温补阳气、振奋心阳为主。

8. 正虚阳脱　心胸绞痛，胸中憋闷或有窒息感，喘促不宁，心慌，面色苍白，大汗淋漓，烦躁不安，或表情淡漠，重则神志昏迷，四肢厥冷，口开目合，手撒尿遗；脉疾数无力或脉微欲绝。饮食以回阳救逆、益气固脱为主。

二、推荐食材

（一）菜类

1. 刀豆根　为豆科刀豆属植物刀豆的根。

【性味归经】味苦，性温。

【功能】祛风，活血，通经，止痛。

【主治】头风，跌打损伤，风湿腰痛，心痛，牙痛，久痢，疝气，经闭。

【用法用量】煎汤，9～15g。

【宜忌】胃火盛者忌用。

2. 韭菜　详见本章第四节。

3. 小红蒜根　详见本章第六节。

（二）干果

南酸枣　为漆树科南酸枣属植物南酸枣的果实（鲜）或果核。

【别名】酸枣。

【性味归经】味甘、酸，性平。

【功能】行气活血，养心安神，消积，解毒。

【主治】气滞血瘀，胸痛，心悸气短，神经衰弱，失眠，支气管炎，食滞腹满，腹泻，疝气，烫火伤。

【用法用量】煎汤，30～60g；鲜果，2～3枚，嚼食。

（三）花、茶类

1. 茶树根　为山茶科茶属植物茶的根。

【性味归经】味苦，性凉。归心、肾经。

【功能】强心利尿，活血调经，清热解毒。

【主治】心脏病，水肿，肝炎，痛经，疮疡肿毒，口疮，汤火灼伤，带状疱疹，牛皮癣。

【用法用量】煎汤，15～30g；大量可用至60g；水煎熏洗；或磨醋搽患处。

2. 红花　为菊科红花属植物红花的花。

【别名】红蓝花等。

【性味归经】味辛，性温。归心、肝经。

【功能】活血通经，祛瘀止痛。

【主治】血瘀经闭，痛经，产后瘀阻腹痛，胸痹心痛，癥瘕积聚，跌打损伤，关节疼痛，中风偏瘫，斑疹。

【用法用量】煎汤，3～10g；养血和血宜少用，活血祛瘀宜多用。

【宜忌】孕妇及月经过多者禁服。

（四）肉禽类

1. 麝香　为鹿科麝属动物林麝、马麝、原麝成熟雄体香囊中的干燥分泌物。近年来，人工麝香已研制成功并推广应用。

【别名】遗香。

【性味归经】味辛，性温。归心、肝、脾经。

【功能】开窍醒神，活血散瘀，消肿止痛。

【主治】热病神昏，中风痰厥，气郁暴厥，中恶昏迷，血瘀经闭，癥瘕积聚，心腹急痛，跌打损伤，痹痛麻木，痈疽恶疮，喉痹，牙疮，牙疳，脓耳。

【用法用量】入丸、散，0.03～0.1g，一般不入汤剂。

【宜忌】虚脱证禁用。本品无论内服或外用均能堕胎，故孕妇禁用。

2. 羊乳　为牛科山羊属动物山羊或绵羊属动物绵羊的乳汁。

【性味归经】味甘，性微温。

【功能】补虚，润燥，和胃，解毒。

【主治】虚劳赢弱，消渴，心痛，反胃，呃逆，口疮，漆疮，蜘蛛咬伤。

【用法用量】煮沸或生饮，250～500mL。

【宜忌】令人热中；绵羊奶不利气喘和虫病。

（五）水产品

1. 褐云玛瑙螺　为玛瑙螺科玛瑙螺属动物褐云玛瑙螺的肉。

【性味归经】味甘，性平。

【功能】滋补强壮。

【主治】高血压、冠心病患者的辅助治疗。

【用法用量】适量。

2. 海螺　为骨螺科红螺属动物脉红螺、皱红螺或其他类似螺类的鲜肉。

【别名】假猪螺、瓷螺、顶头螺、菠螺。

【性味归经】味甘，性凉。归肝经。

【功能】清热明目。

【主治】目痛，心腹热痛。

【用法用量】煮食或煎汤，30～60g。

【宜忌】肠胃虚寒者忌。

（六）水果

1. 金橘　详见本章第二节。

2. 橙子　为芸香科柑橘属植物香橙的果实。

【别名】橙。

【性味归经】味酸，性凉。归肺、胃经。

【功能】降逆和胃，理气宽胸，消瘿，醒酒，解鱼蟹毒。

【主治】恶心呕吐，胸闷腹胀，瘿瘤，醉酒。

【用法用量】适量生食；或煎汤；或盐腌、蜜制；或制饼。

【宜忌】不可多食，伤肝气。

3. 柚叶　为芸香科柑橘属植物柚的叶。

【性味归经】味辛、苦，性温。

【功能】行气止痛，解毒消肿。

【主治】头风痛，寒湿痹痛，食滞腹痛，乳痈，扁桃体炎，中耳炎。

【用法用量】煎汤，15～30g。

（七）其他

1. 酒　为用高粱、大麦、米、甘薯、玉米、葡萄等为原料酿制成的饮料。

【性味归经】味甘、苦、辛，性温；有毒。归心、肝、肺、胃经。

【功能】通血脉，行药势。

【主治】风寒痹痛，筋脉挛急，胸痹心痛，脘腹冷痛。

【用法用量】适量温饮；或和药同煎；或浸药。

【宜忌】阴虚、失血及湿热甚者禁服。

2. 刺五加　为五加科五加属植物刺五加的根、根茎或茎叶。

【别名】老虎镣子等。

【性味归经】味辛，性温。归肝、肾经。

【功能】益气，补肾，安神，活血。

【主治】脾虚乏力，气虚浮肿，失眠多梦，健忘，腰膝酸软，小儿行迟，胸痹疼痛，久咳，风湿痹痛。

【用法用量】煎汤，6～15g；入丸、散或泡酒。

【宜忌】阴虚火旺者慎服。

3. 碧桃干　为蔷薇科桃属植物桃或山桃的幼果。

【别名】桃干。

【性味归经】味酸、苦，性平。归肺、肝经。

【功能】敛汗涩精，活血止血，止痛。

【主治】盗汗，遗精，心腹痛，吐血，妊娠下血。

【用法用量】煎汤，6～9g；或入丸、散。

4. 灵芝　详见本章第六节。

5. 佛手柑　为芸香科柑橘属植物佛手的果实。

【别名】佛手等。

【性味归经】味辛、苦，性温。归肝、脾、肺经。

【功能】疏肝理气，和胃化痰。

【主治】肝气郁结之胁痛，胸闷，肝胃不和，肝胃气滞之脘腹胀痛，嗳气，恶心，久咳痰多。

【用法用量】煎汤，3～10g；或泡茶饮。

【宜忌】阴虚有火、无气滞者慎服。

6. 蒲黄　为香蒲科香蒲属植物狭叶香蒲、宽叶香蒲、东方香蒲和长苞香蒲的花粉。

【别名】蒲花等。

【性味归经】味甘、微辛，性平。归肝、心、脾经。

【功能】止血，祛瘀，利尿。

【主治】吐血，咯血，衄血，血痢，便血，崩漏，外伤出血，心腹疼痛，经闭腹痛，产后瘀痛，痛经，跌仆肿痛，血淋涩痛，带下，重舌，口疮，聤耳，阴下湿痒。

【用法用量】煎汤，5～10g，须包煎；或入丸、散。

【宜忌】孕妇慎服。

7. 芭蕉花　为芭蕉科芭蕉属植物芭蕉的花。

【性味归经】味甘、微辛，性凉。

【功能】化痰，散瘀，止痛。

【主治】胸膈饱胀，脘腹痞疼，吞酸反胃，呕吐痰涎，头目昏眩，心痛，怔忡，风湿疼痛，痢疾。

【用法用量】煎汤，5～10g；或烧存性研末，每次6g。

8. 山胡椒　详见本章第四节。

9. 鱼油　为从鲏科、鳐科等的食用鱼中提取的脂肪油。

【别名】鱼脂。

【性味归经】味甘，性温；有小毒。

【功能】活血，降脂。

【主治】高脂血症，防治高血压病、冠心病、脑梗死。

【用法用量】一般制成胶丸，按常规服。

三、推荐食方

1. 玉楂冲剂

【方剂来源】《中药知识手册》。

【组成】玉竹、山楂。

【用法】冲剂，每服一袋，一日2～3次。

【适应证】冠心病，心绞痛，高脂血症。

2. 甜浆粥

【方剂来源】《本草纲目拾遗》卷八引陈廷庆方。

【组成】豆浆。

【用法】煮粥食。

【适应证】年老体衰，营养不良，血管硬化症，高血压、冠心病的防治。

第八节　眩晕

眩晕是以目眩与头晕为主要表现的病证。目眩是指眼花或眼前发黑，头晕是指感觉自身或外界景物旋转。二者常同时并见，故统称为眩晕。轻者闭目即止，重者如坐车船，旋转不定，不能站立，或伴有恶心、呕吐、汗出，甚则仆倒等症状。眩晕的发生主要与情志不遂、年老体弱、饮食不节、久病劳倦、跌仆坠损以及感受外邪等因素有关，内生风、痰、瘀、虚，导致风眩内动、清窍不宁或清阳不升、脑窍失养而突发眩晕。

西医学中的良性位置性眩晕、后循环缺血、梅尼埃病、高血压病等以眩晕为主症者，均可参照本病辨证施食。

一、辨证分型

1. 肝阳上亢　眩晕，耳鸣，头目胀痛，急躁易怒，口苦，失眠多梦，遇烦劳郁怒而加重，甚则仆倒，颜面潮红，肢麻震颤；舌红苔黄，脉弦或数。饮食以平肝潜阳、清火息风为主。

2. 痰湿中阻　眩晕，头重如蒙，或伴视物旋转，胸闷恶心，呕吐痰涎，食少多寐；舌苔白腻，脉濡滑。饮食以化痰祛湿、健脾和胃为主。

3. 瘀血阻窍　眩晕，头痛，且痛有定处，兼见健忘，失眠，心悸，精神不振，耳鸣耳聋，面唇紫暗；舌暗有瘀斑，多伴见舌下脉络迂曲增粗，脉涩或细涩。饮食以祛瘀生新、活血通窍为主。

4. 气血亏虚　眩晕动则加剧，劳累即发，面色㿠白，神疲自汗，倦怠懒言，唇甲不华，发色不泽，心悸少寐，纳少腹胀；舌淡苔薄白，脉细弱。饮食以补益气血、调养心脾为主。

5. 肾精不足　眩晕日久不愈，精神萎靡，腰酸膝软，少寐多梦，健忘，两目干涩，视力减退；或遗精滑泄，耳鸣齿摇；或颧红咽干，五心烦热；舌红少苔，脉细数；或面色㿠白，形寒肢冷；舌淡嫩，苔白，脉沉细无力，尺脉尤甚为主。饮食以滋养肝肾、填精益髓为主。

二、推荐食材

（一）菜类

1. 菠菜　为藜科菠菜属植物菠菜的全草。

【别名】波棱菜、角菜等。

【性味归经】味甘，性平。归肝、胃、大肠、小肠经。

【功能】解热毒，通血脉，利肠胃。

【主治】头痛，目眩，目赤，夜盲症，消渴，便秘，痔疮。

【用法用量】适量，煮食；或捣汁饮。

【宜忌】不可多食。

2. 旱芹　详见本章第二节。

3. 枸杞叶　为茄科枸杞属植物枸杞及宁夏枸杞的嫩茎叶。

【别名】枸杞菜。

【性味归经】味苦、甘,性凉。归肝、脾、肾经。

【功能】补虚益精,清热明目。

【主治】虚劳发热,烦渴,目赤昏痛,翳障夜盲,崩漏带下,热毒疮肿。

【用法用量】煎汤,鲜品60~240g;或煮食;或捣汁。

【宜忌】与乳酪相恶。

4. 盘龙参　详见本章第二节。

5. 蜜环菌　为白蘑科蜜环菌属真菌假蜜环菌的子实体。

【别名】榛蘑。

【性味归经】味甘,性平。归肝经。

【功能】息风平肝,祛风通络,强筋健骨。

【主治】头晕,头痛,失眠,四肢麻木,腰腿疼痛,并用于冠心病,高血压病,血管性头痛,眩晕综合征,癫痫。

【用法用量】煎汤,30~60g;或研末。

6. 菟丝子　为旋花科菟丝子属植物菟丝子的种子。

【别名】菟丝实等。

【性味归经】味辛、甘,性平。归肝、肾、脾经。

【功能】补肾益精,养肝明目,固胎止泻。

【主治】腰膝酸痛,遗精,阳痿,早泄,不育,消渴,淋浊,遗尿,目昏耳鸣,胎动不安,流产,泄泻。

【用法用量】煎汤,6~15g;或入丸、散。

【宜忌】阴虚火旺、强阳不痿及大便燥结者禁服。

7. 地柏枝　为卷柏科卷柏属植物江南卷柏的全草。

【别名】红鸡草等。

【性味归经】味辛、微甘,性平。

【功能】止血,清热,利湿。

【主治】肺热咯血,肺痨咯血,浮肿,吐血,衄血,便血,痔疮出血,外伤出血,发热,小儿惊风,湿热黄疸,鼓胀,头晕目眩,淋病,水肿,小儿口疮,鼻疮,水火烫伤,毒蛇咬伤。

【用法用量】煎汤,15~30g;大剂量可用至60g。

8. 小红蒜根　详见本章第六节。

9. 刺沙蓬　为藜科猪毛菜属植物刺沙蓬的全草。

【别名】猪毛菜等。

【性味归经】味苦,性凉。

【功能】平肝降压。

【主治】高血压病,头痛,眩晕。

【用法用量】煎汤,15~30g;或用水烫做菜吃。

10. 地梢瓜　为萝藦科白前属植物地梢瓜或细叶白前的全草。

【别名】女青等。

【性味归经】味甘，性平。

【功能】清虚火，益气，生津，下乳。

【主治】虚火上炎，咽喉疼痛，气阴不足，神疲健忘，虚烦口渴，头昏失眠，产后体虚，乳汁不足。

【用法用量】煎汤，15～30g；或鲜果嚼服。

（二）干果

1. 龙眼壳　为无患子科龙眼属植物龙眼的果皮。

【性味归经】味甘，性温。归肺经。

【功能】祛风，解毒，敛疮，生肌。

【主治】眩晕耳聋，痈疽久溃不敛，烫伤。

【用法用量】煎汤。

2. 向日葵花盘　为菊科向日葵属植物向日葵的花盘。

【别名】向日葵花托等。

【性味归经】味甘，性寒。归肝经。

【功能】清热平肝，止痛，止血。

【主治】高血压病，头痛，头晕，耳鸣，脘腹痛，痛经，子宫出血，疮疹。

【用法用量】煎汤，15～60g。

3. 向日葵花　为菊科向日葵属植物向日葵的花。

【别名】葵花。

【性味归经】味微甘，性平。

【主治】肝肾虚头晕。

【用法用量】煎汤，15～30g。

【宜忌】孕妇忌服。

4. 枸杞子　详见本章第二节。

（三）谷物

1. 黑大豆皮　为豆科大豆属植物大豆黑色的种皮。

【别名】黑豆皮等。

【性味归经】味甘，性凉。归肝、脾、肺、肾经。

【功能】养阴平肝，祛风解毒。

【主治】眩晕，头痛，阴虚烦热，盗汗，风痹，湿毒，痈疮。

【用法用量】煎汤，6～15g；或捣敷。

2. 野大豆　为豆科大豆属植物野大豆的种子。

【别名】零乌豆、马料豆、细黑豆、山黄豆、稆豆等。

【性味归经】味甘，性凉。归肝、肾经。

【功能】补益肝肾，祛风解毒。

【主治】肾虚腰痛，风痹，筋骨疼痛，阴虚盗汗，内热消渴，目昏头晕，产后风痉，小儿疳积，痈肿。

【用法用量】煎汤，9~15g；或入丸、散。

【宜忌】能滑肠动泻，脾胃虚滑者忌之。

3. 鹿藿　为豆科鹿藿属植物鹿藿的茎叶。

【别名】野黄豆等。

【性味归经】味苦、辛，性平。归脾、肝经。

【功能】祛风，止痛，活血，解毒。

【主治】风湿痹痛，头痛，牙痛，腰脊疼痛，产后瘀血腹痛，产褥热，瘰疬，痈肿疮毒，跌打损伤。

【用法用量】煎汤，9~30g。

（四）花、茶类

1. 百合花　详见本章第二节。

2. 普洱茶　为茶科山茶属植物普洱茶的嫩叶。

【别名】普茶等。

【性味归经】味苦、甘，性寒。归胃、肝、大肠经。

【功能】清热，辟秽，解酒，透疹。

【主治】暑热口渴，头痛目昏，痧气腹痛，痢疾，肉食积滞，酒毒，神疲多眠，麻疹透发不畅。

【用法用量】煎汤，3~10g。

【宜忌】体弱而中焦虚寒者慎服。

3. 槐角　为豆科槐属植物槐的果实。

【别名】槐豆。

【性味归经】味苦，性寒。归肝、大肠经。

【功能】凉血止血，清肝明目。

【主治】肠风下血，血痢，崩漏，血淋，吐血，衄血，眩晕，发背，烫伤。

【用法用量】煎汤，5~15g；入丸、散；或嫩角捣汁。

【宜忌】脾胃虚寒、食少便溏及孕妇慎服。

4. 茶叶　详见本章第一节。

5. 茉莉花　为木犀科茉莉属植物茉莉的花。

【别名】白茉莉等。

【性味归经】味辛、微甘，性温。归脾、胃、肝经。

【功能】理气开郁，辟秽和中。

【主治】泻痢腹痛，胸脘闷胀，头晕，头痛，目赤肿痛。

【用法用量】内服，煎汤，3~10g；或代茶饮。

6. 菊花　详见本章第一节。

7. 桑芽　为槭树科槭属植物苦茶槭和茶条槭的嫩叶。

【别名】女儿红、青桑头、桑条、青桑、桑芽茶、鸡骨枫。

【性味归经】味微苦、微甘，性微寒。归肝经。

【功能】清肝明目。

【主治】风热头痛，肝热目赤，视物昏花。

【用法用量】煎汤，10 ~ 15g；或开水冲泡代茶饮。

8. 苦茶叶　为木犀科女贞属植物女贞的叶。

【性味归经】味苦、微甘，性凉。

【功能】清热，平肝，解毒，敛疮。

【主治】头晕目眩，火眼，口疮，齿䘌，乳痈，肿毒，烫火伤。

【用法用量】煎汤，3 ~ 10g；或代茶饮；或熬膏。

9. 野鸭椿花　为省沽油科野鸦椿属植物野鸦椿的花。

【性味归经】味甘，性平。

【功能】祛风止痛。

【主治】头痛，眩晕。

【用法用量】煎汤，10 ~ 15g。

10. 猪毛菜　为藜科猪毛菜属植物猪毛菜的全草。

【别名】扎蓬棵。

【性味归经】味淡，性凉。

【功能】平肝潜阳，润肠通便。

【主治】高血压病，头痛，眩晕，失眠，肠燥便秘。

【用法用量】煎汤，15 ~ 30g；或开水泡后代茶饮。

（五）肉禽类

1. 猪血　为猪科猪属动物猪的血液。

【性味归经】味咸，性平。归心、肝经。

【功能】补血，养心，止血。

【主治】头风眩晕，崩漏，宫颈糜烂。

【用法用量】煮食，适量；或研末，3 ~ 9g。

2. 河豚　为鲀科东方鲀属动物弓斑东方鲀、虫纹东方鲀、暗纹东方鲀及同属多种动物的肉。

【别名】嗔鱼等。

【性味归经】味甘，性温；有毒。归肝、肾经。

【功能】滋补肝肾，祛湿止痛。

【主治】阳痿，遗尿，眩晕，腰膝酸软，风湿痹痛，皮肤瘙痒。

【用法用量】久煮后（2 小时以上），适量。

【宜忌】疮、疥、脚气患者慎服。河豚内脏及血有剧毒，食用时须去净睾丸、卵、肝等内脏，并将肉反复清洗，处理不当易引起中毒。

3. 兔肝　为兔科兔属动物东北兔、华南兔、蒙古兔、高原兔及穴兔属动物家兔等的肝脏。

【性味归经】味甘、苦、咸，性寒。

【功能】补肝，明目，退翳。

【主治】肝虚眩晕，目暗昏糊，目翳，风热目赤，目痛。

【用法用量】煮食，30～60g；或和药研丸。

4. 百舌鸟　为鸫科鸫属动物黑鸫的肉。

【别名】反舌等。

【性味归经】味甘、咸，性平。

【功能】补气益血，杀虫止痛。

【主治】血虚头晕，小儿语迟，虫积胃痛。

【用法用量】炙食或炖汤，30～50g；或焙研。

5. 牛肚　为牛科野牛属动物黄牛或水牛属动物水牛的胃。

【性味归经】味甘，性温。

【功能】补虚羸，健脾胃。

【主治】病后虚羸，气血不足，消渴，风眩，水肿。

【用法用量】煮食。

6. 羊脑　为牛科山羊属动物山羊或绵羊属动物绵羊的脑髓。

【性味归经】味甘，性温。

【功能】补虚，润肤。

【主治】体虚头昏，皮肤皲裂，筋伤骨折。

【用法用量】煮食适量，或入丸剂。

【宜忌】不宜多食。

7. 兔骨　为兔科兔属动物东北兔、华南兔、蒙古兔、高原兔及穴兔属动物家兔等的骨骼。

【性味归经】味甘、酸，性平。

【功能】清热，止渴，平肝。

【主治】消渴，头昏眩晕，疮疖。

【用法用量】煎汤，6～15g；或浸酒。

8. 兔头骨　为兔科兔属动物东北兔、华南兔、蒙古兔、高原兔及穴兔属动物家兔等的头骨。

【性味归经】味甘、酸，性平。

【功能】平肝，清热，解毒。

【主治】头痛，眩晕，小儿疳积，痈疽恶疮。

【用法用量】煎汤，3～6g；或烧灰入丸、散。

【宜忌】孕妇禁用。

9. 鸭卵　详见本章第二节。

10. 驴头　为马科驴属动物驴的头。

【性味归经】味甘，性平。

【功能】祛风止痉，解毒生津。

【主治】中风头眩，风瘫，消渴，黄疸。

【用法用量】适量煮食。

11. 猪脑　为猪科猪属动物猪的脑髓。

【性味归经】味甘，性寒；有毒。

【功能】补髓，润肤。

【主治】头风，眩晕，失眠，手足皲裂，冻疮。

【用法用量】炖食或煎汤适量，或做丸。

【宜忌】损男子阳道，临房不能行事，多食损人，酒后不可食。

12. 乌鸦 为鸦科鸦属动物大嘴乌鸦的全体或肉。

【别名】鸦乌等。

【性味归经】味酸、涩，性平。

【功能】祛风定痫，滋阴止血。

【主治】头风眩晕，小儿风痫，肺痨咳嗽，吐血。

【用法用量】煎汤或焙研，入丸、散。

13. 驴肉 为马科驴属动物驴的肉。

【性味归经】味甘、酸，性平。

【功能】补益血气。

【主治】劳损，风眩，心烦。

【用法用量】内服，适量，煮食。

（六）水产品

1. 牡蛎 为牡蛎科牡蛎属动物近江牡蛎、长牡蛎及大连湾牡蛎等的贝壳。

【别名】海蛎子壳等。

【性味归经】味咸，性微寒。归肝、肾经。

【功能】平肝潜阳，重镇安神，软坚散结，收敛固涩。

【主治】眩晕耳鸣，惊悸失眠，瘰疬瘿瘤，癥瘕痞块，自汗盗汗，遗精，崩漏，带下。

【用法用量】煎汤，15～30g，先煎；或入丸、散。

【宜忌】本品多服久服易引起便秘和消化不良。

2. 龟甲 为龟科乌龟属动物乌龟的甲壳。

【别名】神屋等。

【性味归经】味咸、甘，性微寒。归肝、肾、心经。

【功能】滋阴潜阳，补肾健骨，补心安神，固经止血。

【主治】阴虚潮热，骨蒸盗汗，头晕目眩，虚风内动，手足蠕动，筋骨痿弱，小儿囟门不合，惊悸失眠，健忘，月经过多，崩中漏下。

【用法用量】煎汤，10～30g，先煎或熬膏；或入丸、散。

【宜忌】脾胃虚寒及孕妇禁服。

3. 淡菜 为贻贝科贻贝属动物厚壳贻贝、贻贝、翡翠贻贝及其他贻贝类的肉。

【别名】东海夫人、壳菜、红蛤。

【性味归经】味甘、咸，性温。归肝、肾经。

【功能】补肝肾，益精血，消瘿瘤。

【主治】虚劳羸瘦，眩晕，盗汗，阳痿，腰痛，吐血，崩漏，带下，瘿瘤。

【用法用量】煎汤，15～30g；或入丸、散。

【宜忌】久服令人发脱，令肠结。

（七）水果

1. 桑椹子 为桑科桑属植物桑的干燥果穗。

【别名】桑实、椹、乌椹、文武实、黑椹、桑枣、桑粒、桑藨、桑果。

【性味归经】味甘、酸，性寒。归肝、肾经。

【功能】滋阴养血，生津，润肠。

【主治】肝肾不足和血虚精亏导致的头晕目眩，耳鸣，须发早白，失眠，消渴，腰酸，肠燥便秘，秃疮。

【用法用量】煎汤，10~15g；或熬膏、浸酒、生食；或入丸、散。

【宜忌】脾胃虚寒便溏者禁服。

2. 小石仙桃 详见本章第一节。

3. 沙枣 为胡颓子科胡颓子属植物沙枣、东方沙枣和坚果沙枣的成熟果实。

【别名】四味果等。

【性味归经】味酸、微甘，性凉。

【功能】养肝益肾，健脾调经。

【主治】肝虚目眩，肾虚腰痛，脾虚腹泻，消化不良，带下，月经不调。

【用法用量】煎汤，15~30g。

（八）其他

1. 钩藤 为茜草科钩藤属植物钩藤、华钩藤、大叶钩藤的带钩茎枝。

【别名】钓藤、吊藤、钩藤钩子。

【性味归经】味甘、微苦，性微寒。归肝、心包经。

【功能】息风止痉，清热平肝。

【主治】小儿惊风、夜啼，热盛动风，子痫，肝阳眩晕，肝火头胀痛，伤寒头痛壮热，鼻衄不止。

【用法用量】煎汤，6~30g；不宜久煎；或散剂。

【宜忌】脾胃虚寒者慎服。

2. 黑脂麻 为胡麻科胡麻属植物芝麻的黑色种子。

【别名】脂麻、黑芝麻等。

【性味归经】味甘，性平。归肝、脾、肾经。

【功能】养血益精，润肠通便。

【主治】肝肾精血不足所致的头晕耳鸣，腰脚痿软，须发早白，肌肤干燥，肠燥便秘，妇人乳少，痈疮湿疹，瘰疬，烫火伤，痔疮。

【用法用量】煎汤，9~15g；或入丸、散。

【宜忌】便溏者慎服。

3. 阿胶 为马科动物驴的皮去毛后熬制而成的胶块。

【别名】驴皮胶等。

【性味归经】味甘，性平。归肝、肺、肾经。

【功能】补血止血，滋阴润肺。

【主治】血虚眩晕，吐血，衄血，便血，血痢，妊娠下血，崩漏，虚烦失眠，肺虚燥咳。

【用法用量】烊化兑服，5～10g；炒阿胶可入汤剂或丸、散。

【宜忌】脾胃虚弱、消化不良者慎服。

4. 灵芝　详见本章第六节。

5. 芦竹笋　为禾本科芦竹属植物芦竹的嫩苗。

【性味归经】味苦，性寒。

【功能】清热泻火。

【主治】肺热吐血，骨蒸潮热，头晕，热淋，聤耳，牙痛。

【用法用量】煎汤，鲜品15～60g；或捣汁；或熬膏。

6. 芭蕉花　详见本章第七节。

三、推荐食方

1. 荷叶粥

【方剂来源】《饮食治疗指南》。

【组成】荷叶两张。

【用法】煎水后与粳米煮粥食。

【适应证】暑热，水肿，瘀血证，高血压病，高脂血症，肥胖，夏天感受暑热，头昏脑胀，胸闷烦渴，小便短赤。

2. 滋阴定眩汤

【方剂来源】《千家妙方》引刘强方。

【组成】珍珠母30g，菊花10g，沙参30g，白芍24g，枸杞15g，山茱萸15g。

【用法】水煎服，每日1剂。

【适应证】肝肾阴虚，肝阳上亢，髓海不足，梅尼埃综合征，高血压病。

第九节　中风

中风又称卒中，是以半身不遂、肌肤不仁、口舌㖞斜、言语不利，甚则突然昏仆、不省人事为主要表现的病证。因其发病骤然，变化迅速，有"风性善行而数变"的特点，故名中风。中风发病率高、病死率高、致残率高，严重危害着中老年人的健康。中风的发生主要因内伤积损、情志过极、饮食不节、体态肥盛等，引起虚气留滞，或肝阳暴涨，或痰热内生，或气虚痰湿，引起内风旋动，气血逆乱，横窜经脉，直冲犯脑，导致血瘀脑脉或血溢脉外，发为中风。

西医学中的急性脑卒中属本病范畴，可参照本病辨证施食。

一、辨证分型

（一）中经络

1. 风阳上扰　半身不遂，肌肤不仁，口舌㖞斜；言语謇涩，或舌强不语；急躁易怒，头痛，眩晕，面红目赤，口苦咽干；尿赤，便干；舌红少苔或苔黄，脉弦数。饮食以清肝泻火、息风潜阳为主。

2. 风痰阻络 肌肤不仁，甚则半身不遂，口舌㖞斜；言语不利，或謇涩或不语；头晕目眩；舌质暗淡，舌苔白腻，脉弦滑。饮食以息风化痰、活血通络为主。

3. 痰热腑实 半身不遂，肌肤不仁，口舌㖞斜；言语不利，或言语謇涩；头晕目眩，吐痰或痰多，腹胀、便干或便秘；舌质暗红或暗淡，苔黄或黄腻，脉弦滑或兼数。饮食以清热化痰、通腑泻浊为主。

4. 气虚血瘀 半身不遂，肌肤不仁，口舌㖞斜；言语不利，或謇涩或不语；面色无华，气短乏力；口角流涎，自汗，心悸，便溏；手足或偏身肿胀；舌质暗淡或瘀斑，舌苔薄白或腻，脉沉细、细缓或细弦。饮食以益气扶正、活血化瘀为主。

5. 阴虚风动 半身不遂，一侧手足沉重麻木，口舌㖞斜，舌强语謇；平素头晕头痛，耳鸣目眩，双目干涩，腰酸腿软；急躁易怒，少眠多梦；舌质红绛或暗红，少苔或无苔，脉细弦或细弦数。饮食以滋养肝肾、潜阳息风为主。

（二）中脏腑

1. 阳闭 突然昏仆，不省人事；牙关紧闭，口噤不开，两手握固，大小便闭，肢体强痉，兼有面赤身热，气粗口臭，躁扰不宁；舌苔黄腻，脉弦滑而数。饮食以清热化痰、开窍醒神为主。

2. 阴闭 突然昏倒，不省人事；牙关紧闭，口噤不开，两手握固，大小便闭，肢体强痉；面白唇暗，四肢不温，静卧不烦；舌苔白腻，脉沉滑。饮食以温阳化痰、开窍醒神为主。

3. 脱证 突然昏仆，不省人事，目合口张，鼻鼾息微，手撒遗尿；汗多不止，四肢冰冷；舌痿，脉微欲绝。饮食以回阳固脱为主。

二、推荐食材

（一）菜类

蜜环菌 详见本章第八节。

（二）干果

1. 向日葵花盘 详见本章第八节。

2. 枸杞子 详见本章第二节。

（三）花、茶类

1. 槐胶 为豆科槐属植物槐的树脂。

【性味归经】味苦，性微寒。归肝经。

【功能】平肝息风。

【主治】中风，破伤风，风热耳聋。

【用法用量】入丸、散，0.3～1.5g。

【宜忌】血虚气滞者禁用。

2. 槐花 为豆科槐属植物槐的花及花蕾。

【别名】槐蕊。

【性味归经】味苦，性微寒。归肝、大肠经。

【功能】凉血止血，清肝明目。

【主治】肠风便血，痔疮下血，赤白痢，血淋，崩漏，吐血，衄血，疮疡肿毒。并可预防中风。

【用法用量】煎汤，5～10g；或入丸、散。

【宜忌】脾胃虚寒及阴虚发热而无实火者慎服。

3. 槐白皮　为豆科槐属植物槐的树皮或根皮的韧皮部。

【别名】槐皮。

【性味归经】味苦。

【功能】祛风除湿，生肌消肿。

【主治】中风，口疮，痔疮，阴疽湿疮，水火烫伤。

【用法用量】煎汤，6～15g。

4. 红花　详见本章第七节。

（四）肉禽类

1. 蕲蛇　为蝰科蝮蛇属动物尖吻蝮除去内脏的全体。

【别名】白花蛇。

【性味归经】味甘、咸，性温；有毒。归肝、脾经。

【功能】祛风通络止痉。

【主治】风湿顽痹，经脉拘挛，中风口㖞，半身不遂，小儿惊风，破伤风，杨梅疮，麻风，疥癣。

【用法用量】煎汤，3～10g；研末每次1～1.5g；浸酒熬膏或入丸、散。

【宜忌】阴虚内热及血虚生风者禁服。

2. 麝香　详见本章第七节。

3. 金环蛇　为眼镜蛇科金环蛇属动物金环蛇除去内脏的全体。

【别名】金蛇。

【性味归经】味咸，性温。归肝经。

【功能】祛风，除湿，通络，止痛。

【主治】风湿顽痹，肢体麻木，挛急疼痛，中风瘫痪，半身不遂。

【用法用量】煎汤，3～10g；或浸酒饮。

【宜忌】如属血燥筋枯之痹忌用。

4. 鹿肉　为鹿科鹿属动物梅花鹿或马鹿的肉。

【性味归经】味甘，性温。归脾、肾经。

【功能】益气助阳，养血祛风。

【主治】虚劳羸瘦，阳痿，腰脊酸痛，中风口㖞。

【用法用量】煮食，煎汤或熬膏；适量。

【宜忌】上焦有痰热，胃家有火，吐血属阴衰火盛者，慎服。

5. 眼镜蛇　为眼镜蛇科眼镜蛇属动物眼镜蛇除去内脏的全体。

【别名】蝙蝠蛇等。

【性味归经】味甘、咸，性温；有毒。归肝、肾经。

【功能】祛风通络止痛。

【主治】风湿痹痛，中风瘫痪，小儿麻痹症。

【用法用量】煎汤，3~8g；或浸酒饮。

【宜忌】血虚筋骨失养者及孕妇忌用。

6. 乌梢蛇　为游蛇科乌梢蛇属动物乌梢蛇除去内脏的全体。

【别名】乌蛇。

【性味归经】味甘，性平。归肺、脾、肝经。

【功能】祛风湿，通经络，止痉。

【主治】风湿顽痹，肌肤麻木，筋脉拘挛，身体瘫痪，破伤风，麻风，风疹疥癣。

【用法用量】煎汤或研末，入丸剂、浸酒服。

【宜忌】血虚生风者慎用。

7. 白僵蚕　为蚕蛾科蚕属动物家蚕蛾的幼虫感染白僵菌而僵死的全虫。

【别名】僵蚕等。

【性味归经】味辛、咸，性平。归肝、肺、胃经。

【功能】祛风止痉，化痰散结，解毒利咽。

【主治】惊痫抽搐，中风口眼㖞斜，偏正头痛，咽喉肿痛，瘰疬，疔腮，风疹，疮毒。

【用法用量】煎汤，3~10g；研末，1~3g；或入丸、散。

【宜忌】恶桑螵蛸、桔梗、茯苓、茯神、萆薢。血虚惊风者慎服。女子崩中、产后余痛非风寒客入者不宜用。

8. 羊血　为牛科山羊属动物山羊或绵羊属动物绵羊的血。

【性味归经】味咸，性平。

【功能】补血，止血，散瘀，解毒。

【主治】妇女血虚中风，月经不调，崩漏，产后血晕，吐血，衄血，便血，痔血，尿血，跌打损伤。

【用法用量】鲜血，热饮或煮食，30~50g；干血，烊冲，每次6~9g，每日15~30g。

【宜忌】服地黄、何首乌诸补药者忌之。

9. 鸡血　为雉科雉属动物家鸡的血液。

【性味归经】味咸，性平。归肝、心经。

【功能】祛风，活血，通络，解毒。

【主治】小儿惊风，口面㖞斜，目赤流泪，木舌舌胀，中恶腹痛，痿痹，跌打骨折，痘疮不起，妇女下血不止，痈疽疮癣，毒蛇咬伤。

【用法用量】生血热饮每次20mL；每日2次。

10. 驴头　详见本章第八节。

（五）水产品

1. 对虾　为对虾科对虾属动物中国对虾、长毛对虾、墨吉对虾、斑节对虾等多种对虾的肉或全体。

【别名】海虾等。

【性味归经】味甘、咸，性温。

【功能】补肾兴阳，滋阴息风。

【主治】肾虚阳痿，阴虚风动，手足搐搦，中风半身不遂，乳疮，溃疡日久不敛。

【用法用量】煎汤，15～30g；煮食或浸酒。

2. 鳝鱼血　为合鳃科鳝属动物黄鳝的血。

【性味归经】味咸、甘，性平。

【功能】祛风通络，活血，壮阳，解毒，明目。

【主治】口眼㖞斜，跌打损伤，阳痿，耳痛，癣，痔瘘，目翳。

【用法用量】和药为丸，适量。

3. 鳖血　为鳖科鳖属动物中华鳖和山瑞鳖的新鲜血液。

【性味归经】味甘、咸，性平。

【功能】滋阴清热，活血通络。

【主治】虚劳潮热，阴虚低热，胁痛，口眼㖞斜，脱肛。

【用法用量】鲜饮，20～100mL；或入丸剂。

（六）水果

1. 樱桃　为蔷薇科樱属植物樱桃的果实。

【别名】含桃。

【性味归经】味甘、酸，性温。脾、肾经。

【功能】补脾益肾。

【主治】脾虚泄泻，肾虚遗精，腰腿疼痛，四肢不仁，瘫痪。

【用法用量】煎汤，30～150g；或浸酒。

【宜忌】不宜多食。

2. 阳桃根　为酢浆草科阳桃属植物阳桃的根或根皮。

【性味归经】味酸、涩，性平。

【功能】祛风除湿，行气止痛，涩精止带。

【主治】风湿痹痛，骨节风，瘫痪不遂，慢性头风，心胃气痛，遗精，白带。

【用法用量】煎汤，15～30g（鲜品加倍）；或浸酒。

（七）其他

1. 酒　详见本章第七节。

2. 蜈蚣　为蜈蚣科蜈蚣属动物少棘蜈蚣和多棘蜈蚣的全体。

【别名】百脚等。

【性味归经】味辛，性温；有毒。归肝经。

【功能】祛风，定惊，攻毒，散结。

【主治】中风，惊痫，破伤风，风湿顽痹，疮疡，瘰疬，毒蛇咬伤。

【用法用量】煎汤，2～5g；研末，0.5～1g；或入丸、散。

【宜忌】本品有毒，用量不可过大。血虚生风者及孕妇禁服。

三、推荐食方

1. 酸枣仁粥

【方剂来源】《太平圣惠方》。

【组成】酸枣仁半两（炒令黄，研末，以酒三合浸汁），粳米三合。

【用法】先以粳米煮作粥，临熟下酸枣仁汁，更煮三五沸。空腹食之。

【适应证】中风，筋骨风冷顽痹，心脏烦热，虚烦不得睡卧，老年性失眠，心悸怔忡，自汗盗汗。

2. 补益大枣粥

【方剂来源】《圣济总录》。

【组成】大枣七枚（无核），青粱粟米二合。

【用法】以水三升半，先煮枣取一升半，去滓投米，煮粥食之。

【适应证】中风，惊恐虚悸，四肢沉重。

第十节　胃痛

胃痛，又称胃脘痛，是以上腹胃脘部近心窝处疼痛为主症的病证。临床主要表现为上腹部疼痛不适。胃痛的发生主要由外邪犯胃、饮食伤胃、情志不畅和脾胃素虚等，导致胃气郁滞，胃失和降而致。

西医学中急性胃炎、慢性胃炎、胃溃疡、十二指肠溃疡等病以上腹部疼痛为主要症状者，属于中医学胃痛范畴，均可参照本病辨证施食。

一、辨证分型

1. 寒邪客胃　胃痛暴作，恶寒喜暖、得温痛减、遇寒加重，口淡不渴，或喜热饮；舌淡苔薄白，脉弦紧。饮食以温胃散寒、行气止痛为主。

2. 宿食积滞　胃脘疼痛，胀满拒按，嗳腐吞酸，或呕吐不消化食物，其味腐臭，吐后痛减，不思饮食，大便不爽，得矢气及便后稍舒；舌苔厚腻，脉滑。饮食以消食导滞、和胃止痛为主。

3. 肝胃郁热　胃脘灼痛，烦躁易怒，烦热不安，胁胀不舒，泛酸嘈杂，口干口苦；舌红苔黄，脉弦或数。饮食以平逆散火、泄热和胃为主。

4. 肝气犯胃　胃脘胀痛，痛连两胁，遇烦恼则痛作或痛甚，嗳气、矢气则痛舒，胸闷嗳气，喜长叹息，大便不畅；舌苔多薄白，脉弦。饮食以疏肝解郁、理气止痛为主。

5. 湿热中阻　胃脘疼痛，痛势急迫，脘闷灼热，口干口苦，口渴而不欲饮，纳呆恶心，小便色黄，大便不畅；舌红，苔黄腻，脉滑数。饮食以清化湿热、理气和胃为主。

6. 瘀血停滞　胃脘刺痛，痛有定处，按之痛甚，食后加剧，入夜尤甚，或见吐血、黑便；舌质紫暗或有瘀斑，脉涩。饮食以化瘀通络、理气和胃为主。

7. 胃阴不足　胃脘隐隐灼痛，似饥而不欲食，口燥咽干，五心烦热，消瘦乏力，口渴思饮，大便干结；舌红少津，脉细数。饮食以养阴益胃、和中止痛为主。

8. 脾胃虚寒　胃痛隐隐，绵绵不休，喜温喜按，空腹痛甚，得食则缓，劳累或受凉后发作或加重，泛吐清水，神疲纳呆，四肢倦怠，手足不温，大便溏薄；舌淡苔白，脉虚弱或迟缓。饮食以温中健脾、和胃止痛为主。

二、推荐食材

（一）菜类

1. 大百解薯　为马兜铃科马兜铃属植物广西马兜铃的块根。

【别名】圆叶马兜铃、大青木香。

【性味归经】味苦，性寒；有小毒。归心、胃、大肠经。

【功能】理气止痛，清热解毒，止血。

【主治】痉挛性胃痛、腹痛，急性胃肠炎，胃及十二指肠溃疡，痢疾，跌打损伤，疮疡肿毒，蛇咬伤，骨结核，外伤出血。

【用法用量】煎汤，6～9g；研末，1.5～3g。

2. 小茴香　为伞形科茴香属植物茴香的果实。

【别名】香子等。

【性味归经】味辛，性温。归肝、肾、膀胱、胃经。

【功能】温肾暖肝，行气止痛，和胃。

【主治】寒疝腹痛，睾丸偏坠，脘腹冷痛，食少吐泻，胁痛，肾虚腰痛，痛经。

【用法用量】煎汤，3～6g；或入丸、散。

【宜忌】阴虚火旺者禁服。

3. 甘蓝　为十字花科芸薹属植物甘蓝的叶。

【别名】洋白菜。

【性味归经】味甘，性平。归肝、胃经。

【功能】清热利湿，止痛，益肾通络。

【主治】黄疸，胃脘胀痛，关节不利。

【用法用量】绞汁饮，或适量凉拌、煮食。

4. 南瓜藤　为葫芦科南瓜属植物南瓜的茎。

【性味归经】味甘、苦，性凉。归肝、胃、肺经。

【功能】清肺，平肝，和胃，通络。

【主治】肺痨低热，肝胃气痛，月经不调，火眼赤痛，水火烫伤。

【用法用量】煎汤，15～30g；或切断取汁。

5. 蒙自水芹　为伞形科水芹属植物蒙自水芹的全草。

【别名】水芹菜等。

【性味归经】味辛、微甘，性平。归胃、脾、膀胱经。

【功能】健胃消积，利尿，消肿。

【主治】慢性胃炎，食积胃痛，白浊，淋痛，跌打肿痛，血虚风毒。

【用法用量】煎汤，10～20g；或捣汁。

6. 椿白皮　为楝科香椿属植物香椿的树皮或根皮。

【别名】香椿皮。

【性味归经】味苦、涩，性微寒。归大肠、胃经。

【功能】清热燥湿，止血，杀虫。

【主治】泄泻，痢疾，吐血，胃及十二指肠溃疡，肠风便血，崩漏，带下，蛔虫病，丝虫病，疥疮癣癞。

【用法用量】煎汤，6～15g；或入丸、散。

【宜忌】泻痢初起及脾胃虚寒者慎服。

7. 辣椒　为茄科辣椒属植物辣椒的果实。

【别名】番椒。

【性味归经】味辛，性热。归脾、胃经。

【功能】温中散寒，下气消食。

【主治】胃寒气滞，脘腹胀痛，呕吐，泻痢，风湿痛，冻疮。

【用法用量】入丸、散，1～3g。

【宜忌】阴虚火旺者及诸出血者禁服；咳嗽、目疾者忌服；久食发痔。

8. 紫苏叶　详见本章第一节。

9. 马铃薯　为茄科茄属植物马铃薯的块茎。

【别名】洋芋、土豆等。

【性味归经】味甘，性平。

【功能】和胃健中，解毒消肿。

【主治】胃痛，痄腮，痈肿，湿疹，烫伤。

【用法用量】煮食或煎汤。

（二）干果

1. 大枣　详见本章第六节。

2. 柿蒂　为柿科柿树属植物柿的宿存花萼。

【别名】柿子把。

【性味归经】味苦、涩，性平。归胃经。

【功能】降逆下气。

【主治】呃逆，噫气，反胃。

【用法用量】煎汤，5～10g；或入散剂。

（三）谷物

黍米　详见本章第二节。

（四）花、茶类

1. 丁香露　为桃金娘科丁香属植物丁香的干燥花蕾的蒸馏液。

【性味归经】味微辛，性微温。归肺、脾、胃经。

【功能】温胃止痛，理气止痛。

【主治】寒痹胃痛。

【用法用量】隔水炖温饮，30～60g。

2. 刺玫花　为蔷薇科蔷薇属植物山刺玫的花。

【性味归经】味酸、甘，性平。

【功能】理气和胃，止咳。

【主治】气滞胃痛，月经不调，痛经，崩漏，吐血，肋间神经痛。

【用法用量】煎汤，3～6g。

3. 苏铁花　为苏铁科苏铁属植物苏铁的花（大孢子叶）。

【别名】铁树花等。

【性味归经】味甘、淡，性平。

【功能】理气祛湿，活血止血，益肾固精。

【主治】胃痛，慢性肝炎，风湿疼痛，跌打损伤，咯血，吐血，痛经，遗精，带下。

【用法用量】煎汤，15～60g。

4. 油茶根　为山茶科山茶属植物油茶的根或根皮。

【性味归经】味苦，性平；有小毒。

【功能】清热解毒，理气止痛，活血消肿。

【主治】咽喉肿痛，胃痛，牙痛，跌打伤痛，水火烫伤。

【用法用量】煎汤，15～30g。

5. 梅花　为蔷薇科杏属植物绿萼梅的花蕾。

【别名】白梅花、绿萼梅、绿梅花。

【性味归经】味苦、微甘、微酸，性凉。归肝、胃、肺经。

【功能】疏肝解郁，开胃生津，化痰。

【主治】肝胃气痛，胸闷，梅核气，暑热烦渴，食欲不振，妊娠呕吐，瘰疬痰核，痘疹。

【用法用量】煎汤，2～6g；或入丸、散。

6. 郁金香　为百合科郁金香属植物郁金香的花。

【别名】郁香等。

【性味归经】味辛、苦，性平。

【功能】化湿辟秽。

【主治】胸脘满闷，腹胀痛，口臭。

【用法用量】煎汤，3～5g。

7. 丁香油　为桃金娘科丁香属植物丁香的干燥花蕾经蒸馏所得的挥发油，古代多为母丁香所榨出之油。

【性味归经】味甘、辛，性大热。

【功能】暖胃，降逆，温肾，止痛。

【主治】胃寒胀痛，呃逆，吐泻，疝痛，痹痛，牙痛，口臭。

【用法用量】以少许滴入汤剂中或和酒饮。

8. 蒲公英　详见本章第二节。

（五）肉禽类

1. 猬肉　为猬科刺猬属动物刺猬或大耳猬的肌肉。

【性味归经】味甘，性平。

【功能】降逆和胃，生肌敛疮。

【主治】反胃，胃痛，食少，痔漏。

【用法用量】炙食或煮食，0.5～1只。

2. 蚶　为蚶科魁蚶属动物魁蚶、泥蚶属动物泥蚶及魁蚶属动物毛蚶的肉。

【性味归经】味甘，性温。归脾、胃经。

【功能】补气养血，温中健胃。

【主治】痿痹，胃痛，消化不良，下痢脓血。

【用法用量】煎汤，10～30g。

【宜忌】不可多食；内有湿热者慎服。

3. 蛤蜊粉　为蛤蜊科蛤蜊属动物四角蛤蜊等的贝壳，经加工制成的粉。

【别名】蛤粉等。

【性味归经】味咸，性寒。归肺、肾、肝经。

【功能】清热，化痰，利湿，软坚。

【主治】胃痛，痰饮喘咳，水气浮肿，小便不通，遗精，白浊，崩中，带下，痈肿，瘿瘤，烫伤。

【用法用量】煎汤，50～100g；或入丸、散，3～10g。

【宜忌】脾胃虚寒者宜少用，或加益脾胃药同用为宜。

（六）水产品

1. 鰕虎鱼　为鰕虎鱼科刺鰕虎鱼属动物刺鰕虎鱼的肉。

【别名】鲨。

【性味归经】味甘、咸，性平。归脾、胃经。

【功能】温中益气，补肾壮阳。

【主治】虚寒腹痛，胃痛，疳积，消化不良，阳痿，遗精，早泄，小便淋沥。

【用法用量】煎汤，30～90g。

【宜忌】不宜久食。

2. 鲤鱼　为鲤科鲤属动物鲤的肉或全体。

【别名】赤鲤鱼。

【性味归经】味甘，性平。归脾、肾、胃、胆经。

【功能】健脾和胃，下气利水，通乳，安胎。

【主治】胃痛，泄泻，水湿肿满，小便不利，脚气，黄疸，止渴；生者主水肿脚满，下气。

【用法用量】蒸汤或煮食，100～240g。

【宜忌】风热者慎用。

3. 羌活鱼　为小鲵科山溪鲵属动物山溪鲵的全体。

【别名】杉木鱼等。

【性味归经】味辛、咸，性平。归肝、脾经。

【功能】行气止痛。

【主治】肝胃气痛，跌打损伤。

【用法用量】煎汤，90～150g；或研末2～3g。

【宜忌】无气滞作痛者忌用。

4. 比目鱼　为鲽科木叶鲽属动物木叶鲽、牙鲆科牙鲆属动物牙鲆、舌鳎科舌鳎属动物短吻舌鳎及其近缘种的肉。

【别名】版鱼等。

【性味归经】味甘，性平。

【功能】健脾益气，解毒。

【主治】脾胃虚弱，消化不良，急性胃肠炎。

【用法用量】煮食，100～200g。

【宜忌】不宜多服。

5. 文鳐鱼　为飞鱼科燕鳐鱼属动物多种燕鳐鱼的肉。

【别名】鳐等。

【性味归经】味甘、酸，性温。

【功能】催产，止痛，解毒消肿。

【主治】难产，胃痛，血痢腹痛，疝痛，乳疮，痔疮。

【用法用量】烧存性研末。

（七）水果

1. 荔枝核　为无患子科荔枝属植物荔枝的种子。

【别名】荔核。

【性味归经】味甘、微苦，性温。归肝、肾、胃经。

【功能】理气止痛，祛寒散滞。

【主治】疝气痛，睾丸肿痛，胃脘痛，痛经及产后腹痛。

【用法用量】煎汤，6～10g；或研末，1.5～3g；或入丸、散。

2. 杨梅　为杨梅科杨梅属植物杨梅的果实。

【别名】假梅等。

【性味归经】味甘、酸，性温。归脾、胃、肝经。

【功能】生津止渴，和中消食，解酒，涩肠，止血。

【主治】烦渴，呕吐，呃逆，胃痛，食欲不振，食积腹痛，饮酒过度，腹泻，痢疾，衄血，头痛，跌打损伤，骨折，烫火伤。

【用法用量】煎汤，15～30g；烧灰或盐藏。

【宜忌】多食损牙。

3. 花楸果　详见本章第二节。

（八）其他

1. 草豆蔻　为姜科山姜属植物草豆蔻的种子团。

【别名】豆蔻等。

【性味归经】味辛，性温。归脾、胃经。

【功能】温中燥湿，行气健脾。

【主治】寒湿阻滞脾胃之脘腹冷痛，痞满作胀，呕吐，泄泻，食谷不化，痰饮，脚气，瘴疟，口臭。

【用法用量】煎汤，3～6g，宜后下；或入丸、散。

【宜忌】阴虚血少、津液不足禁服，无寒湿者慎服。

2. 胡荽　详见本章第一节。

3. 花椒　详见本章第四节。

4. 陈皮　为芸香科柑橘属植物橘及其栽培变种的成熟果皮。

【别名】橘皮等。

【性味归经】味辛、苦，性温。归脾、胃、肺经。

【功能】理气调中，降逆止呕，燥湿化痰。

【主治】胸膈满闷，脘腹胀痛，不思饮食，呕吐，哕逆，咳嗽痰多，乳痈初起。

【用法用量】煎汤，3~10g；或入丸、散。

【宜忌】气虚、阴虚者慎服。

5. 红豆蔻　为姜科山姜属植物大高良姜的果实。

【别名】良姜子等。

【性味归经】味辛，性温。归脾、胃、肺经。

【功能】温中燥湿，醒脾消食。

【主治】脘腹冷痛，食积腹胀，呕吐泄泻，噎膈反胃，痢疾。

【用法用量】煎汤，3~6g；或研末。

【宜忌】阴虚有热者禁服。

6. 大叶花椒根　为芸香科花椒属植物蚬壳花椒的根。

【性味归经】味苦、辛，性温。

【功能】散寒，理气，活血。

【主治】风湿痹痛，胃脘冷痛，寒疝腹痛，跌打损伤。

【用法用量】煎汤，9~15g；或浸酒。

7. 山胡椒　详见本章第四节。

8. 山胡椒根　为樟科山胡椒属植物山胡椒的根。

【别名】牛筋树根。

【性味归经】味苦、辛，性温。

【功能】祛风通络，利湿消肿，化痰止咳。

【主治】风湿痹痛，跌打损伤，胃脘疼痛，支气管炎，水肿。

【用法用量】煎汤，15~30g；或浸酒。

9. 八角茴香　为八角科八角植物八角茴香的果实。

【别名】八角香、八角、大料等。

【性味归经】味辛、甘，性温。归肝、肾、脾、胃经。

【功能】散寒，理气，止痛。

【主治】寒疝腹痛，腰膝冷痛，胃寒呕吐，脘腹疼痛，寒湿脚气。

【用法用量】煎汤，3~6g；或入丸、散。

【宜忌】火旺者禁服。

10. 胡椒　为胡椒科胡椒属植物胡椒的果实。

【别名】浮椒。

【性味归经】味辛，性热。归胃、大肠、肝经。

【功能】温中散寒，下气止痛，止泻，开胃，解毒。

【主治】胃寒疼痛，呕吐，受寒泄泻，食欲不振，中鱼蟹毒。

【用法用量】煎汤，1～3g；或入丸、散。

【宜忌】热病及阴虚有火者禁服。孕妇慎服。

11. 花椒根　为芸香科花椒属植物花椒的根。

【性味归经】味辛，性热；有小毒。

【功能】散寒，除湿，止痛，杀虫。

【主治】虚寒血淋，风湿痹痛，胃痛，牙痛，痔疮，湿疮，脚气，蛔虫病。

【用法用量】煎汤，9～15g。

【宜忌】血淋色鲜者勿服。

12. 黑及草　为龙胆科花锚属植物椭圆叶花锚的全草。

【别名】黑耳草、四棱草等。

【性味归经】味苦，性寒。

【功能】清热解毒，疏肝利胆，疏风止痛。

【主治】急性、慢性肝炎，胆囊炎，肠胃炎，流感，咽喉痛，牙痛，脉管炎，外伤感染发热，中暑腹痛，外伤出血。

【用法用量】煎汤，10～15g；或炖肉食。

13. 砂茴香子　为伞形科阿魏属植物硬阿魏的种子。

【别名】沙前胡子。

【性味归经】味苦、辛，性微寒。

【功能】理气健胃。

【主治】消化不良，急性、慢性胃炎。

【用法用量】研末，1～3g。

14. 天山花楸　详见本章第二节。

15. 佛手柑　详见本章第七节。

16. 佛手柑根　为芸香科柑橘属植物佛手的根。

【性味归经】味辛、苦，性平。

【功能】理气宽胸，化痰消胀。

【主治】脾大，十二指肠溃疡，癫痫。

【用法用量】煎汤，15～30g。

三、推荐食方

1. 杏仁粉

【方剂来源】《北京市中药成方选集》。

【组成】白米八百两，甜杏仁（去皮）四百八十两。

【用法】先将白米轧面，蒸熟，再轧面，将杏仁串入，再加白糖六百四十两，混合均匀，每包重一两六钱，纸袋封用。每袋分两次，热开水冲服。

【适应证】脾胃不和，饮食无味，胸膈堵闷，咳嗽痰盛。

2. 辟寒汤

【方剂来源】《普济方》卷二十三引《十便良方》。

【组成】茴香三两，高良姜二两，丁香一分，甘草二两（锉），白盐三两（同甘草炒），胡椒五钱。

【用法】上为细末。每服一钱，沸汤点服，不拘时候。

【适应证】脾寒胃弱，呕逆恶心，腹胁胀痛。

第十一节　呕吐

呕吐是由于胃失和降、气逆于上，迫使胃内容物从口而出的病证。古代文献将呕与吐进行了区别：有物有声谓之呕，有物无声谓之吐，无物有声谓之干呕。临床呕与吐常同时发生，很难截然分开，故统称为"呕吐"。呕吐可以单独出现，亦可伴见于多种急慢性疾病中。胃居中焦，为仓廪之官，主受纳和腐熟水谷，其气下行，以和降为顺。外邪犯胃、饮食不节、情志失调、素体脾胃虚弱等病因，扰动胃腑或胃虚失和，气逆于上则出现呕吐。呕吐病位在胃，与肝脾关系密切，其基本病机为胃失和降，胃气上逆。脾主运化，以升为健，与胃互为表里，若脾阳素虚；或饮食所伤，则脾失健运，饮食难化；或水谷不归正化，聚湿为痰为饮，停蓄于胃，胃失和降而为吐。肝主疏泄，有调节脾胃升降的功能，若情志所伤，肝气郁结；或气郁化火，横逆犯胃，胃气上逆，亦可致吐。

西医学中的急性及慢性胃炎、幽门梗阻、食源性呕吐、神经性呕吐、十二指肠壅积症等可参照本病辨证施食。

一、辨证分型

1. 外邪犯胃证　突然呕吐，频频泛恶，胸脘痞闷，或心中懊恼，伴有恶寒发热，头身疼痛；舌苔白腻，脉濡。饮食以疏邪解表、化浊和中、降逆止呕为主。

2. 饮食停滞证　呕吐酸腐量多，或吐出未消化的食物，嗳气厌食，脘腹胀满，得食更甚，吐后反快，大便秘结或溏泄，气味臭秽；舌苔厚腻，脉滑实有力。饮食以消食化滞、和胃降逆为主。

3. 痰饮内阻证　呕吐物多为清水痰涎；或胃部如囊裹水，胸脘痞闷，纳食不佳，头眩，心悸；或逐渐消瘦；或呕而肠鸣；舌苔白滑而腻，脉沉弦滑。饮食以温化痰饮、和胃降逆为主。

4. 肝气犯胃证　呕吐吞酸，或干呕泛恶，脘胁胀痛，烦闷不舒，嗳气频频，每因情志不遂而发作或加重；舌边红，苔薄腻或微黄，脉弦。饮食以疏肝和胃、降逆止呕为主。

5. 脾胃虚寒证　饮食稍多即欲呕吐，时发时止，食入难化，胸脘痞闷，不思饮食，面色㿠白，倦怠乏力，四肢不温，口干不欲饮或喜热饮，大便稀溏；舌质淡，苔薄白，脉濡弱或沉。饮食以温中健脾、和胃降逆为主。

6. 胃阴亏虚证　呕吐反复发作，或时作干呕，恶心，胃中嘈杂，似饥而不欲食，口燥咽干；舌红少津，苔少，脉细数。饮食以滋养胃阴、和胃降逆为主。

二、推荐食材

（一）菜类

1. 毛罗勒　为唇形科罗勒属植物毛罗勒的全草。

【别名】香菜等。

【性味归经】味辛，性温。

【功能】健脾化湿，祛风活血。

【主治】湿阻脾胃，纳呆腹痛，呕吐腹泻，外感发热，月经不调，跌打损伤，皮肤湿疹。

【用法用量】煎汤，9～15g。

2. 紫苏叶　详见本章第一节。

3. 辣椒　详见本章第十节。

4. 椿叶　为楝科香椿属植物香椿的叶。

【别名】椿木叶等。

【性味归经】味苦，性辛。归脾、胃经。

【功能】祛暑化湿，解毒，杀虫。

【主治】暑湿伤中，呕吐，泄泻，痢疾，痈疽肿毒，疥疮，白秃。

【用法用量】煎汤，鲜叶30～60g。

【宜忌】多食令人神昏、血气微；有宿疾者勿服。

5. 芥子　详见本章第四节。

（二）谷物

1. 白粱米　为禾本科狗尾草属植物粱或粟品种之一的种仁。

【别名】白米。

【性味归经】味甘，性微寒。归脾、胃经。

【功能】益气，和中，除烦止渴。

【主治】胃虚呕吐，烦渴。

【用法用量】煎汤，30～90g；或煮粥。

2. 粟米　为禾本科狗尾草属植物粱或粟的种仁。

【别名】谷子、白粟等。

【性味归经】味甘、咸，性凉；陈粟米味苦，性寒。归肾、脾、胃经。

【功能】和中，益肾，除热，解毒。

【主治】脾胃虚热，反胃呕吐，腹满食少，消渴，泻痢，烫火伤。陈粟米除烦，止痢，利小便。

【用法用量】煎汤，15～30g；或煮粥。

【宜忌】与杏仁同食，令人腹泻。

3. 黄粱米　为禾本科狗尾草属植物粱的种仁。

【别名】竹根米、黄米。

【性味归经】味甘，性平。归脾、胃经。

【功能】和中，利湿。

【主治】霍乱，呕吐，风湿痹痛。

【用法用量】煎汤，30～90g；或煮粥。

4. 麦芽　为禾本科大麦属植物大麦的发芽颖果。

【别名】大麦芽等。

【性味归经】味甘，性平。归脾、胃经。

【功能】消食化积，回乳。

【主治】食积，腹满泄泻，恶心呕吐，食欲不振，乳汁瘀积，乳房胀痛。

【用法用量】煎汤，10～15g；大剂量可用30～120g；或入丸、散。

【宜忌】妇女哺乳期禁服；无积滞者慎服。

（三）花、茶类

1. 丁香　为桃金娘科丁子香属植物丁香的花蕾。

【别名】丁子香、百里馨等。

【性味归经】味辛，性温。归脾、胃、肾经。

【功能】温中，降逆，暖胃。

【主治】胃寒呃逆，呕吐反胃，泻痢，脘腹冷痛，疝瘕，疝气，奔豚气，癣证。

【用法用量】煎汤，2～5g；或入丸、散。

【宜忌】阳热诸症及阴虚内热者禁服。

2. 梅花　详见本章第十节。

3. 金银花露　为忍冬科忍冬属植物忍冬及同属植物花蕾的蒸馏液。

【别名】金银露。

【性味归经】味甘，气芬香郁。

【功能】清热，祛暑，解毒。

【主治】暑热烦渴，恶心呕吐，热毒疮疖，痱子，胎毒。

【用法用量】隔水炖温饮，60～120g；或冲水代茶饮。

（四）水果

1. 杨梅　详见本章第十节。

2. 橙皮　详见本章第二节。

3. 橙子　详见本章第七节。

4. 榠樝子　为蔷薇科木瓜属植物毛叶木瓜的果实。

【别名】樝。

【性味归经】味酸、涩，性平。

【功能】和胃化湿，舒筋活络。

【主治】呕吐腹泻，腰膝酸痛，脚气肿痛，腓肠肌痉挛。

【用法用量】煎汤，5～10g。

【宜忌】伤人气，损齿、筋，不可多食。

5. 橘红　详见本章第二节。

6. 柚果　详见本章第二节。

（五）其他

1. 柏树果　为柏科柏木属植物柏木的球果。

【别名】柏树子。

【性味归经】味苦、甘，性平。

【功能】祛风，和中，安神，止血。

【主治】感冒发热，胃痛呕吐，烦躁，失眠，劳伤吐血等证。

【用法用量】煎汤，10～15g；或研末服。

2. 花椒　详见本章第四节。

3. 人参　详见本章第四节。

4. 生姜　详见本章第一节。

5. 干姜　为姜科姜属植物姜根茎的干燥品。

【性味归经】味辛，性热。归脾、胃、心、肺经。

【功能】温中散寒，回阳通脉，温肺化饮。

【主治】脘腹冷痛，呕吐，泄泻，亡阳厥逆，寒湿痹痛，寒饮喘咳。

【用法用量】煎汤，3～10g；或入丸、散。

【宜忌】阴虚内热、血热妄行者禁服。

6. 八角茴香　详见本章第十节。

7. 红豆蔻　详见本章第十节。

8. 草豆蔻　详见本章第十节。

9. 陈皮　详见本章第十节。

10. 胡椒　详见本章第十节。

三、推荐食方

1. 平胃丹

【方剂来源】《石室秘录》。

【组成】人参三钱，白术、薏仁、芡实各五钱，砂仁三粒，吴茱萸五分。

【用法】水煎服。

【适应证】肾虚呕吐。

2. 石斛清胃散

【方剂来源】《张氏医通》。

【组成】石斛、茯苓、橘皮、枳壳、扁豆、藿香、牡丹皮、赤芍各等份，甘草减半。

【用法】上为散。每服三四钱，加生姜一片，水煎服。

【适应证】麻疹后呕吐，胃虚不食，热滞。

3. 生姜粥

【方剂来源】《证类本草》卷八引《兵部手集方》。

【组成】母生姜二斤（捣烂）。

【用法】绞取汁，作粥服。

4. 加味理中汤

【方剂来源】《寿世保元》。

【组成】人参三钱，白术一钱五分，干姜一钱（炮），甘草、肉桂各八分，陈皮一钱五分。

【用法】上锉。加生姜三片，水煎，临服加木香（磨）一匙，姜汁少许同服。

【适应证】伤寒，直中阴经，腹痛，怕寒厥冷；或下利呕吐不渴。

5. 芦根汤

【方剂来源】《圣济总录》。

【组成】生芦根（锉）一两半，赤茯苓（去黑皮，细锉）、葛根（锉）、知母（焙干）、麦门冬（去心，焙）、淡竹叶（炙）各三分，甘草（炙，锉）半两。

【用法】上为粗末。每服五钱匕，用水一盏半，煎至八分，去滓，食后温服，近晚再服。

【适应证】风毒脚气，昏烦壮热，头痛，呕吐口干。

6. 吴茱萸汤

【方剂来源】《圣济总录》。

【组成】吴茱萸（汤浸，焙炒）、干姜（炮）各一两，甘草（炙）一两半。

【用法】上为粗末。每服二钱匕，水一盏，煎至七分，去滓温服，不拘时候。

【适应证】霍乱心腹痛，呕吐不止。

7. 茯苓汤

【方剂来源】《外台秘要》卷八引《延年秘录》。

【组成】茯苓三两，人参、生姜、橘皮、白术各二两。

【用法】上切，以水五升，煮取一升五合，去滓，分三次温服，中间任食。

【适应证】风痰气发，呕吐，烦闷不安，或吐痰水。

8. 厚朴汤

【方剂来源】《圣济总录》。

【组成】厚朴（去粗皮，涂生姜汁炙熟）三两，人参、陈橘皮（去白，焙）各一两。

【用法】上为粗末。每服五钱匕，水一盏半，同煎至八分，去滓温服。

【适应证】脾胃虚弱，气逆呕吐，不能下食。

第十二节　泄泻

泄泻是以排便次数增多、粪便稀溏，甚至泻出如水样为主要表现的病证。古代将大便溏薄而势缓者称为泄，大便清稀如水而势急者称为泻，现统称为"泄泻"。泄泻的病因主要为感受外邪，饮食所伤，情志不调，禀赋不足及年老体弱、大病久病之后脏腑虚弱。泄泻基本病机为脾虚湿盛，脾失健运，水湿不化，肠道清浊不分，传化失司。同时与肝、肾相关。

泄泻是一个病证，西医中器质性疾病，如急性肠炎、炎症性肠病、吸收不良综合征、肠道肿瘤、肠结核等，功能性疾病如肠易激综合征、功能性腹泻等以泄泻为主症的疾病均可参照本病辨证施食。

一、辨证分型

（一）暴泻

1. 寒湿内盛证　泄泻清稀，甚则如水样，脘闷食少，腹痛肠鸣；或兼恶寒，发热，头痛，肢体酸痛；舌苔白或白腻，脉濡缓。饮食以芳香化湿、解表散寒为主。

2. 湿热中阻证　泄泻腹痛，泻下急迫；或泻而不爽，粪色黄褐臭秽，肛门灼热，烦热口渴，小便短黄；舌质红，苔黄腻，脉滑数或濡数。饮食以清热燥湿、分消止泻为主。

3. 食滞肠胃证　腹痛肠鸣，泻下粪便臭如败卵，泻后痛减，脘腹胀满，嗳腐酸臭，不思饮食；舌苔垢浊或厚腻，脉滑。饮食以消食导滞、和中止泻为主。

（二）久泻

1. 肝气乘脾证　平时心情抑郁；或急躁易怒，每因抑郁恼怒，或情绪紧张而发泄泻，伴有胸胁胀闷，嗳气食少，腹痛攻窜，肠鸣矢气；舌淡红，脉弦。饮食以抑肝扶脾为主。

2. 脾胃虚弱证　大便时溏时泻，迁延反复，稍进油腻食物则大便溏稀，次数增加；或完谷不化，伴食少纳呆，脘闷不舒，面色萎黄，倦怠乏力；舌质淡，苔白，脉细弱。饮食以健脾益气、化湿止泻为主。

3. 肾阳虚衰证　黎明前腹部作痛，肠鸣即泻，泻后痛减，完谷不化，腹部喜暖喜按，形寒肢冷，腰膝酸软；舌淡苔白，脉沉细。饮食以温肾健脾、固涩止泻为主。

二、推荐食材

（一）菜类

1. 千屈菜　为千屈菜科千屈菜属植物千屈菜的全草。

【别名】对叶莲、对牙草等。

【性味归经】味苦，性寒。

【功能】清热解毒，收敛止血。

【主治】痢疾，泄泻，便血，血崩，疮疡溃烂，吐血，衄血，外伤出血。

【用法用量】煎汤，10～30g。

【宜忌】孕妇忌用。

2. 冬瓜皮　为葫芦科冬瓜属植物冬瓜的外层果皮。

【别名】白瓜皮等。

【性味归经】味甘，性微寒。归肺、脾、小肠经。

【功能】清热利水，消肿。

【主治】水肿，小便不利，泄泻，疮肿。

【用法用量】煎汤，15～30g。

【宜忌】因营养不良而致虚肿者慎用。

3. 苋根　为苋科苋属植物苋的根。

【别名】地筋。

【性味归经】味辛，性微寒。

【功能】清热解毒，散瘀止痛。

【主治】痢疾，泄泻，痔疮，牙痛，漆疮，阴囊肿痛，跌打损伤，崩漏，带下。

【用法用量】煎汤，9～15g；鲜品，15～30g；或浸酒。

4. 椿白皮 详见本章第十节。

5. 簕苋菜 为苋科苋属植物刺苋的全草或根。

【别名】刺苋。

【性味归经】味甘，性微寒。

【功能】凉血止血，清热利湿，解毒消痈。

【主治】胃出血，便血痔血，胆囊炎，胆石症，痢疾，湿热泄泻，带下，小便涩痛，咽喉肿痛，湿疹，痈肿，牙龈糜烂，蛇咬伤。

【用法用量】煎汤，9～15g；鲜品，30～60g。

【宜忌】虚痢日久及孕妇忌用。

6. 红木耳 为苋科植物血苋的全草。

【别名】一口红、汉宫秋、红靛、红叶苋等。

【性味归经】味甘、微苦，性凉。

【功能】凉血止血，清热利湿，解毒。

【主治】吐血，衄血，咯血，便血，崩漏，痢疾，泄泻，湿热带下，痈肿。

【用法用量】煎汤，15～30g；鲜品，30～60g；或捣汁。

【宜忌】孕妇忌用。

7. 莱菔 详见本章第二节。

8. 莱菔叶 为十字花科莱菔属植物莱菔的基生叶。

【别名】萝卜叶、莱菔菜、萝卜缨、莱菔甲、莱菔英。

【性味归经】味辛、苦，性平。

【功能】消食理气，清肺利咽，散瘀消肿。

【主治】食积气滞，脘腹痞满，呃逆，吐酸，泄泻，痢疾，咳痰，暗哑，咽喉肿痛，乳房胀痛，乳汁不通，外治损伤瘀肿。

【用法用量】煎汤，10～15g；或研末；或鲜叶捣汁。

9. 菱 为菱科菱属植物菱、乌菱、无冠菱及格菱等的果肉。

【别名】水栗、菱角、水菱、沙角、菱实。

【性味归经】味甘，性凉。归脾、胃经。

【功能】健脾益胃，除烦止渴，解毒。

【主治】脾虚泄泻，暑热烦渴，消渴，饮酒过度，痢疾。

【用法用量】煎汤，9～15g，大剂量可用至60g。

【宜忌】脾胃虚寒、中焦气滞者慎服。

10. 黄花母根 为锦葵科黄花稔属植物白背黄花稔的根。

【别名】土黄芪、胶黏根。

【性味归经】味辛，性凉。归肺、肝、大肠经。

【功能】清热利湿，生肌排脓。

【主治】湿热痢疾，泄泻，黄疸，疮痈难溃；或溃后不易收口。

【用法用量】煎汤，15～30g；鲜品可用60～90g。

11. 山药　详见本章第四节。

12. 芋叶　为天南星科芋属植物芋的叶片。

【别名】芋苗等。

【性味归经】味辛、甘，性平。

【功能】止泻，敛汗，消肿，解毒。

【主治】泄泻，自汗，盗汗，痈疽肿毒，黄水疮，蛇虫咬伤。

【用法用量】煎汤，15～30g；鲜品，30～60g。

13. 鹿衔草　详见本章第二节。

14. 猪苓　为多孔菌科多孔菌属真菌猪苓的菌核。

【别名】猪茯苓等。

【性味归经】味甘、淡，性平。归脾、肾、膀胱经。

【功能】利水渗湿。

【主治】小便不利，水肿胀满，泄泻，淋浊，带下，脚气浮肿。

【用法用量】煎汤，10～15g；或入丸、散。

【宜忌】无水湿者禁用，以免伤阴。

15. 菟丝子　详见本章第八节。

16. 椿叶　为楝科香椿属植物香椿的叶。

【别名】椿木叶等。

【性味归经】味辛、苦，性平。归脾、胃经。

【功能】祛暑化湿，解毒，杀虫。

【主治】暑湿伤中，呕吐，泄泻，痢疾，痈疽肿毒，疥疮，白秃。

【用法用量】煎汤，鲜叶30～60g。

【宜忌】多食令人神昏、血气微；有宿疾者勿服。

17. 葛根　详见本章第一节。

18. 玉米轴　为禾本科玉蜀黍属植物玉蜀黍的穗。

【性味归经】味甘，性平。

【功能】健脾利湿。

【主治】泄泻，小便不利，水肿，脚气，小儿夏季热，消化不良，口舌糜烂。

【用法用量】煎汤；煅存性，研末冲。

（二）干果

1. 橡实　为壳斗科栎属植物麻栎或辽东栎的果实。

【别名】橡栗。

【性味归经】味苦、涩，性微温。归脾、大肠、肾经。

【功能】收敛固涩，止血，解毒。

【主治】泄泻痢疾，便血痔血，脱肛，小儿疝气，疮痈久溃不敛，乳腺炎，睾丸炎，面黯。

【用法用量】煎汤，3～10g；或入丸、散，每次1.5～3g。

【宜忌】湿热初泻、初痢者禁服。

2. 山芝麻　详见本章第一节。

3. 榛子　为桦木科榛属植物榛、川榛、毛榛的种仁。

【别名】槌子。

【性味归经】味甘，性平。归脾、胃经。

【功能】健脾和胃，润肺止咳。

【主治】病后体弱，脾虚泄泻，食欲不振，咳嗽。

【用法用量】煎汤，30～60g；或研末。

4. 野菱　为菱科菱属植物野菱和细果野菱的坚果。

【别名】刺菱。

【性味归经】味甘，性平。归脾、胃经。

【功能】补脾健胃，解毒消肿。

【主治】脾胃虚弱，痢疾，泄泻，酒精中毒，疮肿。

【用法用量】煎汤，30～60g。

【宜忌】不宜过食，以免腹胀。

5. 栗子　为壳斗科栗属植物板栗的种仁。

【别名】板栗、栗实、栗果、大栗等。

【性味归经】味甘、微咸，性平。

【功能】益气健脾，补肾强筋，活血消肿，止血。

【主治】脾虚泄泻，反胃呕吐，腰膝酸软，筋骨折伤肿痛，瘰疬，吐血，衄血，便血。

【用法用量】生吃；或煮食；或炒存性研末服。

【宜忌】患风水气不宜食。小儿不可多食。多食滞脾恋膈，风湿病禁用。外感未去、痞满、疳积、疟疾、产生、病人不饥、便秘者忌服。

（三）谷物

1. 籼米　为禾本科稻属植物稻（籼稻）的种仁。

【别名】粘米。

【性味归经】味甘，性温。归心、脾、肺经。

【功能】温中益气，健脾止泻。

【主治】脾胃虚寒泄泻。

【用法用量】煎汤，30～60g；或煮粥。

2. 高粱　详见本章第二节。

3. 糯米　为禾本科稻属植物糯稻的去壳种仁。

【别名】稻米。

【性味归经】味甘，性温。归脾、胃、肺经。

【功能】补中益气，健脾止泻，缩尿，敛汗，解毒。

【主治】脾胃虚寒泄泻，霍乱吐逆，消渴尿多，自汗，痘疮，痔疮。

【用法用量】煎汤，30~60g；或入丸、散；或煮粥。

【宜忌】湿热痰火及脾滞者禁服，小儿不宜多食。

4. 荞麦　为蓼科荞麦属植物荞麦的种子。

【别名】花麦等。

【性味归经】味甘、微酸，性寒。归脾、胃、大肠经。

【功能】健脾消积，下气宽肠，解毒敛疮。

【主治】肠胃积滞，泄泻，痢疾，绞肠痧，白浊，带下，自汗，盗汗，疱疹，丹毒，痈疽，发背，瘰疬，烫火伤。

【用法用量】入丸、散；或制面食服。

【宜忌】不宜久服；脾胃虚寒者禁服。

5. 绿豆皮　为豆科豇豆属植物绿豆的种皮。

【别名】绿豆壳、绿豆衣。

【性味归经】味甘，性寒。归肺、胃经。

【功能】清暑止渴，利尿解毒，退目翳。

【主治】暑热烦渴，泄泻，痢疾，水肿，痈肿，丹毒，目翳。

【用法用量】煎汤，9~30g；或研末。

6. 薏苡仁　详见本章第五节。

7. 菰米　为禾本科菰属植物菰的果实。

【别名】菰粱、黑米、茭米、菰实。

【性味归经】味甘，性寒。归胃、大肠经。

【功能】除烦止渴，和胃理肠。

【主治】心烦，口渴，大便不通，小便不利，小儿泄泻。

【用法用量】煎汤，9~15g。

8. 大麦　为禾本科大麦属植物大麦的颖果。

【别名】稞麦、牟麦、饭麦等。

【性味归经】味甘，性凉。归脾、肾经。

【功能】健脾和胃，宽肠，利水。

【主治】腹胀，食滞泄泻，小便不利。

【用法用量】煎汤，30~60g；或研末。

【宜忌】朱丹溪："大麦初熟，人多炒食，此物有火，能生热病。"

9. 麦芽　为禾本科大麦属植物大麦的发芽颖果。

【别名】大麦芽等。

【性味归经】味甘，性平。归脾、胃经。

【功能】消食化积，回乳。

【主治】食积，腹满泄泻，恶心呕吐，食欲不振，乳汁瘀积，乳房胀痛。

【用法用量】煎汤，10~15g；大剂量可用30~120g；或入丸、散。

【宜忌】妇女哺乳期禁服；无积滞者慎服。

10. 谷芽　为禾本科稻属植物稻的颖果经发芽而成。

【别名】稻芽、蘖米、谷蘖、稻蘖等。

【性味归经】味甘，性平。归脾、胃经。

【功能】消食化积，健脾开胃。

【主治】食积停滞，胀满泄泻，脾虚少食，脚气浮肿。

【用法用量】煎汤，10～15g；大剂量30g；或研末。

【宜忌】胃下垂者忌用。

11. 秫米　为禾本科狗尾草属植物粱或粟的种子之黏者。

【别名】众秫、糯秫、黄米。

【性味归经】味甘，性微寒。归肺、胃、大肠经。

【功能】祛风除湿，和胃安神，解毒敛疮。

【主治】疟疾寒热，筋骨挛急，泄泻痢疾，夜寐不安，肿毒，漆疮，冻疮，犬咬伤。

【用法用量】煎汤，9～15g，包煎；或煮粥，或酿酒。

【宜忌】小儿不宜多食。

（四）花、茶类

1. 玫瑰花　为蔷薇科蔷薇属植物玫瑰和重瓣玫瑰的花。

【别名】徘徊花等。

【性味归经】味甘、微苦，性温。归肝、脾经。

【功能】理气解郁，和血调经。

【主治】肝气郁结，脘胁胀痛，乳房作胀，月经不调，痢疾，泄泻，带下，跌打损伤，痈肿。

【用法用量】温饮，30～60g；或浸酒；或熬膏。

【宜忌】阴虚有火者勿用。

2. 苦丁茶　为冬青科冬青属植物枸骨、大叶冬青、苦丁茶冬青的嫩叶。

【性味归经】味甘、苦，性寒。归肝、肺、胃经。

【功能】疏风清热，明目生津。

【主治】风热头痛，齿痛，目赤，聤耳，口疮，热病烦渴，泄泻，痢疾。

【用法用量】煎汤，3～9g；或入丸剂。

【宜忌】脾胃虚寒者慎服。

3. 鸡冠花　为苋科青葙属植物鸡冠花的花序。

【别名】老来少等。

【性味归经】味甘、涩，性凉。归肝、肾经。

【功能】凉血止血，止带，止泻。

【主治】出血诸症，带下，泄泻，痢疾。

【用法用量】煎汤，9～15g；或入丸、散。

【宜忌】忌鱼腥猪肉。湿滞未尽者，不宜早用。

4. 黄牛茶　详见本章第一节。

5. 滇山茶　为山茶科山茶属植物滇山茶的叶和花。

【别名】南山茶、云南茶花。

【性味归经】味苦，性凉。归胃、大肠、肝经。

【功能】凉血止血，解毒止痢。

【主治】吐血，便血，月经过多，刀伤出血，泄泻，痢疾，烫火伤。

【用法用量】煎汤，10～30g。

（五）肉禽类

1. 火腿　为猪科猪属动物猪的腿腌制而成。

【别名】熏蹄等。

【性味归经】味甘、咸，性温。

【功能】健脾开胃，滋肾益精，补气养血。

【主治】虚劳，怔忡，虚痢泄泻，腰脚软弱，漏疮。

【用法用量】煮食或煎汤。

【宜忌】外感未清、湿热内恋、积滞未净、胀闷未消者均忌。

2. 猪肚　详见本章第二节。

3. 鸡子　为雉科雉属动物家鸡的卵。

【别名】鸡卵、鸡蛋。

【性味归经】味甘，性平。

【功能】滋阴润燥，养血安胎。

【主治】热病烦闷，燥咳声哑，目赤咽痛，胎动不安，产后口渴，小儿疳痢，疟疾，烫伤，皮肤瘙痒，虚人羸弱。

【用法用量】煮、炒，1～3枚；或生服；或沸水冲；或入丸剂。

【宜忌】性质凝滞，如胃中有冷痰积饮者，脾脏冷滑、常泄泻者，胸中有宿食、积滞未清者俱勿宜用。

4. 鸡内金　为雉科雉属动物家鸡的砂囊内膜。

【别名】鸡食皮等。

【性味归经】味甘、涩，性平。归脾、胃、膀胱经。

【功能】健脾胃，消食积，化石。

【主治】食积，泄泻，小儿疳积，胆石症，石淋，砂淋，癥瘕经闭，喉痹乳蛾，牙疳口疮。

【用法用量】煎汤，3～10g；研末，1.5～3g；或入丸、散。

【宜忌】脾虚无积者慎服。

（六）水产品

1. 鲩鱼　为鲤科草鱼属动物草鱼的肉。

【别名】混鱼。

【性味归经】味甘，性温。归脾、胃经。

【功能】平肝息风，温中和胃。

【主治】虚劳，肝风头痛，久疟，食后饱胀，呕吐泄泻。

【用法用量】煮食，100～200g。

【宜忌】不宜久服。

2. 黄鲴鱼 为鲤科鲴属动物黄尾鲴的肉。

【别名】黄骨鱼、黄姑子。

【性味归经】味甘，性温。

【功能】温中止泻。

【主治】胃寒泄泻。

【用法用量】煮食，100~200g。

【宜忌】多食令人发热作渴。

3. 勒鱼 为鲱科鳓鱼属动物鳓鱼的肉。

【别名】鳓、火鳞鱼、快鱼、力鱼、曹白鱼、白鳞鱼、白力鱼、鲞鱼克、鳓鱼。

【性味归经】味甘，性平。归脾、胃经。

【功能】健脾开胃，养心安神。

【主治】脾虚泄泻，消化不良，噤口不食，心悸怔忡。

【用法用量】焙干研末，每次5g；或煮食。

【宜忌】不宜多食。

4. 鲤鱼 详见本章第十节。

5. 银鱼 详见本章第二节。

（七）水果

1. 山楂 为蔷薇科山楂属植物山里红、山楂的成熟果实。

【别名】酸枣、酸梅子等。

【性味归经】味酸、甘，性微温。归脾、胃、肝经。

【功能】消食健胃，行气散瘀。

【主治】饮食积滞，脘腹胀痛，泄泻痢疾，血瘀痛经、经闭，产后腹痛、恶露不尽，疝气或睾丸肿痛，高脂血症。

【用法用量】煎汤，3~10g；或入丸、散。

【宜忌】脾胃虚弱及孕妇慎服。生山楂慎用，焦山楂可用。

2. 柠檬叶 详见本章第四节。

3. 荔枝 为无患子科荔枝属植物荔枝的假种皮或果实。

【别名】荔枝子。

【性味归经】味甘、酸，性温。归肝、脾经。

【功能】养血健脾，行气消肿。

【主治】病后体虚，津伤口渴，脾虚泄泻，呃逆，食少，瘰疬，疔肿，外伤出血。

【用法用量】煎汤，5~10枚；或烧存性研末；或浸酒。

【宜忌】阴虚火旺者慎服。

4. 樱桃 详见本章第九节。

5. 苹果 为蔷薇科苹果属植物苹果的果实。

【别名】频果等。

【性味归经】味甘、酸，性凉。

【功能】生津，除烦，益胃，醒酒。

【主治】津少口渴，脾虚泄泻，食后腹胀，饮酒过度。

【用法用量】适量，生食；或捣汁；或熬膏。

【宜忌】不宜多食，过量易致腹胀。

6. 矮杨梅果　详见本章第二节。

7. 矮杨梅皮　为杨梅科杨梅属植物云南杨梅的根皮、茎皮或根。

【性味归经】味酸、涩，性凉。

【功能】止泻，止血，通络止痛。

【主治】痢疾，泄泻，脱肛，崩漏，消化道出血，风湿疼痛，跌打伤痛，外伤出血，黄水疮，疥癣，水火烫伤。

【用法用量】煎汤或泡酒，9～15g。

8. 山莓根　为蔷薇科悬钩子属植物山莓的根。

【性味归经】味苦、涩，性平。归肝、脾经。

【功能】止血，调经，清热利湿。

【主治】咯血，崩漏，热淋血淋，痔疮出血，痢疾，泄泻，丝虫病所致下肢淋巴管炎，经闭，痛经，腰痛，疟疾，跌打损伤，蛇毒咬伤，疮疡肿毒，湿疹。

【用法用量】煎汤，10～30g。

【宜忌】孕妇慎服。

9. 海红　为蔷薇科苹果属植物西府海棠的果实。

【别名】赤棠、海棠、海棠梨、棠蒸梨。

【性味归经】味酸、甘，性平。

【功能】涩肠止痢。

【主治】泄泻，痢疾。

【用法用量】煎汤，15～30g；或生食。

10. 楎樝　详见本章第二节。

11. 涩梨　为蔷薇科苹果属植物台湾林檎的果实。

【别名】山楂、山楂果、台湾苹果、山仙查等。

【性味归经】味甘、酸、涩，性微温。

【功能】消食导滞，理气健脾。

【主治】食积停滞，脘腹胀痛，泄泻。

【用法用量】煎汤，果9～15g；果炭6～15g。

（八）其他

1. 牛奶子　为胡颓子科胡颓子属植物牛奶子的根、叶和果实。

【别名】甜枣等。

【性味归经】味苦、酸，性凉。

【功能】清热止咳，解毒利湿。

【主治】肺热咳嗽，泄泻，痢疾，淋证，带下，乳痈，崩漏。

【用法用量】煎汤，根或叶15～30g，果实3～9g。

2. 生姜　详见本章第一节。

3. 花椒　详见本章第四节。

4. 腐乳　为豆腐作坯，经过发酵，腌过，加酒糟和辅料等的制成品。

【别名】菽乳。

【性味归经】味咸、甘，性平。

【功能】益胃和中。

【主治】腹胀，萎黄病，泄泻，小儿疳积。

【用法用量】佐餐，适量。

5. 胡椒　详见本章第十节。

6. 大蒜　详见本章第一节。

7. 土茯苓　为百合科菝葜属植物光叶菝葜的根茎。

【别名】白余粮等。

【性味归经】味甘、淡，性平。归肝、肾、脾、胃经。

【功能】清热除湿，泻浊解毒，通利关节。

【主治】梅毒，淋浊，泄泻，筋骨挛痛，脚气，痈肿，疮癣，瘰疬，瘿瘤及汞中毒。

【用法用量】煎汤，10~60g。

【宜忌】肝肾阴虚者慎服。忌犯铁器，服时忌茶。

8. 赤茯苓　为多孔菌科茯苓属真菌茯苓干燥菌核近外皮部的淡红色部分。

【别名】赤茯、赤苓。

【性味归经】味甘、淡，性平。归心、脾、膀胱经。

【功能】行水，利湿。

【主治】小便不利，水肿，淋浊，泄泻。

【用法用量】煎汤，6~12g；或入丸、散。

【宜忌】虚寒滑精或气虚下陷者禁服。

9. 草豆蔻　详见本章第十节。

10. 芡实　为睡莲科芡属植物芡的种仁。

【别名】鸡头实等。

【性味归经】味甘、涩，性平。归脾、肾经。

【功能】固肾涩精，补脾止泻。

【主治】遗精，白浊，带下，小便不禁，大便泄泻。

【用法用量】煎汤，15~30g；或八丸、散，亦可适量煮粥食。

【宜忌】大小便不利者禁服；食滞不化者慎服。

三、推荐食方

1. 平胃丸

【方剂来源】《同寿录》。

【组成】陈皮、厚朴、苍术各九两，枳壳、山楂肉各五两，甘草二两五钱。

【用法】上为细末，水滴为丸，每服三钱，老年及孕妇只服三分。头痛发热恶寒，用葱白二根，陈茶二分，生姜三片，煎汤送下；伤食恶心，生姜一片，煎汤送下；泄泻初起，泽泻三分，生姜一片，煎汤下；疟疾，加青皮二分，砂仁七个，柴胡三分，同煎汤下。

【适应证】头痛发热恶寒，伤食恶心，泄泻，疟疾。

2. 术茯车前子汤

【方剂来源】《古今医统大全》。

【组成】白术、茯苓、车前子、泽泻、芍药、陈皮、炙甘草各等份。

【用法】上咬咀。每服七钱，水一盏半，加生姜三片、大枣一枚、灯心草，煎至七分服。

【适应证】一切泄泻。

3. 鸡舌香散

【方剂来源】《元和纪用经》。

【组成】丁香一百个，甘草半两，良姜一两，白芍药二两。

【用法】上为末。每服方寸匕，空腹、食前陈米饮调下。

【适应证】心腹痛，寒热泄泻。

4. 换肠丸

【方剂来源】《御药院方》。

【组成】御米壳一两（去隔蒂，碎，微炒，净秤），木香、诃子皮、白芍药、甘草（炒）、当归（去芦头，炒）、人参各一两，白术、白茯苓（去皮）各一两半。

【用法】上为细末，炼蜜为丸，如弹子大。每服一丸，水一盏煎化，食前稍热服。

【适应证】泄泻不止，诸下痢之疾。

5. 理中丸

【方剂来源】《普济方》卷二〇八引《澹寮方》。

【组成】人参、干姜（煨）、白术（炒）各一两，甘草（炙）半两。

【用法】上为细末，炼蜜为丸，如弹子大。每服一丸，生姜汤嚼下。

【适应证】泄泻。

第十三节　黄疸

黄疸是以目黄、身黄、小便黄为主症的一种病证，其中尤以目睛黄染为主要特征。黄疸病因分为外感、内伤两个方面，外感多属湿热疫毒所致，内伤常与饮食、劳倦、病后有关，内外病因又互有关联。其病理因素有湿邪、热邪、寒邪、疫毒、气滞、瘀血6种，但其病机关键是湿。如《金匮要略·黄疸病脉证并治》指出："黄家所得，从湿得之。"由于湿邪壅阻中焦，脾胃失健，肝气郁滞，疏泄不利，致胆汁输泄失常，外溢肌肤，下注膀胱，而发为目黄、肤黄、小便黄之病证。

本病证与西医所述黄疸意义相同，可涉及西医学中肝细胞性黄疸、阻塞性黄疸和溶血性黄疸。临床常见的急慢性病毒性肝炎、自身免疫性肝炎、药物性肝炎、肝硬化、胆囊炎、胆石症等，以及蚕豆病、钩端螺旋体病、消化系统肿瘤等以黄疸为主要表现的疾病均可参照本病辨证施食。

一、辨证分型

（一）急黄

火热极盛谓之毒，若湿热蕴积化毒，疫毒炽盛，充斥三焦，深入营血，内陷心肝，可见猝然发黄、神昏谵妄、痉厥出血等危重症，为急黄。

疫毒炽盛证：发病急骤，黄疸迅速加深，其色如金，皮肤瘙痒，高热口渴，胁痛腹满，神昏谵语，烦躁抽搐；或见衄血、便血；或肌肤瘀斑；舌质红绛，苔黄而燥，脉弦滑或数。饮食以清热解毒、凉血开窍为主。

（二）阳黄

因致病因素不同及个体素质差异，湿邪可从热化或寒化，表现为湿热、寒湿两端。由于湿热所伤或过食甘肥酒热；或素体胃热偏盛，则湿从热化，湿热交蒸，发为阳黄。

1. 热重于湿证　身目俱黄、黄色鲜明，发热口渴；或见心中懊侬，腹部胀闷，口干而苦，恶心呕吐，小便短少黄赤，大便秘结；舌苔黄腻，脉象弦数。饮食以清热通腑、利湿退黄为主。

2. 湿重于热证　身目俱黄、黄色不及前者鲜明，头重身困，胸脘痞满，食欲减退，恶心呕吐，腹胀或大便稀溏；舌苔厚腻微黄，脉象濡数或濡缓。饮食以利湿化浊运脾、佐以清热为主。

3. 胆腑郁热证　身目发黄、黄色鲜明，上腹、右胁胀闷疼痛，牵引肩背，身热不退；或寒热往来，口苦咽干，呕吐呃逆，尿黄赤，大便秘；苔黄舌红，脉弦滑数。饮食以疏肝泄热、利胆退黄为主。

（三）阴黄

若因寒湿伤人或素体脾胃虚寒；或久病脾阳受伤，则湿从寒化，发为阴黄。

1. 寒湿阻遏证　身目俱黄，黄色晦暗；或如烟熏，脘腹痞胀，纳谷减少，大便不实，神疲畏寒，口淡不渴；舌淡苔腻，脉濡缓或沉迟。饮食以温中化湿、健脾和胃为主。

2. 瘀血阻滞证　黄疸日久，肤色暗黄、苍黄，甚则黧黑，胁下癥结刺痛、拒按，面颈部见有赤丝红纹；舌有紫斑或紫点，脉涩。饮食以活血化瘀消癥为主。

（四）黄疸消退后的调治

黄疸消退，并不代表病已痊愈。若湿邪不清，肝脾气血未复，可导致病情迁延。故黄疸消退后仍需根据病情继续调治。

1. 湿热留恋证　脘痞腹胀，胁肋隐痛，饮食减少，口中干苦，小便黄赤；苔腻，脉濡数。饮食以清热利湿为主。

2. 肝脾不调证　脘腹痞闷，肢倦乏力，胁肋隐痛不适，饮食欠香，大便不调；舌苔薄白，脉来细弦。饮食以调和肝脾、理气助运为主。

二、推荐食材

（一）菜类

1. 芜菁子　为十字花科芸薹属植物芜菁的种子。

【别名】蔓菁子。

【性味归经】味苦、辛，性寒。归肝经。

【功能】养肝明目，行气利水，清热解毒。

【主治】青盲目暗，黄疸便结，小便不利，疮疽，面疱。

【用法用量】煎汤，3~9g；或研末。

【宜忌】实热相宜、虚寒勿使。

2. 青蒿　为菊科蒿属植物黄花蒿的全草。

【别名】蒿。

【性味归经】味苦、微辛，性寒。归肝、胆经。

【功能】清热，解暑，除蒸，截疟。

【主治】暑热，暑湿，湿温，阴虚发热，疟疾，黄疸。

【用法用量】煎汤，6~15g；治疟疾可用20~40g，不宜久煎；鲜品用量加倍，水浸绞汁饮；或入丸、散。

【宜忌】体虚者忌之；产后血虚，内寒作泻，及饮食停滞泄泻者勿用。产后脾胃虚弱者忌与当归、地黄同用。

3. 苦苣　详见本章第二节。

4. 梳篦叶　为蹄盖蕨科双盖蕨属植物双盖蕨的全草。

【别名】金鸡尾、大克蕨、山花蕨。

【性味归经】味微苦，性寒。

【功能】清热利湿，凉血解毒。

【主治】湿热黄疸，蛇咬伤，外伤出血，痛经。

【用法用量】煎汤，15~30g。

5. 眼子菜　为眼子菜科眼子菜属植物眼子菜及鸡冠眼子菜的全草。

【别名】牙齿草。

【性味归经】味苦，性寒。

【功能】清热止血，利湿通淋。

【主治】湿热痢疾，黄疸，热淋，带下，崩漏，目赤肿痛，鼻衄，痔疮出血，疮痈肿毒。

【用法用量】煎汤，9~15g；鲜品，30~60g。

6. 蛇莓　详见本章第一节。

7. 犁头草　为堇菜科堇菜属植物心叶堇菜的全草。

【别名】紫金锁、三角草等。

【性味归经】味苦、微辛，性寒。

【功能】清热解毒，消肿排脓。

【主治】痈疽肿毒，咽喉肿痛，乳痈，肠痈，化脓性骨髓炎，黄疸，目赤，瘰疬，外伤出血。

【用法用量】煎汤，9~15g；鲜品，30~60g，捣汁服。

8. 南瓜花　为葫芦科南瓜属植物南瓜的花。

【性味归经】味甘，性凉。

【功能】清湿热，消肿毒。

【主治】黄疸，痢疾，痈疽肿毒。

【用法用量】煎汤，9～15g。

9. 金针菜　为百合科萱草属植物黄花菜的花蕾。

【别名】川草花。

【性味归经】味甘，性凉。归心、肝、脾经。

【功能】利湿热，解郁，凉血。

【主治】小便短赤，黄疸，胸膈烦热，夜少安寐，痔疮出血，疮痈。

【用法用量】煎汤，15～30g；或煎汤，炒菜。

10. 黄花母根　为锦葵科黄花稔属植物白背黄花稔的根。

【别名】土黄芪、胶黏根。

【性味归经】味辛，性凉。归肺、肝、大肠经。

【功能】清热利湿，生肌排脓。

【主治】湿热痢疾，泄泻，黄疸，疮痈难溃；或溃后不易收口。

【用法用量】煎汤，15～30g；鲜品可用60～90g。

11. 雪灵芝　详见本章第一节。

12. 土瓜　详见本章第二节。

13. 玉米须　为禾本科玉蜀黍属植物玉蜀黍的花柱和柱头。

【别名】玉麦须等。

【性味归经】味甘、淡，性平。归肾、胃、肝、胆经。

【功能】利尿消肿，清肝利胆。

【主治】水肿，淋证，白浊，消渴，黄疸，胆囊炎，胆石症，高血压病，乳汁不通。

【用法用量】适量，煎汤。

14. 甘蓝　详见本章第十节。

15. 南瓜根　为葫芦科南瓜属植物南瓜的根。

【性味归经】味甘、淡，性平。

【功能】利湿热，通乳汁。

【主治】湿热淋证，黄疸，痢疾，乳汁不通。

【用法用量】煎汤，15～30g；鲜品加倍。

16. 野花生　为豆科决明属植物决明和小决明的全草或叶。

【别名】决明子、草决明。

【性味归经】味微苦、咸，性平。

【功能】清热明目，解毒利湿。

【主治】急性结膜炎，流感，湿热黄疸，急性、慢性肾炎，带下，瘰疬。

【用法用量】煎汤，9～15g。

（二）干果

野豌豆　详见本章第二节。

（三）谷物

1. 赤小豆　为豆科豇豆属植物赤小豆和赤豆的种子。

【别名】小豆、红豆等。

【性味归经】味甘、酸，性平。归心、小肠、脾经。

【功能】利水消肿退黄，清热解毒消痈。

【主治】水肿，脚气，黄疸，淋病，便血，肿毒疮疡，癣疹。

【用法用量】煎汤，10～30g；或入散剂，生研调敷；或煎汤洗。

【宜忌】阴虚津伤者慎用，过剂可渗利伤津。

2. 薏苡根　为禾本科薏苡属植物薏苡的根。

【别名】五谷根。

【性味归经】味苦、甘，性微寒。

【功能】清热通淋，利湿杀虫。

【主治】热淋，血淋，石淋，黄疸，水肿，白带过多，脚气，风湿痹痛，蛔虫病。

【用法用量】煎汤，15～30g。

【宜忌】孕妇禁服。

（四）花、茶类

1. 柳花　为杨柳科柳属植物垂柳的花序。

【别名】杨花。

【性味归经】味苦，性寒。

【功能】祛风利湿，止血散瘀。

【主治】风水，黄疸，咳嗽，吐血，便血，血淋，经闭，疮疥，齿痛。

【用法用量】煎汤，6～12g；或研末，3～6g；或捣汁。

2. 柳枝　为杨柳科柳属植物垂柳的枝条。

【别名】杨柳条。

【性味归经】味苦，性寒。归胃、肝经。

【功能】祛风利湿，解毒消肿。

【主治】风湿痹痛，小便淋浊，黄疸，风疹瘙痒，疔疮，丹毒，龋齿，龈肿。

【用法用量】煎汤，15～30g。

3. 柳白皮　为杨柳科柳属植物垂柳的树皮或根皮。

【别名】柳皮。

【性味归经】味苦，性寒。

【功能】祛风利湿，消肿止痛。

【主治】风湿骨痛，风肿瘙痒，黄疸，淋浊，白带，乳痈，疔疮，牙痛，烫火伤。

【用法用量】煎汤，15～30g。

4. 山薄荷　详见本章第一节。

5. 柳根　为杨柳科柳属植物垂柳的根及须状根。

【别名】杨柳须。

【性味归经】味苦，性寒。

【功能】利水通淋，祛风除湿，泻火解毒。

【主治】淋证，白浊，水肿，黄疸，痢疾，白带，风湿疼痛，黄水疮，牙痛，烫伤，乳痈。

【用法用量】煎汤，15～30g。

6. 黄牛茶　详见本章第一节。

（五）肉禽类

1. 牛乳　为母牛乳腺中分泌的乳汁，现食用的牛乳系普通牛种经高度选育而成的专门化乳用品种如黑白花牛等产的乳汁。

【性味归经】味甘，性微寒。归心、肺、胃经。

【功能】补虚损，益肺胃，养血，生津润燥，解毒。

【主治】虚弱劳损，反胃噎膈，消渴，血虚便秘，气虚下痢，黄疸。

【用法用量】煮饮。

【宜忌】脾胃虚寒作泻、中有冷痰积饮者慎服。

2. 牛胆　详见本章第二节。

3. 驴乳　为马科驴属动物驴的乳汁。

【性味归经】味甘，性寒。

【功能】清热解毒，润燥止渴。

【主治】黄疸，小儿惊痫，风热赤眼，消渴。

【用法用量】煮沸，200～600mL。

【宜忌】多服使痢。

4. 猪胆　详见本章第二节。

5. 鸡子白　为雉科雉属动物家鸡的蛋清。

【别名】鸡蛋白等。

【性味归经】味甘，性凉。

【功能】润肺利咽，清热解毒。

【主治】伏热咽痛，失声，目赤，烦满咳逆，下痢，黄疸，疮痈肿毒，烧烫伤。

【用法用量】煮食，1～3枚；或生服。

【宜忌】动心气，不宜多食，鸡子白与鳖同食损人。

（六）水产品

1. 蟹　为方蟹科绒螯蟹属动物中华绒螯蟹和日本绒螯蟹的肉和内脏。

【别名】螃蟹。

【性味归经】味咸，性寒。

【功能】清热，散瘀，消肿解毒。

【主治】湿热黄疸，产后瘀滞腹痛，筋骨损伤，痈肿疔毒，漆疮，烫伤。

【用法用量】烧存性研末；或入丸剂，5～10g。

【宜忌】脾胃虚寒者慎服。

2. 青蛙　为蛙科蛙属动物黑斑蛙或金线蛙除去内脏的全体。

【别名】蛙等。

【性味归经】味甘，性凉。归肺、脾、膀胱经。

【功能】利水消肿，清热解毒，补虚。

【主治】水肿，鼓胀，黄疸，蛤蟆瘟，小儿热疮，痢疾，疳疾，劳热，产后体弱。

【用法用量】煎汤或煮食，1~3 只；或入丸、散。

【宜忌】不宜多服。

3. 鲤鱼　详见本章第十节。

（七）水果

猕猴桃　为猕猴桃科猕猴桃属植物猕猴桃的果实。

【别名】藤梨、木子等。

【性味归经】味酸、甘，性寒。归胃、肝、肾经。

【功能】清热，止渴，和胃，通淋。

【主治】烦热，消渴，消化不良，黄疸，石淋，痔疮。

【用法用量】煎汤，30~60g；或生食；或榨汁饮。

【宜忌】脾胃虚寒者慎服。

（八）其他

1. 栀子　为茜草科栀子属植物栀子的果实。

【别名】木丹。

【性味归经】味苦，性寒。归心、肝、肺、胃、三焦经。

【功能】泻火除烦，清热利湿，凉血解毒。

【主治】热病心烦，肝火目赤，头痛，湿热黄疸，淋证，吐血，衄血，血痢，尿血，口舌生疮，疮疡肿毒，扭伤肿痛。

【用法用量】煎汤，5~10g；或入丸、散。

【宜忌】脾虚便溏，胃寒作痛者慎服。

2. 牛至　详见本章第一节。

三、推荐食方

减黄丹

【方剂来源】《辨证录》。

【组成】白茯苓、山药、芡实、薏苡仁各五钱，菟丝子三钱，白术、车前子、生枣仁各一钱，人参三分。

【用法】水煎服。十剂黄疸减，又十剂黄疸更减，又十剂痊愈，再服三十剂可无性命之忧。

【适应证】女劳疸。

第十四节　淋证

淋证是以小便频数、淋沥刺痛、欲出未尽、小腹拘急，或痛引腰腹为主症的病证。淋证的发生主要因外感湿热、饮食不节、情志失调、禀赋不足或劳伤久病引起。其主要病机为湿热缊结下焦，肾与膀胱气化不利。

西医学中的急慢性尿路感染、泌尿道结核、尿路结石、急慢性前列腺炎、化学性膀胱炎、乳糜尿以及尿道综合征等病具有淋证表现者均可参照本病辨证施食。

一、辨证分型

1. 热淋证　小便频数短涩，灼热刺痛，溺色黄赤，少腹拘急胀痛，寒热起伏，口苦，呕恶，腰痛拒按，大便秘结；苔黄腻，脉滑数。饮食以清热利湿通淋为主。

2. 石淋证　尿中夹砂石，排尿涩痛；或排尿时突然中断，尿道窘迫疼痛，少腹拘急，往往突发，一侧腰腹绞痛难忍，甚则牵及外阴，尿中带血；舌红，苔薄黄，脉弦或带数。饮食以清热利湿、排石通淋为主。

3. 血淋证　小便热涩刺痛，尿色深红；或夹有血块，疼痛加剧，心烦；舌尖红，苔黄，脉滑数。饮食以清热通淋、凉血止血为主。

4. 气淋证　郁怒之后小便涩滞、淋沥不已，少腹胀满疼痛；苔薄白，脉弦。饮食以理气疏导、通淋利尿为主。

5. 膏淋证　小便浑浊，乳白或如米泔水，上有浮油，置之沉淀；或伴有絮状凝块物，尿道热涩疼痛，尿时阻塞不畅，口干；舌质红，苔黄腻，脉濡数。饮食以清热利湿、分清泄浊为主。

6. 劳淋证　小便不甚赤涩，溺痛不甚，但淋沥不已，时作时止，遇劳即发，病程缠绵；面色萎黄，少气懒言，神疲乏力，小腹坠胀，里急后重或大便时小便点滴而出，腰膝酸软，肾阳虚见畏寒肢冷，肾阴虚见面色潮红、五心烦热；舌质淡，脉细弱。饮食以补脾益肾为主。

二、推荐食材

（一）菜类

1. 芥菜　详见本章第二节。

2. 野胡萝卜根　为伞形科胡萝卜属植物野胡萝卜的根。

【别名】鹤虱风根。

【性味归经】味甘、微辛，性凉。

【功能】解毒，凉血，消食。

【主治】咽喉肿痛，急慢惊风，血淋，消化不良。

【用法用量】煎汤，15～30g。

3. 马齿苋　为马齿苋科马齿苋属植物马齿苋的全草。

【别名】马苋等。

【性味归经】味酸，性寒。归大肠、肝经。

【功能】清热，解毒，凉血，消肿。

【主治】热毒泻痢，热淋血淋，赤白带下，崩漏，痔血痈肿，丹毒瘰疬，湿癣白秃。

【用法用量】煎汤，10～15g；鲜品，30～60g；或绞汁。

【宜忌】脾虚便溏者及孕妇慎服。

4. 冬瓜　详见本章第四节。

5. 冬瓜子　详见本章第二节。

6. 冬瓜瓤　为葫芦科冬瓜属植物冬瓜的果瓤。

【别名】冬瓜练。

【性味归经】味甘，性平。

【功能】清热止渴，利水消肿。

【主治】热病烦渴，消渴，淋证，水肿，痈肿。

【用法用量】煎汤，30～60g；或绞汁。

7. 丝瓜　详见本章第四节。

8. 丝瓜根　为葫芦科丝瓜属植物丝瓜的根。

【性味归经】味甘、微苦，性寒。

【功能】活血通络，清热解毒。

【主治】偏头痛，腰痛，痹证，淋证，乳少，乳痈，鼻炎，鼻窦炎，喉风肿痛，肠风下血，痔漏。

【用法用量】煎汤，3～9g；鲜品，30～60g；或烧存性研末。

9. 丝瓜子　详见本章第二节。

10. 眼子菜　详见本章第十三节。

11. 小蓟　为菊科蓟属植物刺儿菜的地上部分或根。

【别名】猫蓟等。

【性味归经】味甘、微苦，性凉。归肝、脾经。

【功能】凉血止血，解毒消肿。

【主治】尿血，血淋，咯血，吐血，便血，血痢，崩中漏下，外伤出血，痈疽肿毒。

【用法用量】煎汤，5～10g；鲜品，30～60g；或捣汁。

【宜忌】虚寒出血及脾胃虚寒者禁服。

12. 西洋菜干　为十字花科豆瓣菜属植物豆瓣菜的全草。

【别名】无心菜。

【性味归经】味甘、淡，性凉。

【功能】清肺凉血，利尿，解毒。

【主治】肺热燥咳，淋证，疔毒肿痛，皮肤瘙痒。

【用法用量】煎汤，10～15g；或煮食。

13. 南瓜根　详见本章第十三节。

14. 胡萝卜叶　为伞形科胡萝卜属植物胡萝卜的基生叶。

【别名】胡萝卜缨。

【性味归经】味辛、甘，性平。

【功能】理气止痛，利水。

【主治】脘腹痛，浮肿，小便不通，淋沥涩痛。

【用法用量】煎汤，30～60g；或切碎蒸熟食。

（二）干果

1. 胡桃仁　详见本章第四节。

2. 柿饼　为柿科柿树属植物柿的果实经加工而成的饼状食品，有白柿、乌柿两种。

【**别名**】干柿。

【**性味归经**】味甘，性微温、平。

【**功能**】润肺，止血，健脾，涩肠。

【**主治**】喉干音哑，咯血，吐血，便血，尿血，脾虚消化不良，反胃，泄泻，痢疾，颜面黑斑，热淋涩痛。

【**用法用量**】嚼食；或煎汤；或烧存性入散剂。

【**宜忌**】脾胃虚寒、痰湿内盛者慎服。

3. 向日葵茎髓　为菊科向日葵属植物向日葵的茎内髓心。

【**别名**】向日葵茎心等。

【**性味归经**】味甘，性平。归膀胱经。

【**功能**】清热，利尿，止咳。

【**主治**】淋浊，白带，乳糜尿，百日咳，风疹。

【**用法用量**】煎汤，9～15g。

（三）谷物

1. 赤小豆　详见本章第十三节。

2. 青粱米　为禾本科狗尾草属植物粱或粟品种之一的种仁。

【**性味归经**】味甘，性微寒。

【**功能**】健脾养胃，固精，利尿。

【**主治**】脾虚食少，消渴，遗精，淋证。

【**用法用量**】煎汤，30～90g；或煮粥食。

3. 薏苡根　详见本章第十三节。

4. 薏苡仁　详见本章第五节。

（四）花、茶类

1. 兰花叶　详见本章第二节。

2. 冰草　详见本章第一节。

3. 榆白皮　为榆科榆属植物榆树的树皮、根皮。

【**别名**】榆皮、榆树皮。

【**性味归经**】味甘，性微寒。归肺、脾、膀胱经。

【**功能**】利水通淋，消肿解毒。

【**主治**】淋证，水肿，痈疽发背，瘰疬，秃疮，疥癣。

【**用法用量**】煎汤，9～15g；或研末。

【**宜忌**】脾胃虚寒者慎服。

4. 柳叶　详见本章第四节。

5. 槐花　详见本章第九节。

6. 青葙花　为苋科青葙属植物青葙的花序。

【**别名**】笔头花。

【**性味归经**】味苦，性微寒。

【功能】凉血，清肝，利湿，明目。

【主治】吐血，衄血，崩漏，赤痢，血淋，热淋，白带，目赤肿痛，目生翳障。

【用法用量】煎汤，15～30g；或炖猪肉等服。

7. 榆叶　为榆科榆属植物榆树的叶。

【别名】榆木叶。

【性味归经】味甘，性平。

【功能】清热利尿。

【主治】水肿，淋证，酒渣鼻。

【用法用量】煎汤，5～10g；或入丸、散。

8. 榆枝　为榆科榆属植物榆树的枝条。

【性味归经】味甘，性平。

【功能】利尿通淋。

【主治】气淋。

【用法用量】煎汤，9～15g。

（五）肉禽类

1. 羊骨　为牛科山羊属动物山羊或绵羊属动物绵羊的骨骼。

【性味归经】味甘，性温。归肾经。

【功能】补肾，强筋骨，止血。

【主治】虚劳羸弱，腰膝无力，筋骨挛痛，耳聋，齿摇，膏淋，白浊，久泻，久痢，月经过多，鼻衄，便血。

【用法用量】煎汤、煮粥，1具；或浸酒；或煅存性入丸、散。

【宜忌】有热者不可食。

2. 鸡内金　详见本章第十二节。

（六）水产品

1. 石龙子　为石龙子科石龙子属动物石龙子或蓝尾石龙子去内脏的全体。

【别名】蜥蜴等。

【性味归经】味咸，性寒；有小毒。

【功能】行水，破结，解毒。

【主治】石淋，小便不利，恶疮。

【用法用量】烧存性研末；或入丸、散。

【宜忌】恶硫黄、斑蝥；孕妇忌用。

2. 紫菜　详见本章第二节。

3. 螺蛳　为田螺科环棱螺属动物方形环棱螺及其同属动物的全体。

【别名】蜗篱。

【性味归经】味甘，性寒。

【功能】清热，利水，明目。

【主治】黄疸，水肿，疮肿，淋浊，消渴，痢疾，目赤障翳，痔疮。

【用法用量】煮食，20个；或煎汤；或捣汁。

【宜忌】不宜多食；脾胃虚寒者慎服。

4. 海鹞鱼　为魟科魟属动物赤魟、花点魟及其近缘多种动物的肉。

【别名】蕃踏鱼、邵阳鱼、少阳鱼、荷鱼、锅盖鱼。

【性味归经】味甘、咸，性平。归肾经。

【功能】益肾，通淋。

【主治】男子白浊膏淋，阴茎涩痛。

【用法用量】煮食，60～90g；鲜品，150～250g；或熬油。

5. 鰕虎鱼　为鰕虎鱼科刺鰕虎鱼属动物刺鰕虎鱼的肉。

【别名】鲨。

【性味归经】味甘、咸，性平。归脾、胃经。

【功能】温中益气，补肾壮阳。

【主治】虚寒腹痛，胃痛，疳积，消化不良，阳痿，遗精，早泄，小便淋沥。

【用法用量】煎汤，30～90g。

【宜忌】不宜久食。

（七）水果

1. 八爪瓜　为木通科牛姆瓜属植物五风藤、宽叶八月瓜和小花八月瓜的果实。

【别名】牛腰子果、八月果等。

【性味归经】味苦，性寒。

【功能】清热利湿，行气活血。

【主治】小便短赤，淋浊，水肿，风湿痹痛，跌打损伤，乳汁不通，疝气痛，睾丸炎。

【用法用量】煎汤，3～9g。

2. 李根　为蔷薇科李属植物李的根。

【别名】李子树根、山李子根。

【性味归经】味苦，性寒。

【功能】清热解毒，利湿。

【主治】疮疡肿毒，热淋，痢疾。

【用法用量】煎汤，6～15g。

3. 软枣子　为猕猴桃科猕猴桃属植物软枣猕猴桃的果实。

【别名】圆枣等。

【性味归经】味甘、微酸，性微寒。

【功能】生津，止渴，通淋。

【主治】热病津伤烦渴，砂淋，石淋，牙龈出血，维生素C缺乏症。

【用法用量】煎汤，3～15g。

【宜忌】脾胃虚寒者慎服，多食易致腹泻。

4. 猕猴桃　详见本章第十三节。

5. 黄蜀葵子　为锦葵科秋葵属植物黄蜀葵的种子。

【性味归经】味甘，性寒、滑。

【功能】利水通淋，消肿解毒，下乳。

【主治】淋证，水肿，便秘，痈肿，跌打损伤，乳汁不通。

【用法用量】煎汤，10～15g；或研末，2～5g。

【宜忌】孕妇忌服。

6. 葡萄 详见本章第二节。

（八）其他

1. 芦笋 为禾本科芦苇属植物芦苇的嫩苗。

【别名】芦尖等。

【性味归经】味甘，性寒。

【功能】清热生津，利水通淋。

【主治】热病口渴心烦，肺痈，肺痿，淋病，小便不利，解食鱼、肉中毒。

【用法用量】煎汤，30～60g；或鲜品捣汁。

【宜忌】脾胃虚寒者慎服。

2. 花椒根 详见本章第十节。

3. 芦根 详见本章第二节。

4. 芦竹笋 为禾本科芦竹属植物芦竹的嫩苗。

【性味归经】味苦，性寒。

【功能】清热泻火。

【主治】肺热吐血，骨蒸潮热，头晕，热淋，聤耳，牙痛。

【用法用量】煎汤，鲜品15～60g；或捣汁；或熬膏。

5. 芭蕉根 为芭蕉科芭蕉属植物芭蕉的根茎。

【别名】芭蕉头。

【性味归经】味甘，性寒。归胃、脾、肝经。

【功能】清热解毒，止渴，利尿。

【主治】热病，烦闷，消渴，痈肿疔毒，丹毒，崩漏，淋浊，水肿，脚气。

【用法用量】煎汤，15～30g；鲜品，30～60g；或捣汁。

【宜忌】阳虚脾弱无实热者，忌用。

6. 栀子 详见本章第十三节。

7. 楼梯草 为荨麻科楼梯草属植物楼梯草的全草。

【别名】细水麻叶等。

【性味归经】味微苦，性微寒。

【功能】清热解毒，活血，消肿。

【主治】发热，赤白痢疾，黄疸，风湿痹痛，淋证，水肿，经闭，无名肿毒，疗腮，缠腰火丹，毒蛇咬伤，跌打损伤，骨折。

【用法用量】煎汤，6～9g。

【宜忌】孕妇忌服。

8. 牛奶子 详见本章第十二节。

9. 小二仙草 为小二仙草科小二仙草属植物小二仙草的全草。

【别名】女儿红等。

【性味归经】味苦、辛，性凉。

【功能】清热，利湿，通便，活血，解毒。

【主治】热淋，痢疾，便秘，月经不调，跌打损伤，疔疮痈疖，乳痈，烫伤，毒蛇咬伤。

【用法用量】煎汤，10～20g；鲜品，20～60g；或捣碎绞汁。

10. 土茯苓　详见本章第十二节。

11. 赤茯苓　详见本章第十二节。

三、推荐食方

1. 茯苓栀子丸

【方剂来源】《医方类聚》卷一三三引《施圆端效方》。

【组成】白茯苓、山栀子、甘草（炙）、当归（焙）、白芍药各半两。

【用法】上咬咀。每服三四钱，水一盏半，煎至七分，去滓，食后温服。

【适应证】五淋，便血疼痛。

2. 葡萄煎

【方剂来源】《太平圣惠方》。

【组成】葡萄（绞取汁）、藕汁、生地黄汁各五合，蜜五两。

【用法】上相和，煎如稀饧，每于食前服二合。

【适应证】热淋。小便涩少，疼痛沥血。

3. 化沙汤

【方剂来源】《辨证录》。

【组成】熟地黄、甘草各二两，山茱萸一两，泽泻、车前子各三钱。

【用法】水煎服。

【适应证】肾火煎熬而成砂石淋。

4. 玉粉丹

【方剂来源】《小儿卫生总微论方》。

【组成】牡蛎粉（研）四两，干姜粉末（炮）二两。

【用法】上为末，面糊为丸，如麻子大。每服一二十丸，米饮送下，不拘时候。

【适应证】寒淋，膏淋，下痢；妇人带下。

第十五节　癃闭

癃闭是以小便量少、排尿困难，甚则小便闭塞不通为主要特征的病证。其中小便不畅，点滴而短少，病势较缓者称为癃；小便闭塞，点滴不通，病势较急者称为闭。二者虽有程度上的差别，但都是指排尿困难，故多合称为癃闭。癃闭的病因主要有外邪侵袭、饮食不节、情志内伤、尿路阻塞、体虚久病 5 种；基本病机是膀胱气化功能失调。

西医学中神经性尿闭、膀胱括约肌痉挛、尿道结石、尿路肿瘤、尿道损伤、尿道狭窄、前列腺增生、脊髓炎等所致的尿潴留以及肾功能不全引起的少尿、无尿等均属于本病范畴，可参照本病辨证施食。

一、辨证分型

1. 膀胱湿热证　小便点滴不通，量极少而短赤灼热，小腹胀满，口苦口黏；或口渴不欲饮；或大便不畅；舌质红，苔黄腻，脉数或濡数。饮食以清利湿热、通利小便为主。

2. 肺热壅盛证　小便不畅，甚或点滴不通，咽干，烦渴欲饮，呼吸急促；或有咳嗽；舌红，苔薄黄，脉数。饮食以清泄肺热、通利水道为主。

3. 肝郁气滞证　小便不通或通而不爽，情志抑郁；或多烦善怒，胁腹胀满；舌红，苔薄黄，脉弦。饮食以理气解郁、通利小便为主。

4. 浊瘀阻塞证　小便点滴而下，时有排尿中断或尿如细线，甚则阻塞不通，小腹胀满疼痛；舌紫暗或有瘀点、瘀斑，脉涩。饮食以行瘀散结、通利水道为主。

5. 脾气不升证　时欲小便而不得出或量少而不畅，伴小腹坠胀，神疲乏力，食欲不振，气短而语声低微；舌淡，苔薄，脉细弱。饮食以升清降浊、化气行水为主。

6. 肾阳衰惫证　小便不通或点滴不爽，排尿无力，面白神萎，神气怯弱，畏寒肢冷，腰膝冷而酸软无力；舌淡胖，苔薄白，脉沉细或弱。饮食以温补肾阳、化气利水为主。

二、推荐食材

（一）菜类

1. 冬瓜皮　为葫芦科冬瓜属植物冬瓜的外层果皮。

【别名】白瓜皮等。

【性味归经】味甘，性微寒。归肺、脾、小肠经。

【功能】清热利水，消肿。

【主治】水肿，小便不利，泄泻，疮肿。

【用法用量】煎汤，15～30g。

【宜忌】因营养不良而致虚肿者慎用。

2. 水芹　详见本章第一节。

3. 莴苣　为菊科山莴苣的茎和叶。

【别名】莴苣菜、生菜、千金菜、莴笋、莴菜。

【性味归经】味苦、甘，性凉。归胃、小肠经。

【功能】利尿，通乳，清热解毒。

【主治】小便不利，尿血，乳汁不通，虫蛇咬伤，沙虱水肿毒。

【用法用量】煎汤，30～60g。

【宜忌】多食昏人眼，有目疾者忌服。

4. 玉蜀黍　为禾本科玉蜀黍属植物玉蜀黍的种子。

【别名】玉高粱。

【性味归经】味甘，性平。归胃、大肠经。

【功能】开胃，利尿。

【主治】食欲不振，小便不利，水肿，消渴，尿路结石。

【用法用量】煎汤；煮食或磨成细粉做饼。

【宜忌】久食助湿损胃。鲜者，助湿生虫，尤不宜多食。

5. 猪苓　详见本章第十二节。

6. 芜菁子　详见本章第十三节。

7. 越瓜　为葫芦科香瓜属植物菜瓜的果实。

【别名】生瓜、白瓜等。

【性味归经】味甘，性寒。归胃、小肠经。

【功能】清热，生津，利尿。

【主治】烦热口渴，小便不利，口疮。

【用法用量】适量，生食；或煮熟。

【宜忌】生食过量损伤脾胃，脾胃虚寒者禁服。

8. 野苋菜　为苋科苋属植物凹头苋或反枝苋的全草或根。

【别名】野苋。

【性味归经】味甘，性微寒。归大肠、小肠经。

【功能】清热解毒，利尿。

【主治】痢疾，腹泻，疔疮肿毒，毒蛇咬伤，蜂蜇伤，小便不利，水肿。

【用法用量】煎汤，9～30g；或捣汁。

9. 蛎菜　为石莼科石莼属植物蛎菜的藻体。

【别名】海青菜、岩头青。

【性味归经】味咸，性寒。

【功能】清热解毒，利尿。

【主治】甲状腺肿，中暑，水肿，小便不利。

【用法用量】煎汤，15～30g；或泡水作为清凉饮料。

（二）谷物

1. 黍茎　为禾本科黍属植物黍的茎秆。

【别名】黍穰。

【性味归经】味辛，性热；有小毒。

【功能】利尿消肿，止血，解毒。

【主治】小便不利，水肿，妊娠尿血，脚气，苦瓠中毒。

【用法用量】煎汤，9～15g；或烧存性研末，每次1g，冲服，每日3次。

2. 黍根　为禾本科黍属植物黍的根。

【性味归经】味辛，性热；有小毒。

【功能】利尿消肿，止血。

【主治】小便不利，脚气，水肿，妊娠尿血。

【用法用量】煎汤，30～60g。

3. 菰米　为禾本科菰属植物菰的果实。

【别名】菰粱、黑米、茭米、菰实。

【性味归经】味甘，性寒。归胃、大肠经。

【功能】除烦止渴，和胃理肠。

【主治】心烦，口渴，大便不通，小便不利，小儿泄泻。

【用法用量】煎汤，9~15g。

4. 大麦　详见本章第十二节。

5. 凉薯　详见本章第二节。

6. 绿豆芽　为豆科豇豆属植物绿豆的种子经浸泡后发出的嫩芽。

【别名】豆芽菜。

【性味归经】味甘，性凉。

【功能】清热消暑，解毒利尿。

【主治】暑热烦渴，酒毒，小便不利，目翳。

【用法用量】煎汤，30~60g；或捣烂绞汁。

【宜忌】脾胃虚寒之人不宜久食。

（三）花、茶类

1. 胡枝子　详见本章第一节。

2. 茶叶　详见本章第一节。

3. 梧桐花　为梧桐科梧桐属植物梧桐的花。

【性味归经】味甘，性平。

【功能】利水消肿，清热解毒。

【主治】水肿，小便不利，创伤红肿，头癣，烫火伤。

【用法用量】煎汤，6~15g。

（四）肉禽类

1. 牛筋　为牛科野牛属动物黄牛或水牛属动物水牛的蹄筋。

【性味归经】味甘，性凉。

【功能】补肝强筋，祛风热，利尿。

【主治】筋脉劳伤，风热体倦，腹胀，小便不利。

【用法用量】适量，煮食。

【宜忌】牛筋多食令人生内刺。

2. 羊肺　详见本章第二节。

（五）水产品

1. 鲇鱼　为鲇科鲇属动物鲇鱼的全体或肉。

【别名】鳀、鲶鱼、粘鱼等。

【性味归经】味甘，性平。

【功能】滋阴补虚，健脾开胃，下乳，利尿。

【主治】虚损羸弱，脾胃不健，消化不良，产后乳少，水肿，小便不利。

【用法用量】煮食，250g。

【宜忌】不可与牛肝合食，令人患风多噎；不可多食；不可与荆芥同食。

2. 石龙子 详见本章第十四节。

3. 鮠鱼 为鮠科鮠属动物长吻鮠的肉。

【**别名**】阔口鱼、懒鱼、白戟鱼等。

【**性味归经**】味甘，性平。

【**功能**】补中益气，开胃，行水。

【**主治**】脾胃虚弱，不思饮食，水气，小便不利。

【**用法用量**】煮食，100～200g。

【**宜忌**】能动痼疾，不可与野雉、野猪肉同食，令人患癫。

4. 鲤鱼 详见本章第十节。

5. 黄颡鱼 为鮠科黄颡鱼属动物黄颡鱼的肉。

【**别名**】黄鳍鱼、嘎牙子。

【**性味归经**】味甘，性平。

【**功能**】祛风利水，解毒敛疮。

【**主治**】水气浮肿，小便不利，瘰疬，恶疮。

【**用法用量**】煮食，100～200g。

【**宜忌**】发风动气，发疮疥，患者忌食；反荆芥。

（六）水果

1. 野木瓜 为木通科野木瓜属植物野木瓜的根、根皮及茎叶。

【**别名**】五爪金龙、假荔枝、沙藤等。

【**性味归经**】味甘，性温。

【**功能**】祛风，活络，止痛，消肿。

【**主治**】风湿痹痛，胃痛，跌打损伤，痛经，小便不利，水肿。

【**用法用量**】煎汤，9～15g；或浸酒。

【**宜忌**】孕妇慎用。

2. 西瓜 为葫芦科西瓜属植物西瓜的果瓤。

【**别名**】寒瓜等。

【**性味归经**】味甘，性寒。归心、胃、膀胱经。

【**功能**】清热利尿，解暑生津。

【**主治**】暑热烦渴，热盛伤津，小便不利，喉痹，口疮。

【**用法用量**】取汁饮；或作水果食。

【**宜忌**】中寒湿盛者禁服。

3. 阳桃叶 详见本章第一节。

4. 甜瓜 为葫芦科香瓜属植物甜瓜的果实。

【**别名**】甘瓜、香瓜等。

【**性味归经**】味甘，性寒。归心、胃经。

【**功能**】清暑热，解烦渴。

【**主治**】暑热烦渴，小便不利，暑热下痢腹痛。

【**用法用量**】适量，生食；或煎汤；或研末。

【宜忌】脾胃虚寒、腹胀便溏者禁服。

5. 营实　为蔷薇科蔷薇属植物野蔷薇的果实。

【别名】蔷薇子、野蔷薇子。

【性味归经】味酸，性凉。归肝、肾、胃经。

【功能】清热解毒，利水消肿。

【主治】疮痈肿毒，风湿痹痛，关节不利，月经不调，水肿，小便不利。

【用法用量】煎汤，15~30g；鲜品用量加倍。

6. 蛇葡萄　为葡萄科蛇葡萄属植物蛇葡萄的茎叶。

【别名】山葡萄等。

【性味归经】味苦，性凉。

【功能】清热，利湿，止血，解毒。

【主治】肾炎水肿，小便不利，风湿痹痛，跌打损伤，吐血，尿血，外伤出血，肿毒。

【用法用量】煎汤，15~30g；鲜品倍量；或泡酒。

7. 葡萄根　为葡萄科葡萄属植物葡萄的根。

【性味归经】味甘、涩，性平。

【功能】祛风利湿，解毒消肿。

【主治】风湿痹痛，水肿，小便不利，跌打损伤，痈肿疔疮。

【用法用量】煎汤，15~30g；或炖肉。

（七）其他

1. 粟奴　为黑粉菌科黑粉菌属真菌粟黑粉菌侵染粟的幼穗所产生的冬孢子粉。

【别名】粟黑粉等。

【性味归经】味淡、后微苦，性温。

【功能】利尿，消积，除烦。

【主治】小便不利，消化不良，胸中烦闷。

【用法用量】煎汤，1.5~3g；或研末。

2. 芦笋　详见本章第十四节。

3. 生姜皮　为姜科姜属植物姜的根茎外皮。

【性味归经】味辛，性凉。归脾、肺经。

【功能】行水消肿。

【主治】水肿初起，小便不利。

【用法用量】煎汤。

4. 樗叶花椒根　为芸香科花椒属植物樗叶花椒的根。

【别名】食茱萸根。

【性味归经】味苦、辛，性平；有小毒。

【功能】祛风除湿，活血散瘀，利水消肿。

【主治】风湿痹痛，腹痛腹泻，小便不利，外伤出血，跌打损伤，毒蛇咬伤。

【用法用量】煎汤，3~15g；或浸酒。

【宜忌】孕妇忌用。

5. 芡实　详见本章第十二节。

6. 赤茯苓　详见本章第十二节。

三、推荐食方

1. 倍术丸

【方剂来源】《外台秘要》卷八引《深师方》。

【组成】白术一斤，桂心、干姜各半斤。

【用法】上药筛，炼蜜为丸，如梧桐子大。每服十丸，以饮送下，稍加之；取下，先食服之，每日两次。

【适应证】小儿脾胃受湿，心下停饮，烦渴呕吐，肠间沥沥有声，胸膈痞满，短气，腹胁胀痛，小便不利，身面虚浮，全不思食。

2. 消胀丹

【方剂来源】《辨证录》。

【组成】白术三钱，茯苓、山药各一两，麦冬、熟地黄、芡实各五钱，苏子一钱。

【用法】水煎服。一剂而喘少定，二剂而胀渐消，十剂而小便利，二十剂而一身之肿无不尽愈也。

【适应证】肺、脾、肾三经之虚，气喘作胀，腹肿，小便不利，大便亦溏，渐渐一身俱肿。

3. 桑皮豆

【方剂来源】《鸡峰普济方》。

【组成】赤小豆一升，桑白皮二两。

【用法】上以水同煮至软烂，去桑白皮，只吃赤小豆，未已再服。

【适应证】水肿，小便不利，疾轻者。

4. 清宁丸

【方剂来源】《全国中药成方处方集》（昆明方）。

【组成】大黄十斤，柏叶三斤，荷叶五十个，车前草六斤，藕汁三斤。

【用法】水为丸。每服一钱半，幼童减半，开水送下。

【适应证】大小便不利，吐血，鼻出血。

5. 渗湿中和汤

【方剂来源】《保命歌括》。

【组成】苍术（泔浸，炒）、白术、陈皮、赤茯苓、厚朴（姜汁炒）、干姜（炮）各等份，甘草减半。

【用法】上以水二盏，加生姜一片、灯心草一撮，煎服。

【适应证】寒湿身重，腹满，小便不利，如坐水中。

6. 温肾消水汤

【方剂来源】《辨证录》。

【组成】人参、山茱萸各三钱，熟地黄、薏仁各五钱，山药、茯苓各一两，肉桂二钱。

【用法】水煎服。

【适应证】肺肾俱虚，气水不行，腰重脚肿，小便不利；或肚腹肿胀，四肢浮肿，喘急痰盛不可以卧。

第十六节 水肿

水肿是体内水液滞留，泛滥肌肤，以头面、眼睑、四肢、腹背，甚至全身浮肿为特征表现的一类病证。严重的还可伴有胸水、腹水等。水肿的病因有风邪袭表、疮毒内犯、外感水湿、饮食不节及禀赋不足、久病劳倦；形成本病的机理为肺失通调、脾失转输、肾失开阖、三焦气化不利。

由于致病因素及体质的差异，水肿的病理性质有阴水、阳水之分，并可相互转化或兼夹。阳水属实，多由外感风邪、疮毒、水湿而成，病位在肺、脾。阴水属虚或虚实夹杂，多由饮食劳倦、禀赋不足、久病体虚所致，病位在脾、肾。阳水迁延不愈，反复发作，正气渐衰，脾肾阳虚；或因失治、误治，损伤脾肾，阳水可转为阴水。反之，阴水复感外邪；或饮食不节，使肿势加剧，呈现阳水的证候，而成本虚标实之证。

西医学中的急慢性肾小球肾炎、肾病综合征、继发性肾小球疾病等均属本病范畴，可参照本病辨证施食。

一、辨证分型

（一）阳水

1. 风水相搏证 眼睑浮肿，继则四肢及全身皆肿，来势迅速。可兼恶寒，发热，肢节酸楚，小便不利等症。偏于风热者，伴咽喉红肿疼痛；舌质红，脉浮滑数。偏于风寒者，兼恶寒，咳喘；舌苔薄白，脉浮滑或浮紧。饮食以疏风清热、宣肺行水为主。

2. 湿毒浸淫证 眼睑浮肿，延及全身，皮肤光亮，尿少色赤，身发疮痍，甚则溃烂，恶风发热；舌质红，苔薄黄，脉浮数或滑数。饮食以宣肺解毒、利湿消肿为主。

3. 水湿浸渍证 全身水肿，下肢明显，按之没指，小便短少，身体困重，胸闷，纳呆，泛恶，起病缓慢，病程较长；苔白腻，脉沉缓。饮食以运脾化湿、通阳利水为主。

4. 湿热壅盛证 遍体浮肿，皮肤绷急光亮，胸脘痞闷，烦热口渴，小便短赤，大便干结；舌红，苔黄腻，脉沉数或濡数。饮食以分利湿热为主。

（二）阴水

1. 脾阳虚衰证 身肿日久，腰以下为甚，按之凹陷不易恢复，脘腹胀闷，纳减便溏，面色不华，神疲乏力，四肢倦怠，小便短少；舌质淡，苔白腻或白滑，脉沉缓或沉弱。饮食以健脾温阳利水为主。

2. 肾阳衰微证 水肿反复消长不已，面浮身肿，腰以下甚，按之凹陷不起，尿量减少或反多，腰酸冷痛，四肢厥冷，怯寒神疲，面色苍白，心悸胸闷，喘促难卧，腹大胀满；舌质淡胖，苔白，脉沉细或沉迟无力。饮食以温肾助阳、化气行水为主。

3. 瘀水互结证 水肿延久不退，肿势轻重不一，四肢或全身浮肿，以下肢为主，或皮肤瘀斑，腰部刺痛；或伴血尿；舌紫暗，苔白，脉沉细涩。饮食以活血祛瘀、化气行水为主。

二、推荐食材

（一）菜类

1. 野绿麻根　为荨麻科艾麻属植物珠芽艾麻的全草。

【**别名**】牡丹三七、铁秤砣等。

【**性味归经**】味辛，性温。

【**功能**】祛风除湿，活血止痛。

【**主治**】风湿痹痛，肢体麻木，跌打损伤，骨折疼痛，月经不调，劳伤乏力，肾炎水肿。

【**用法用量**】煎汤，9~15g；鲜品，30g；或浸酒。

2. 冬瓜　详见本章第四节。

3. 冬瓜子　详见本章第二节。

4. 冬瓜皮　为葫芦科冬瓜属植物冬瓜的外层果皮。

【**别名**】白瓜皮等。

【**性味归经**】味甘，性微寒。归肺、脾、小肠经。

【**功能**】清热利水，消肿。

【**主治**】水肿，小便不利，泄泻，疮肿。

【**用法用量**】煎汤，15~30g。

【**宜忌**】因营养不良而致虚肿者慎用。

5. 丝瓜　详见本章第四节。

6. 丝瓜子　详见本章第二节。

7. 野苋菜　详见本章第十五节。

8. 蛎菜　为石莼科石莼属植物蛎菜的藻体。

【**别名**】海青菜、岩头青。

【**性味归经**】味咸，性寒。

【**功能**】清热解毒，利尿。

【**主治**】甲状腺肿，中暑，水肿，小便不利。

【**用法用量**】煎汤，15~30g；或泡水作为清凉饮料。

9. 小叶爱楠　为杜鹃花科树萝卜属植物白花树萝卜的块根。

【**别名**】树萝卜。

【**性味归经**】味淡，性凉。

【**功能**】清热，利湿，祛瘀，消肿。

【**主治**】黄疸型肝炎，水肿，风湿痹痛，胃脘疼痛，跌打损伤，月经不调，无名肿毒。

【**用法用量**】煎汤，9~30g；或泡酒。

10. 黄瓜皮　为葫芦科香瓜属植物黄瓜的果皮。

【**别名**】金衣。

【**性味归经**】味甘，性寒。

【功能】清热利尿。

【主治】热结膀胱，小便淋痛，水肿尿少。

【用法用量】煎汤，10～15g；鲜品加倍。

11. 荠菜　为十字花科荠属植物荠菜的全草。

【别名】荠等。

【性味归经】味甘、淡，性凉。归肝、脾、膀胱经。

【功能】凉肝止血，平肝明目，清热利湿。

【主治】吐血，衄血，咯血，尿血，崩漏，目赤疼痛，眼底出血，高血压病，赤白痢疾，肾炎水肿，乳糜尿。

【用法用量】煎汤，15～30g；鲜品，60～120g；或入丸、散。

12. 黄瓜　为葫芦科香瓜属植物黄瓜的果实。

【别名】胡瓜、王瓜、刺瓜。

【性味归经】味甘，性凉。归肺、脾、胃经。

【功能】清热，利水，解毒。

【主治】热病口渴，小便短赤，水肿尿少，水火烫伤，汗斑，痱疮。

【用法用量】适量，煮熟或生食；或绞汁服。

【宜忌】中寒吐泻及病后体弱者禁服。

13. 水葱　为莎草科水葱属植物水葱的地上部分。

【别名】莞草、葱蒲、冲天草等。

【性味归经】味淡、甘，性平。

【功能】利水消肿。

【主治】水肿胀满，小便不利。

【用法用量】煎汤。

14. 菜豆　为豆科菜豆属植物菜豆的荚果。

【别名】四季豆、芸豆、龙骨豆、白豆、粉豆等。

【性味归经】味甘，性平。

【功能】滋养，利尿消肿。

【主治】水肿，脚气病。

【用法用量】煎汤，60～120g。

15. 猪苓　详见本章第十二节。

16. 番薯　为旋花科番薯属植物番薯的块根。

【别名】山芋等。

【性味归经】味平，性甘。归脾、肾经。

【功能】补气，生津，宽肠，通便。

【主治】脾虚水肿，便泄，疮疡肿毒，大便秘结。

【用法用量】生食或煮食。

【宜忌】痰阻中焦，气滞食积者慎服。

17. 玉米轴　详见本章第十二节。

（二）干果

蚕豆　为豆科巢菜属植物蚕豆的种子。

【别名】佛豆、胡豆、南豆、马齿豆、竖豆、仙豆、寒豆、弯豆、夏豆、罗汉豆、川豆。

【性味归经】味甘、微辛，性平。归脾、胃经。

【功能】健脾利水，解毒消肿。

【主治】膈食，水肿，疮毒。

【用法用量】煎汤，30～60g；或研末；或作食品。

【宜忌】内服不宜过量，过量易致食积腹胀。对本品过敏者忌服。

（三）谷物

1. 赤小豆　详见本章第十三节。

2. 黍茎　详见本章第十五节。

3. 黍根　详见本章第十五节。

4. 饭豆　为豆科豇豆属植物饭豇豆的种子。

【别名】白豆等。

【性味归经】味甘、咸，性平。归脾、肾经。

【功能】补中益气，健脾益肾。

【主治】脾肾虚损，水肿。

【用法用量】煮食，90～150g。

5. 绿豆皮　详见本章第十二节。

6. 薏苡仁　详见本章第五节。

7. 薏苡根　详见本章第十三节。

8. 黄大豆　为豆科大豆属植物大豆的黄色表皮的种子。

【别名】黄豆。

【性味归经】味甘，性平。归脾、胃、大肠经。

【功能】健脾消积，利水消肿。

【主治】食积泻痢，腹胀纳呆，脾虚水肿，疮痈肿毒，外伤出血。

【用法用量】煎汤，30～90g；或研末。

【宜忌】内服不宜过量。

9. 黑大豆　为豆科大豆属植物大豆的黑色种子。

【别名】黑豆等。

【性味归经】味甘，性平。归脾、肾经。

【功能】活血利水，祛风解毒，健脾益肾。

【主治】水肿，黄疸，脚气，风痹筋挛，产后风痉，肾虚腰痛，遗尿，痈肿疮毒，药物、食物中毒。

【用法用量】煎汤，9～30g；或入丸、散。

【宜忌】恶五参、龙胆。服蓖麻子者忌炒豆，犯之胀满；服厚朴者亦忌之，动气也。

（四）花、茶类

1. 柳根　详见本章第十三节。

2. 榆白皮　详见本章第十四节。

3. 梧桐花　为梧桐科梧桐属植物梧桐的花。

【性味归经】味甘，性平。

【功能】利水消肿，清热解毒。

【主治】水肿，小便不利，创伤红肿，头癣，烫火伤。

【用法用量】煎汤，6～15g。

4. 榆叶　为榆科榆属植物榆树的叶。

【别名】榆木叶。

【性味归经】味甘，性平。

【功能】清热利尿。

【主治】水肿，淋证，酒渣鼻。

【用法用量】煎汤，5～10g；或入丸、散。

5. 榆荚仁　为榆科榆属植物榆树的果实或种子。

【别名】榆子、榆钱等。

【性味归经】味苦、微辛，性平。

【功能】健脾安神，清热利水，消肿杀虫。

【主治】失眠，妇女白带，小儿疳瘦，小便不利，水肿，疮癣。

【用法用量】煎汤，10～15g。

（五）肉禽类

1. 牛肉　为牛科野牛属动物黄牛或水牛属动物水牛的肉。

【性味归经】味甘，水牛肉性凉，黄牛肉性温。

【功能】补脾胃，益气血，强筋骨。

【主治】脾胃虚弱，气血不足，虚劳羸瘦，腰膝酸软，消渴，吐泻，痞积，水肿。

【用法用量】煮食，煎汁，适量。

【宜忌】牛自死、病死者，禁食其肉。

2. 鸡肉　为雉科雉属动物家鸡的肉。

【性味归经】味甘，性温。归脾、胃经。

【功能】温中，益气，补精，填髓。

【主治】虚劳羸瘦，病后体虚，食少纳呆，反胃，泻痢，消渴，水肿，小便频数，崩漏，带下，产后乳少。

【用法用量】煮食或炖汁。

【宜忌】肥腻壅滞、有外邪者忌食。

3. 狐肉　为犬科狐属动物狐狸、南狐的肌肉。

【性味归经】味甘，性温。

【功能】补虚暖中，镇静安神，祛风，解毒。

【主治】虚劳羸瘦，寒积腹痛，癫症，惊痫，痛风，水肿，疥疮，小儿卵肿。

【用法用量】煮食或煎汤，120~240g。

4. 猪肝　为猪科猪属动物猪的肝脏。

【性味归经】味甘、苦，性温。归脾、胃、肝经。

【功能】补肝明目，养血健脾。

【主治】肝虚目昏，夜盲，血虚萎黄，小儿疳积，脚气浮肿，水肿，久痢，脱肛，带下。

【用法用量】煮食或煎汤，60~150g；或入丸、散。

5. 蛤蜊　为蛤蜊科蛤蜊属动物四角蛤蜊等的肉。

【别名】沙蛤、沙蜊等。

【性味归经】味咸，性寒。归胃、肝、膀胱经。

【功能】滋阴，利水，化痰，软坚。

【主治】消渴，水肿，痰积，癖块，瘿瘤，崩漏，痔疮。

【用法用量】煮食，50~100g。

【宜忌】多食助湿，生热。

6. 豪猪肚　为豪猪科豪猪属动物豪猪的胃。

【性味归经】味甘，性寒。

【功能】清热利湿，行气止痛。

【主治】黄疸，水肿，脚气，鼓胀，胃痛。

【用法用量】煮食，30~50g；或烧存性研末，3~6g。

7. 凫肉　为鸭科鸭属动物绿头鸭的肉。

【性味归经】味甘，性凉。归脾、胃经。

【功能】补虚，消食，利水，解毒。

【主治】病后体弱，食欲不振，虚羸乏力，脾虚水肿，脱肛，久疟，热毒疮痈。

【用法用量】适量，煮食。

【宜忌】不可与木耳、胡桃、豉同食。

8. 蟾蜍　为蟾蜍科动物中华大蟾蜍和黑眶蟾蜍的全体。

【别名】癞蛤蟆。

【性味归经】味辛，性凉；有毒。归心、肝、脾、肺经。

【功能】解毒散结，消积利水，杀虫消疳。

【主治】痈疽，疔疮，发背，瘰疬，恶疮，癥瘕癖积，鼓胀，水肿，小儿疳积，破伤风，慢性咳喘。

【用法用量】煎汤，1只；或入丸、散，1~3g。

【宜忌】表虚、虚脱者忌用。

9. 白鸭肉　为鸭科鸭属动物家鸭的肉。

【别名】鹜肉。

【性味归经】味甘、微咸，性平。归肺、脾、肾经。

【功能】补气滋阴，利水消肿。

【主治】虚劳骨蒸，咳嗽，水肿。

【用法用量】适量煨烂熟，吃肉喝汤。

【宜忌】外感未清、脾虚便溏、肠风下血者禁食。

10. 羊肺　详见本章第二节。

11. 哈士蟆　为蛙科蛙属动物中国林蛙或黑龙江林蛙的全体。

【别名】山蛤。

【性味归经】味甘、咸，性凉。归肺、肾经。

【功能】补肺滋肾，利水消肿。

【主治】虚劳咳嗽，小儿疳积，水肿腹胀，疮痈肿毒。

【用法用量】炖食，1~3 个。

【宜忌】痰湿咳嗽及便溏者忌用。

（六）水产品

1. 土附　为塘鳢科沙塘鳢属动物沙塘鳢的肉。

【别名】鲈鳢、菜花鱼等。

【性味归经】味甘，性温。

【功能】补脾益气，除湿利水。

【主治】脾虚食少，水肿，湿疮，疥癣。

【用法用量】炖食，适量。

2. 大马哈鱼　为鲑科大马哈鱼属动物大麻哈鱼的全体。

【别名】大马哈、秋鲑等。

【性味归经】味甘，性微温。

【功能】滋补，利水，健胃。

【主治】消化不良，胸腹胀满，水肿。

【用法用量】煮食，100~200g；或焙干研末。

3. 白尼参　为海参科布氏参属动物蛇目白尼参及图文白尼参去内脏的全体。

【性味归经】味甘，性温。归肾经。

【功能】为滋补品，滋阴降火，补肾。

【主治】水肿。

【用法用量】煮食，适量；研末，每次 5~15g。

4. 鲢鱼　为鲤科鲢属动物鲢鱼的肉。

【别名】白鲢、水鲢、鲢子。

【性味归经】味甘，性温。归脾、胃经。

【功能】温中益气，利水。

【主治】久病体虚，水肿。

【用法用量】煮食，100~250g。

【宜忌】患痘疹、疟疾、痢疾、目疾及疮疡者慎服。

5. 梅花参　为刺参科梅花参属动物梅花参去内脏的全体。

【别名】凤梨参。

【性味归经】味咸，性温。归肾、肺经。

【功能】补肾，益精，养血。

【主治】身体虚弱，肺结核，神经衰弱，阳痿，水肿。

【用法用量】煮食，适量；研末，每次 5 ～ 10g。

6. **紫菜**　详见本章第二节。

7. **昆布**　为海带科（昆布科）海带属植物昆布及翅藻科昆布属植物黑昆布、裙带菜属植物裙带菜的叶状体。

【别名】纶布等。

【性味归经】味咸，性寒。归肝、胃、肾经。

【功能】软坚化痰，利水消肿。

【主治】瘿瘤，瘰疬，噎膈，脚气水肿。

【用法用量】煎汤，5 ～ 15g；或入丸、散。

【宜忌】脾胃虚寒者慎服。

8. **青蟹**　为梭子蟹科青蟹属动物锯缘青蟹的全体。

【别名】朝蟹。

【性味归经】味咸，性寒。

【功能】化瘀，利尿，补虚。

【主治】产后腹痛，乳汁不足，体虚水肿。

【用法用量】蟹肉煮食，每次 1 只；壳研末。

9. **螺蛳**　为田螺科环棱螺属动物方形环棱螺及其同属动物的全体。

【别名】蜗篱。

【性味归经】味咸，性寒。

【功能】清热，利水，明目。

【主治】黄疸，水肿，疮肿，淋浊，消渴，痢疾，目赤障翳，痔疮。

【用法用量】煮食，20 个；或煎汤；或捣汁。

【宜忌】不宜多食；脾胃虚寒者慎服。

10. **青蛙**　详见本章第十三节。

11. **鳢鱼**　为鳢科鳢属动物乌鳢的肉。

【别名】黑鱼。

【性味归经】味甘，性凉。归脾、胃、肺、肾经。

【功能】补脾益胃，利水消肿。

【主治】身面浮肿，妊娠水肿，湿痹，脚气，产后乳少，习惯性流产，肺痨体虚，胃脘胀满，肠风及痔疮下血，疥癣。

【用法用量】煮食或火上烤熟食，250 ～ 500g；研末，每次 10 ～ 15g。

【宜忌】有疮者不可食。

12. **石首鱼**　为石首鱼科黄鱼属动物大黄鱼和小黄鱼的肉。

【别名】黄花鱼等。

【性味归经】味甘、咸，性平。归胃、肝、肾经。

【功能】益气养胃，补肾明目。

【主治】病后、产后体虚，乳汁不足，肾虚腰痛，水肿，视物昏花。

【用法用量】煮食或炖食。

【宜忌】患风疾、痰疾、疮疡者慎用。

13. 石鲫　为鲤科鳈属动物华鳈的肉。

【别名】花鱼等。

【性味归经】味甘，性平。

【功能】健脾胃，利尿，解毒。

【主治】脾胃虚弱，食后饱胀，水肿，黄疸，痈疮肿毒。

【用法用量】煮食。

14. 白鱼　为鲤科动物翘嘴红鲌及红鳍鲌的肉。

【性味归经】味甘，性平。归脾、胃、肝经。

【功能】开胃消食，健脾行水。

【主治】食积不化，水肿。

【用法用量】煮食。

【宜忌】患疮疖者慎用。

15. 鲈鱼　为鮨科真鲈属动物鲈鱼的肉。

【别名】花鲈。

【性味归经】味甘，性平。

【功能】益脾胃，补肝肾。

【主治】脾虚泻痢，消化不良，疳积，百日咳，水肿，筋骨萎弱，胎动不安，疮疡久不愈合。

【用法用量】煮食，60～240g；或作脍食。

【宜忌】多食发痃癖及疮肿，不可与乳酪同食。

16. 鲚鱼　详见本章第十五节。

17. 鲥鱼　为鲱科鲥属动物鲥鱼的肉或全体。

【别名】箭鱼。

【性味归经】味甘，性平。归脾、肺经。

【功能】补脾健肺，行水消肿。

【主治】虚劳，久咳，水肿。

【用法用量】适量，煮食

【宜忌】不宜多食、久食。

18. 鲫鱼　为鲤科鲫鱼属动物鲫鱼的肉。

【别名】鲋鱼、刀子鱼等。

【性味归经】味甘，性平。归脾、胃、大肠经。

【功能】健脾和胃，利水消肿，通血脉。

【主治】脾胃虚弱，纳少反胃，产后乳汁不行，痢疾，便血，水肿，痈肿，瘰疬，牙疳。

【用法用量】适量，煮食；或煅研入丸、散。

【宜忌】忌猪肝，泻痢忌之，多食动火。

（七）水果

1. 木瓜　为蔷薇科木瓜属植物皱皮木瓜的果实。

【别名】铁脚梨等。

【性味归经】味酸，性温。归肝、脾、胃经。

【功能】舒筋活络，和胃化湿。

【主治】风湿痹痛，肢体酸重，筋脉拘挛，吐泻转筋，脚气，水肿，痢疾。

【用法用量】煎汤，5~10g；或入丸、散。

【宜忌】不可多食，损齿及骨。忌铅、铁。下部腰膝无力，由于精血虚、真阴不足者不宜用。伤食脾胃未虚，积滞多者，不宜用。

2. 槟榔　为棕榈科槟榔属植物槟榔的种子。

【别名】槟楠、大腹子等。

【性味归经】味苦、辛，性温。归胃、大肠经。

【功能】驱虫消积，下气行水，截疟。

【主治】虫积，食滞，脘腹胀痛，泻痢后重，脚气，水肿，疟疾。

【用法用量】煎汤，6~15g，单用杀虫，可用60~120g；或入丸、散。

【宜忌】气虚下陷者禁服。

3. 野木瓜　详见本章第十五节。

4. 八爪瓜　详见本章第十四节。

5. 西瓜皮　为葫芦科西瓜属植物西瓜的果皮。

【别名】西瓜青等。

【性味归经】味甘，性凉。归心、胃、膀胱经。

【功能】清热，解渴，利尿。

【主治】暑热烦渴，小便短少，水肿，口舌生疮。

【用法用量】煎汤，9~30g；或焙干研末。

【宜忌】脾胃虚寒者禁用。

6. 营实　详见本章第十五节。

7. 瓠子　为葫芦科葫芦属植物瓠子的果实。

【别名】甜瓠、葫芦、长瓠、天瓜。

【性味归经】味甘，性凉。

【功能】利水，清热，止渴，除烦。

【主治】水肿腹胀，烦热口渴，疮毒。

【用法用量】煎汤，鲜者60~120g；或烧存性研末。

【宜忌】中寒者禁服；患脚气虚胀者，不得食。

8. 蛇葡萄　详见本章第十五节。

9. 山楂根　为蔷薇科山楂属植物山里红或野山楂等的根。

【性味归经】味甘，性平。

【功能】消积，祛风，止血。

【主治】食积，反胃，痢疾，风湿痹痛，咯血，痔漏，水肿。

【用法用量】煎汤，10～15g。

10. 李核仁　为蔷薇科李属植物李的种子。

【别名】李子仁。

【性味归经】味苦，性平。归肝、大肠经。

【功能】祛瘀，利水，润肠。

【主治】血瘀疼痛，跌打损伤，水肿鼓胀，脚气，肠燥便秘。

【用法用量】煎汤，3～9g。

【宜忌】脾虚便溏、肾虚遗精、孕妇禁服。

11. 葡萄　详见本章第二节。

12. 椰子　为棕榈科椰子属植物椰子的种子。

【性味归经】味微甘、辛，性平。

【功能】补脾益肾，催乳。

【主治】脾虚水肿，腰膝酸软，产妇乳汁缺少。

【用法用量】煎汤，6～15g。

13. 黄蜀葵子　详见本章第十四节。

（八）其他

1. 草独活　详见本章第一节。

2. 椒目　为芸香科花椒属植物花椒或青椒的种子。

【别名】川椒目。

【性味归经】味苦、辛，性温；有小毒。归脾、肺、膀胱经。

【功能】利水消肿，祛痰平喘。

【主治】水肿胀满，哮喘。

【用法用量】煎汤，2～5g；研末，1.5g；或制成丸、片、胶囊。

【宜忌】不宜久服。

3. 芭蕉根　详见本章第十四节。

4. 芭蕉叶　为芭蕉科芭蕉属植物芭蕉的叶。

【性味归经】味甘、淡，性寒。归心、肝经。

【功能】清热，利尿，解毒。

【主治】热病，中暑，水肿，脚气，痈肿，烫伤。

【用法用量】煎汤，6～9g；或烧存性研末，每次0.5～1g。

5. 牛至　详见本章第一节。

6. 生姜皮　详见本章第十五节。

7. 赤茯苓　详见本章第十二节。

三、推荐食方

1. 白茯苓汤

【方剂来源】《保命集》。

【组成】白茯苓、泽泻各二两，郁李仁二钱。

【用法】上咬咀。作一服，水一碗，煎至一半，不拘时候常服，从少至多服。或煎得澄，加生姜自然汁在内，和面或做粥饭，顿食。五七日后，觉胀下，再加以白术散。

【适应证】水肿。

2. 茯苓汤

【方剂来源】《不知医必要》。

【组成】白术（净）二钱，茯苓三钱，郁李仁（杵）一钱五分。

【用法】加生姜汁，水煎服。

【适应证】水肿。

3. 香薷术丸

【方剂来源】《外台秘要》卷二十引《深师方》。

【组成】干香薷一斤，白术七两。

【用法】上白术为末，浓煮香薷取汁，和术为丸，如梧桐子大。饮服十丸，日夜四五服。夏取花、叶合用亦佳。

【适应证】暴水风，水气水肿；或疮中水，通身皆肿。

4. 桑皮豆

【方剂来源】《鸡峰普济方》。

【组成】赤小豆一升，桑白皮二两。

【用法】上以水同煮至软烂，去桑白皮，只吃赤小豆，未已再服。

【适应证】水肿，小便不利，疾轻者。

5. 桑白皮汤

【方剂来源】《圣济总录》。

【组成】桑根白皮（炙黄色，锉）五两，吴茱萸（水浸一宿，炒干）二两，甘草（炙）一两。

【用法】上咬咀，如麻豆大。每服五钱匕，用水二盏，生姜（切）一枣大，饴糖半匙，煎至一盏，去滓，温服，一日两次。

【适应证】水肿。

第十七节　消渴

消渴是由先天禀赋不足、饮食不节、情志失调、劳倦内伤等导致阴虚内热，以多饮、多尿、乏力、消瘦或尿有甜味为主要症状的病证。消渴病因为禀赋不足、饮食失节、饮食失节和劳欲过度等。消渴病机主要在于阴津亏损，燥热偏盛，阴虚为本，燥热为标。

在临床分类方面，明·戴思恭《证治要诀》明确提出分为上、中、下"三消"。明·王肯堂《证治准绳·消瘅》对"三消"的临床分类作了规范："渴而多饮为上消（经谓膈消），消谷善饥为中消（经谓消中），渴而便数有膏为下消（经谓肾消）。"

西医学的糖尿病属于本病范畴，可参照本病辨证施食。

一、辨证分型

（一）上消

肺热津伤证　口渴多饮，口舌干燥，尿频量多，烦热多汗；舌边尖红，苔薄黄，脉洪数。饮食以清热润肺、生津止渴为主。

（二）中消

1. 胃热炽盛证　多食易饥，口渴，尿多，形体消瘦，大便干燥；苔黄，脉滑实有力。饮食以清胃泻火、养阴增液为主。

2. 气阴亏虚证　口渴引饮，能食与便溏并见；或饮食减少，精神不振，四肢乏力，体瘦；舌质淡红，苔白而干，脉弱。饮食以益气健脾、生津止渴为主。

（三）下消

1. 肾阴亏虚证　尿频量多，浑浊如脂膏；或尿甜，腰膝酸软，乏力，头晕耳鸣，口干唇燥，皮肤干燥，瘙痒；舌红苔少，脉细数。饮食以滋阴固肾为主。

2. 阴阳两虚证　小便频数，浑浊如膏，甚至饮一溲一，面容憔悴，耳轮干枯，腰膝酸软，四肢欠温，畏寒肢冷，阳痿或月经不调；舌苔淡白而干，脉沉细无力。饮食以滋阴温阳、补肾固涩为主。

二、推荐食材

（一）菜类

1. 冬瓜　详见本章第四节。

2. 苦瓜　为葫芦科苦瓜属植物苦瓜的果实。

【别名】癞瓜等。

【性味归经】味苦，性寒。归心、脾、肺经。

【功能】祛暑涤热，明目，解毒。

【主治】暑热烦渴，消渴，赤眼疼痛，痢疾，疮痈肿毒。

【用法用量】煎汤，6~15g；鲜品，30~60g。

【宜忌】脾胃虚寒者慎服。

3. 甘蔗　为禾本科甘蔗属植物甘蔗的茎秆。

【别名】薯蔗、糖蔗等。

【性味归经】味甘，性凉。归肺、脾、胃经。

【功能】清热生津，润燥和中，解毒。

【主治】烦热，消渴，呕哕反胃，干咳，大便干燥，痈疽疮肿。

【用法用量】煎汤或榨汁饮。

【宜忌】脾胃虚寒者慎用。

4. 冬瓜叶　为葫芦科冬瓜属植物冬瓜的叶。

【性味归经】味苦，性凉。归肺、大肠经。

【功能】清热，利湿，解毒。

【主治】消渴，暑湿泻痢，疟疾，疮毒，蜂螫。

【用法用量】煎汤，9~15g。

5. 莱菔　详见本章第二节。

6. 菱　详见本章第十二节。

7. 菘菜　为十字花科芸薹属植物青菜的叶子。

【别名】白菜、青菜、夏菘。

【性味归经】味甘，性凉。归肺、胃、大肠经。

【功能】清热除烦，生津止渴，通利肠胃。

【主治】肺热咳嗽，消渴，便秘，食积。

【用法用量】适量，煮食或捣汁饮。

【宜忌】脾胃虚寒、大便溏薄者慎服。

8. 山药　详见本章第四节。

9. 地骷髅　详见本章第二节。

10. 芋头　为天南星科芋属植物芋的根茎。

【别名】青芋、芋艿等。

【性味归经】味辛、甘，性平。归胃经。

【功能】健脾补虚，散结解毒。

【主治】脾胃虚弱，纳少乏力，消渴，瘰疬，腹中痞块，肿毒，赘疣，鸡眼，疥癣，烫火伤。

【用法用量】煎汤，60～120g；或入丸、散。

【宜忌】不可多食，多食滞气困脾。

11. 豇豆　为豆科豇豆属植物豇豆的种子。

【别名】豆角、角豆、饭豆、腰豆、长豆等。

【性味归经】味甘、咸，性平。归脾、肾经。

【功能】健脾利湿，补肾涩精。

【主治】脾胃虚弱，吐泻痢疾，肾虚腰痛，遗精，消渴，白带白浊，小便频数。

【用法用量】煎汤，30～60g；或煮食；或研末，6～9g。

【宜忌】气滞便结者禁用。

12. 菠菜　为藜科菠菜属植物菠菜的全草。

【别名】波棱菜、角菜等。

【性味归经】味甘，性平。归肝、胃、大肠、小肠经。

【功能】解热毒，通血脉，利肠胃。

【主治】头痛，目眩，目赤，夜盲症，消渴，便秘，痔疮。

【用法用量】适量，煮食；或捣汁饮。

【宜忌】不可多食。

13. 菟丝子　详见本章第八节。

14. 葛根　详见本章第一节。

（二）干果

1. 柿霜　详见本章第二节。

2. 枸杞子　为茄科枸杞属植物宁夏枸杞的果实。

【别名】红青椒。

【性味归经】味甘，性平。归肝、肾、肺经。

【功能】养肝，滋肾，润肺。

【主治】肝肾亏虚，头晕目眩，目视不清，腰膝酸软，阳痿遗精，虚劳咳嗽，消渴引饮。

【用法用量】煎汤，5～15g；或入丸、散、膏、酒剂。

【宜忌】脾虚便溏者慎服。

（三）谷物

1. 粟米　详见本章第十一节。

2. 黎豆　为豆科黎豆属植物头花黎豆的种子。

【别名】虎豆、狸豆等。

【性味归经】味甘、微苦，性温。归肺、脾经。

【功能】益气，生津。

【主治】消渴。

【用法用量】煎汤，6～9g；或煮食。

【宜忌】勿与盐煮食之，多食令人闷。

3. 小麦　为禾本科小麦属植物小麦的种子或其面粉。

【别名】麸。

【性味归经】味甘，性凉。归心、脾、肾经。

【功能】养心，除热，止渴，敛汗。

【主治】脏躁，烦热，消渴，泻痢，痈肿，外伤出血，烫伤。

【用法用量】小麦煎汤，50～100g；或煮粥，或小麦面炒黄温水调服。

【宜忌】小麦面畏汉椒、萝卜。

4. 豆腐　详见本章第二节。

5. 凉薯　详见本章第二节。

6. 青粱米　为禾本科狗尾草属植物粱或粟品种之一的种仁。

【性味归经】味甘，性微寒。

【功能】健脾养胃，固精，利尿。

【主治】脾虚食少，消渴，遗精，淋证。

【用法用量】煎汤，30～90g；或煮粥食。

7. 豌豆　为豆科豌豆属植物豌豆的种子。

【别名】胡豆、寒豆、青豆、雪豆等。

【性味归经】味甘，性平。归脾、胃经。

【功能】和中下气，通乳利水，解毒。

【主治】消渴，吐逆，泻痢腹胀，霍乱转筋，乳少，脚气水肿，疮痈。

【用法用量】煎汤，60～125g；或煮食。

【宜忌】多食发气痰。

8. 野大豆　详见本章第八节。

9. 糯米 详见本章第十二节。

10. 赤小豆花 为豆科豇豆属植物赤小豆或赤豆的花。

【别名】腐婢。

【性味归经】味辛，性微凉。

【功能】清热，止渴，醒酒，解毒。

【主治】疟疾，痢疾，消渴，伤酒头痛，痔瘘下血，丹毒，疔疮。

【用法用量】煎汤，9～15g；或入散剂。

（四）花、茶类

甜叶菊 为菊科泽兰属植物甜叶菊的叶。

【别名】甜茶等。

【性味归经】味甘，性平。

【功能】生津止渴，利尿降压。

【主治】消渴，高血压病。

【用法用量】煎汤，3～10g；或开水泡代茶饮。

（五）肉禽类

1. 牛肉 详见本章第十六节。

2. 牛髓 为牛科野牛属动物黄牛或水牛属动物水牛的骨髓。

【性味归经】味甘，性温。归肾、心、脾经。

【功能】补肾填髓，润肺，止血，止带。

【主治】精血亏损，虚劳羸瘦，消渴，便血，崩漏，带下。

【用法用量】煎汤或熬膏，适量。

3. 羊肚 为牛科山羊属动物山羊或绵羊属动物绵羊的胃。

【性味归经】味甘，性温。

【功能】健脾胃，补虚损。

【主治】脾胃虚弱，纳呆，反胃，虚劳羸弱，自汗盗汗，消渴，尿频。

【用法用量】煮食；或煎汤，1个。

4. 羊肾 为牛科山羊属动物山羊或绵羊属动物绵羊的肾。

【性味归经】味甘，性温。

【功能】补肾，益精。

【主治】肾虚劳损，腰脊冷痛，足虚痿弱，耳鸣，耳聋，消渴，阳痿，滑精，尿频，遗尿。

【用法用量】内服，1～2枚，煮食或煎汤；或入丸、散。

5. 羊乳 为牛科山羊属动物山羊或绵羊属动物绵羊的乳汁。

【性味归经】味甘，性微温。

【功能】补虚，润燥，和胃，解毒。

【主治】虚劳羸弱，消渴，心痛，反胃，呃逆，口疮，漆疮，蜘蛛咬伤。

【用法用量】煮沸或生饮，250～500mL。

【宜忌】令人热中；绵羊奶不利气喘和虫病。

6. 羊髓　详见本章第二节。

7. 獐肉　为鹿科獐属动物獐之肉。

【**性味归经**】味甘，性温。

【**功能**】补虚，祛风。

【**主治**】久病虚损，消渴，乳少，口僻，腰腿痹痛。

【**用法用量**】煮食，100～200g。

【**宜忌**】不可与虾、生菜、梅、李果食之，皆病人。

8. 猪肚　详见本章第二节。

9. 羊肺　详见本章第二节。

10. 兔骨　详见本章第八节。

11. 泥鳅　为鳅科泥鳅属动物泥鳅、花鳅、大鳞泥鳅的全体。

【**别名**】委蛇等。

【**性味归经**】味甘，性平。归脾、肝、肾经。

【**功能**】补益脾肾，利水解毒。

【**主治**】脾虚泻痢，热病口渴，消渴，小儿盗汗，水肿，小便不利，阳事不举，病毒性肝炎，痔疮，疔疮，皮肤瘙痒。

【**用法用量**】煮食，100～250g；或烧存性，入丸、散，每次6～10g。

【**宜忌**】不可与荆芥、狗肉、何首乌同服。

12. 蚕蛹　为蚕蛾科家蚕属动物家蚕蛾的蛹。

【**别名**】小蜂儿。

【**性味归经**】味甘、咸，性平。

【**功能**】杀虫疗疳，生津止渴。

【**主治**】肺痨，小儿疳积，发热，蛔虫病，消渴。

【**用法用量**】炒食或煎汤，酌量；研末3～6g。

【**宜忌**】患脚气者忌之。

13. 鸽　为鸠鸽科鸽属动物原鸽、家鸽的肉。

【**别名**】鹁鸽、飞奴等。

【**性味归经**】味咸，性平。归肺、肝、肾经。

【**功能**】滋肾益气，祛风解毒。

【**主治**】虚羸，消渴，妇女血虚经闭，久疟，恶疮，疥癣。

【**用法用量**】煮食，适量。

【**宜忌**】多食减药力，气壅。

14. 马乳　为马科马属动物马的乳汁。

【**性味归经**】味甘，性凉。

【**功能**】养血润燥，清热止渴。

【**主治**】血虚烦热，虚劳骨蒸，消渴，牙疳。

【**用法用量**】煮沸，125～250g。

15. 乌骨鸡　为雉科雉属动物乌骨鸡去羽毛及内脏的全体。

【别名】乌鸡等。

【性味归经】味甘，性平。归肝、肾、肺经。

【功能】补肝肾，益气血，退虚热。

【主治】虚劳羸瘦，骨蒸劳热，消渴，遗精，滑精，久泄久痢，崩中，带下。

【用法用量】煮食适量；或入丸、散。

16. 兔肉　为兔科兔属动物东北兔、华南兔、蒙古兔、高原兔及穴兔属动物家兔等的肉。

【性味归经】味甘，性寒。归肝、大肠经。

【功能】健脾益气，凉血解毒。

【主治】胃热消渴，虚弱羸瘦，胃热呕吐，肠风便血，湿热痹，丹毒。

【用法用量】煎汤或煮食，50～100g。

【宜忌】久食弱阳，令人色痿。

17. 蚌肉　为蚌科冠蚌属动物褶纹冠蚌、帆蚌属三角帆蚌和无齿蚌属背角无齿蚌等蚌类的肉。

【别名】含浆、河歪、河蛤蜊。

【性味归经】味甘、咸，性寒。归肝、肾经。

【功能】清热解毒，滋阴明目。

【主治】烦热，消渴，血崩，带下，痔瘘，目赤。

【用法用量】煮食，90～150g。

【宜忌】脾胃虚寒者慎服。

18. 猪肉　为猪科猪属动物猪的肉。

【性味归经】味甘、咸，性寒。归脾、胃、肾经。

【功能】补虚，滋阴，润燥。

【主治】体虚羸瘦，热病伤津，燥咳，消渴，便秘。

【用法用量】煮食，30～60g。

【宜忌】湿热、痰滞内蕴者慎服。

19. 猪髓　为猪科猪属动物猪的脊髓或骨髓。

【性味归经】味甘，性寒。归肾经。

【功能】滋阴益髓，生肌。

【主治】骨蒸劳热，带浊遗精，消渴，疮疡。

【用法用量】煎汤，适量；或入丸剂。

20. 蛤蜊　详见本章第十六节。

21. 牛肚　详见本章第八节。

22. 牛脑　为牛科野牛属动物黄牛或水牛属动物水牛的脑。

【性味归经】味甘，性温；微毒。

【功能】补脑祛风，止渴消痞。

【主治】头风眩晕，脑漏，消渴，痞气。

【用法用量】入丸、散，适量。

【宜忌】牛盛热时猝死，其脑食之令生肠痈。

23. 猪骨 为猪科猪属动物猪的骨骼。

【性味归经】味涩，性平。

【功能】止渴，解毒，杀虫止痢。

【主治】消渴，肺结核，下痢，疮癣，牛皮癣。

【用法用量】煎汤，60~180g；或烧灰研末，每次6~9g。

（六）水产品

1. 干贝 为扇贝科栉孔扇贝、华贵栉孔扇贝和花鹊栉孔扇贝的闭壳肌。

【别名】扇贝柱、江瑶柱。

【性味归经】味甘、咸，性微温。

【功能】滋阴，养血补肾，调中。

【主治】消渴，肾虚尿频，食欲不振。

【用法用量】煮食，10~25g。

2. 蜗牛 为巴蜗牛科巴蜗牛属动物同型巴蜗牛、华蜗牛属动物华蜗牛及其同科近缘种的全体。

【别名】小牛螺等。

【性味归经】味咸，性寒；有小毒。归膀胱、胃、大肠经。

【功能】清热解毒，镇惊，消肿。

【主治】风热惊痫，小儿脐风，消渴，喉痹，喉下诸肿，疟腮，瘰疬，痈肿丹毒，痔疮，脱肛，蜈蚣咬伤。

【用法用量】煎汤，30~60g；或捣汁；或焙干研末，1~3g。

【宜忌】不宜久服。脾胃虚寒者禁用。

3. 螺蛳 为田螺科环棱螺属动物方形环棱螺及其同属动物的全体。

【别名】蜗篱。

【性味归经】味甘，性寒。

【功能】清热，利水，明目。

【主治】黄疸，水肿，疮肿，淋浊，消渴，痢疾，目赤障翳，痔疮。

【用法用量】煮食，20个；或煎汤；或捣汁。

【宜忌】不宜多食；脾胃虚寒者慎服。

4. 江珧柱 为江珧科江珧属动物栉江珧的后闭壳肌。

【别名】马甲柱等。

【性味归经】味甘、咸，性平。

【功能】滋阴补肾，调中消食。

【主治】消渴，小便频数，宿食停滞。

【用法用量】煮食，适量。

5. 鳝鱼头 为合鳃科鳝属动物黄鳝的头部。

【性味归经】味甘，性平。

【功能】健脾益胃，解毒杀虫。

【主治】消化不良，痢疾，消渴，痞积，脱肛，小肠痛，百虫入耳。

【用法用量】焙干研粉，黄酒冲服，每次 5g，每日 3 次。

（七）水果

1. 桑椹子 详见本章第八节。

2. 猕猴桃 详见本章第十三节。

3. 梨 详见本章第二节。

4. 柿叶 详见本章第四节。

（八）其他

1. 人参 详见本章第四节。

2. 人参叶 为五加科人参属植物人参的带茎的叶。

【性味归经】味苦、微甘，性寒。归肺、胃经。

【功能】清热解暑，生津止渴。

【主治】暑热口渴，热病伤津，胃阴不足，消渴，肺燥干咳，虚火牙痛。

【用法用量】煎汤，3～10g。

【宜忌】脾胃虚寒者慎服。不宜与藜芦、五灵脂、皂荚同用。实热症状及大热大汗、大渴、脉洪大等忌用。高血压者应暂停服用。失眠、烦躁不安属实证者慎服。湿热壅滞所致的浮肿、肾功能不全引起的尿少应慎用。肺经实热证不宜用。

3. 天花粉 为葫芦科栝楼属植物栝楼及中华栝楼的根。

【别名】天瓜粉等。

【性味归经】味甘、微苦，性微寒。归肺、胃经。

【功能】清热生津，润肺化痰，消肿排脓。

【主治】热病口渴，消渴多饮，肺热燥咳，疮疡肿毒。

【用法用量】煎汤，9～15g；或入丸、散。

【宜忌】脾胃虚寒、大便溏泄者慎服。不宜与乌头类药材同用。少数患者可出现过敏反应。

4. 西洋参 详见本章第四节。

5. 鸡血李 为蔷薇科梅属植物杏李的根或叶。

【别名】红李。

【性味归经】味苦，性寒。

【功能】清热除烦，利水通淋，止血散瘀。

【主治】消渴，心烦，白浊，水肿，吐血，崩漏，闭经，跌打损伤。

【用法用量】煎汤，9～20g。

6. 芭蕉根 详见本章第十四节。

三、推荐食方

1. 人参汤

【方剂来源】《圣济总录》。

【组成】人参、甘草各一两。

【用法】上为粗末。

【适应证】消渴证。

2. 丹桂止氛汤

【方剂来源】《辨证录》。

【组成】熟地黄三两，肉桂二钱，茯苓、牡丹皮各一两，麦冬二两。

【用法】水煎服。

【适应证】消渴证。

3. 宁沸汤

【方剂来源】《辨证录》。

【组成】麦冬三两，山茱萸三两，茯苓一两。

【用法】水煎服。一剂渴少止，再剂渴又止，饮半月痊愈。

【适应证】消渴证。

4. 厚朴汤

【方剂来源】《圣济总录》。

【组成】厚朴（去粗皮，姜汁炙）、牡蛎（煅）各三两，人参一两。

【用法】上为粗末。每服五钱匕，水一盏半，煎至八分，去滓温服，不拘时候。

【适应证】消渴证。

5. 神功散

【方剂来源】《朱氏集验方》。

【组成】北白芍药一两半，甘草一两。

【用法】上㕮咀。每服三钱，水一盏半，煎至六七分，不拘时服。

【适应证】消渴证。

6. 神效散

【方剂来源】《普济方》卷三一一七引《家藏经验方》。

【组成】白芍药、甘草各等份。

【用法】上为末。水调服，1日3次。

【适应证】消渴证。

7. 梅花汤

【方剂来源】《三因极一病证方论》。

【组成】糯谷（旋炒作暴蓬）、桑根白皮（厚者，切细）各等份。

【用法】每服一两许。水一大碗，煮取半碗，渴则饮，不拘时候。

【适应证】消渴证。

8. 猪脊汤

【方剂来源】《三因极一病证方论》。

【组成】大枣（去皮核）四十九枚，新莲肉（去心）四十九粒，西木香一钱半，甘草（炙）二两。

【用法】上与雄猪脊骨一尺二寸同煎，用水五碗，于银石器煮，去肉骨，滤滓，取汁一碗，空腹任意呷服。以滓减去甘草一半，焙干为末，米汤调服，不拘时候。

【适应证】消渴证。

9. 清上止消丹

【方剂来源】《辨证录》。

【组成】麦冬二两，天冬一两，人参三钱，生地黄五钱，茯苓五钱，金银花一两。

【用法】水煎服。

【适应证】消渴之病，气喘痰嗽，面红虚浮，口舌腐烂，咽喉肿痛，得水则解。

10. 断渴汤

【方剂来源】《鸡峰普济方》。

【组成】乌梅肉二两，麦门、人参、甘草、茯苓、干葛各一两。

【用法】上为末。每服三钱，以水一盏半，煎至六分，去滓温服。

【适应证】消渴证。

第十八节　血证

　　凡血液不循常道，或上溢于口鼻诸窍，或下泄于前后二阴，或渗出于肌肤所形成的一类出血性疾患，统称为血证。在古代医籍中，亦称为血病或失血。血证的范围相当广泛，凡以出血为主要临床表现的内科病证均属本证的范围。引起血证的原因较多，但不外外感、内伤两大类。外感以风热燥邪为主；内伤多与酒热辛肥、抑郁忧思、体虚久病等有关。归纳起来，血证病机可分为虚、实两大类。虚证主要是气虚不能摄血和阴虚火旺灼伤血络，血溢脉外而出血；实证主要是气火亢盛，血热妄行而致出血。此外，出血后的"留瘀"也使血脉瘀阻、血行不畅、血不循经，成为出血不止或反复出血的原因之一。

　　一、鼻衄

　　鼻腔出血即为鼻衄，多由火热迫血妄行所致，其中以肺热、胃热、肝火为常见，但也可因血失统摄或阴虚火旺引起。

　　内科范围的鼻衄主要见于某些传染病、发热性疾病、血液病、风湿热、高血压病、维生素缺乏症、化学药品及药物中毒等引起的鼻出血，可参照本病辨证施食。

　　1. 热邪犯肺证　鼻燥衄血，口干咽燥；或兼有身热，恶风，头痛，咳嗽，痰少；舌质红，苔薄，脉数。饮食以清泄肺热、凉血止血为主。

　　2. 胃热炽盛证　鼻干衄血；或兼齿衄，血色鲜红，口渴欲饮，口干臭秽，烦躁，便秘；舌红，苔黄，脉数。饮食以清胃泻火、凉血止血为主。

　　3. 肝火上炎证　鼻衄，口苦，烦躁易怒，两目红赤，耳鸣目眩；舌红，苔黄，脉弦数。饮食以清肝泻火、凉血止血为主。

　　4. 气血亏虚证　鼻血淡红；或兼齿衄、肌衄，伴神疲乏力，面色白，头晕心悸，夜寐不宁；舌淡，脉细无力。饮食以补气摄血为主。

　　二、齿衄

　　齿龈出血即为齿衄，又称为牙衄、牙宣。胃热、肾虚是其最主要的病机，尤以胃热所致者多见。齿衄的辨证应着重辨明病变所累及的脏腑和证候的虚实。阳明热盛属实，发病多急，伴牙龈红肿疼痛；肾虚火旺属虚，起病较缓，病程较长，常伴齿摇不坚。实证宜清胃泻火，虚证宜滋阴降火，但均宜伍用凉血止血之品。

内科范围的齿衄，多由血液病、维生素缺乏症及肝硬化等疾病所引起，可参照本病辨证施食。

1. 胃火炽盛证　齿龈出血，血色鲜红，伴齿龈红肿疼痛，口渴口臭；舌红，苔黄，脉洪数。饮食以清胃泻火、凉血止血为主。

2. 阴虚火旺证　齿龈出血，血色淡红，起病较缓，常因受热及烦劳而诱发，伴齿摇不坚；舌红，苔少，脉细数。饮食以滋阴降火、凉血止血为主。

三、咯血

血由肺及气管外溢，经口咳出，表现为痰中带血；或痰血相兼；或纯血鲜红，兼夹泡沫均称咯血。咯血总由肺络受损所致，感受热邪，热伤肺络，是咳血最常见的原因。其次为情志郁结，郁久化火，肝火犯肺，以及肺肾阴虚，虚火内炽，损伤肺络而致。此外咯血大多伴有咳嗽，因而不同程度兼夹肺失清肃、宣降失调的病变，治疗护理时应予兼顾。

内科范围的咯血，主要见于呼吸系统疾病，如支气管扩张症、急性气管－支气管炎、慢性支气管炎、肺炎等，可参照本病辨证施食。

1. 燥热伤肺证　喉痒咳嗽，痰中带血，口干鼻燥；或有身热；舌质红，苔薄黄少津，脉数。饮食以清热润肺、宁络止血为主。

2. 肝火犯肺证　咳嗽阵作，痰中带血或纯血鲜红，胸胁胀痛，烦躁易怒，口苦；舌质红，苔薄黄，脉弦数。饮食以清肝泻肺、凉血止血为主。

3. 阴虚肺热证　咳嗽痰少，痰中带血；或反复咳血，血色鲜红，伴口干咽燥，颧红，潮热盗汗；舌红苔少，脉细数。饮食以滋阴润肺、宁络止血为主。

四、吐血

血由胃来，经呕吐而出，血色红或紫暗，常夹有食物残渣，称为吐血，亦称为呕血。其发病概由胃络受损所致，因胃腑本身或他脏疾患的影响，导致胃络损伤，血溢胃内，以致胃气上逆，血随气逆，经口吐出，其中以暴饮暴食、饥饱失常、过食辛辣厚味，致使胃中积热，胃络受损；或肝气郁结，脉络阻滞，郁久化火，逆乘于胃，胃络损伤；以及劳倦过度，中气亏虚，气不摄血，血溢胃内等三种情况所致的吐血为多见。

吐血主要见于上消化道出血，其中以消化性溃疡出血及肝硬化所致的食管、胃底静脉曲张破裂最为多见，其次见于食管炎、急慢性胃炎、胃黏膜脱垂症以及某些全身性疾病（如血液病、尿毒症、应激性溃疡）引起的出血，可参照本病辨证施食。

1. 胃热壅盛证　吐血色红或紫暗，常夹有食物残渣，伴脘腹胀闷，嘈杂不适，甚则作痛，口臭便秘，大便色黑；舌质红，苔黄腻，脉滑数。饮食以清胃泻火、化瘀止血为主。

2. 肝火犯胃证　吐血色红或紫暗，伴口苦胁痛，心烦易怒，寐少梦多；舌质红，脉弦数。饮食以泻肝清胃、凉血止血为主。

3. 气虚血溢证　吐血缠绵不止，时轻时重，血色暗淡，伴神疲乏力，心悸气短，面色苍白；舌质淡，脉细弱。饮食以健脾益气摄血为主。

五、便血

便血系胃肠脉络受损，血不循经，溢入胃肠，随大便而下；或大便色黑呈柏油样为主要临床表现的病证。若病位在胃，因其远离肛门，血色变黑，又称远血；若病位在肠，出血色多鲜红，则称近血。便血的原因多样，但以热灼血络和脾虚不摄两类所致者为多。

内科的便血主要见于胃肠道的炎症、溃疡、肿瘤、息肉、憩室炎等，可参照本病辨证施食。

1. 肠道湿热证　血色红黏稠，伴大便不畅或稀溏；或有腹痛，口苦；舌质红，苔黄腻，脉濡数。饮食以清化湿热、凉血止血为主。

2. 热灼胃络证　便色如柏油；或稀或稠，常有饮食伤胃史，伴胃脘疼痛，口干；舌淡红，苔薄黄，脉弦细。饮食以清胃止血为主。

3. 气虚不摄证　便血淡红或紫暗不稠，伴倦怠食少，面色萎黄，心悸少寐；舌淡，脉细。饮食以益气摄血为主。

4. 脾胃虚寒证　便血紫暗，甚则色黑，伴脘腹隐痛，素喜热饮，面色不华，神倦懒言，便溏；舌淡，脉细。饮食以健脾温中、养血止血为主。

六、尿血

小便中混有血液，甚或伴有血块的病证，称为尿血。因出血量及病位不同，而使小便呈淡红色、鲜红色或茶褐色。尿血的病位在肾及膀胱，其主要病机是热伤脉络或脾肾不固，血入水道而成尿血。以往所谓尿血，一般指肉眼血尿而言。现在随着检测手段的发展，出血量微少、用肉眼不易观察到而仅在显微镜下才能发现红细胞的"镜下血尿"，也包括在尿血之中。

西医学所称的尿路感染、肾结核、肾小球肾炎、泌尿系肿瘤，以及全身性疾病（如血液病、结缔组织病等）出现的血尿，可参照本病辨证施食。

1. 下焦湿热证　小便黄赤灼热，尿血鲜红，伴心烦口渴，面赤口疮，夜寐不安；舌质红，脉数。饮食以清热利湿、凉血止血为主。

2. 肾虚火旺证　小便短赤带血，伴头晕耳鸣，颧红潮热，腰膝酸软；舌红，苔少，脉细数。饮食以滋阴降火、凉血止血为主。

3. 脾不统血证　久病尿血，量多色淡，甚或兼见齿衄、肌衄，伴食少便溏，体倦乏力，气短声低，面色不华；舌质淡，脉细弱。饮食以补中健脾、益气摄血为主。

4. 肾气不固证　久病尿血，血色淡红，伴头晕耳鸣，精神困惫，腰脊酸痛；舌质淡，脉沉弱。饮食以补益肾气、固摄止血为主。

七、紫斑

血液溢出于肌肤之间，皮肤表现青紫斑点或斑块的病证，称为紫斑，亦称肌衄；而外感温毒所致者称葡萄疫。紫斑多发生在四肢，尤以下肢多见。皮肤呈点状或片状青紫斑块，大小不等，形状不一，用手指按压紫斑处，其色不褪，部分患者可伴有发热、头痛、纳差、腹痛、肢体关节疼痛等症。儿童及成人均会患本病，以女性居多。

本病常见于西医学的原发性血小板减少性紫癜及过敏性紫癜。此外，药物、化学和物理因素等引起的继发性血小板减少性紫癜，可参照本病辨证施食。

1. 血热妄行证　皮肤出现青紫斑点或斑块，甚则鼻衄、齿衄、便血、尿血，伴有发热，口渴，便秘；舌质红，苔黄，脉弦数。饮食以清热解毒、凉血止血为主。

2. 阴虚火旺证　皮肤出现青紫斑点或斑块，时发时止，常伴鼻衄、齿衄或月经过多，颧红，口渴心烦，手足心热；或有潮热盗汗；舌红，苔少，脉细数。饮食以滋阴降火、宁络止血为主。

3. 气不摄血证　皮肤青紫斑点或斑块反复发生，久病不愈，伴神疲乏力，头晕目眩，面色苍白或萎黄，食欲不振；舌质淡，脉细弱。饮食以补气摄血为主。

八、推荐食材

（一）菜类

1. 韭菜　详见本章第四节。

2. 韭根　为百合科葱属植物韭的根。

【别名】韭菜根。

【性味归经】味辛，性温。

【功能】温中，行气，散瘀，解毒。

【主治】里寒腹痛，食积腹胀，蛔虫腹痛，胸痹疼痛，赤白带下，衄血，吐血，漆疮，疮癣，犬咬伤，跌打损伤，盗汗，自汗。

【用法用量】煎汤，鲜者30～60g；或捣汁。

【宜忌】阴虚内热者慎服。

3. 小红蒜根　详见本章第六节。

4. 千屈菜　详见本章第十二节。

5. 苣荬菜　为菊科苦苣菜属植物匍茎苦菜的全草。

【别名】苣菜等。

【性味归经】味苦，性寒。

【功能】清热解毒，凉血止血。

【主治】咽喉肿痛，疮疖肿毒，痔疮，急性菌痢，肠炎，肺脓肿，急性阑尾炎，吐血，衄血，咯血，尿血，便血，崩漏。

【用法用量】煎汤，9～15g；或鲜品绞汁。

6. 黄药子　为薯蓣科薯蓣属植物黄独的块茎。

【别名】黄药、山慈菇、黄独根等。

【性味归经】味苦，性寒；有小毒。归肺、肝经。

【功能】散结消瘿，清热解毒，凉血止血。

【主治】瘿瘤，喉痹，痈肿疮毒，毒蛇咬伤，肿瘤，吐血，衄血，咯血，百日咳，肺热咳喘。

【用法用量】煎汤，3～9g；或浸酒；研末，1～2g。

【宜忌】内服剂量不宜过大。

7. 椿白皮 详见本章第十节。

8. 蛇莓 详见本章第一节。

9. 小蓟 详见本章第十四节。

10. 小红蒜 为鸢尾科红葱属植物红葱的全草。

【性味归经】味苦、辛，性凉。

【功能】清热解毒，散瘀消肿。

【主治】风湿关节痛，吐血，咯血，痢疾，闭经腹痛。

【用法用量】煎汤，6~15g；鲜品，15~30g。

11. 水芹 详见本章第一节。

12. 荠菜 详见本章第十六节。

13. 荠菜花 为十字花科荠属植物荠菜的花序。

【别名】荠花等。

【性味归经】味甘，性凉。

【功能】凉血止血，清热利湿。

【主治】崩漏，尿血，吐血，咯血，衄血，小儿乳积，痢疾，赤白带下。

【用法用量】煎汤，10~15g；或研末。

14. 红木耳 详见本章第十二节。

15. 莱菔 详见本章第二节。

16. 黄茶根 为鼠李科鼠李属植物异叶鼠李的根、枝叶。

【别名】女儿茶、女儿红、紫果叶等。

【性味归经】味涩、微苦，性凉。

【功能】清热解毒，凉血止血。

【主治】痢疾，疮痈，吐血，咯血，痔疮出血，崩漏，白带。

【用法用量】煎汤，10~30g；鲜品，30~60g。

17. 地柏枝 为卷柏科卷柏属植物江南卷柏的全草。

【别名】红鸡草等。

【性味归经】味辛、微甘，性平。

【功能】止血，清热，利湿。

【主治】肺热咯血，肺痨咯血，浮肿，吐血，衄血，便血，痔疮出血，外伤出血，发热，小儿惊风，湿热黄疸，鼓胀，头晕目眩，淋病，水肿，小儿口疮，鼻疮，水火烫伤，毒蛇咬伤。

【用法用量】煎汤，15~30g；大剂量可用至60g。

18. 藕节 为睡莲科莲属植物莲根茎的节部。

【别名】光藕节。

【性味归经】味甘、涩，性平。归肝、肺、胃经。

【功能】散瘀止血。

【主治】吐血，咯血，尿血，便血，血痢，血崩。

【用法用量】煎汤，10~30g；捣汁鲜用，可用60g左右取汁冲服；或入散剂。

19. 鹿衔草　详见本章第二节。

20. 芸薹　为十字花科芸薹属植物油菜的根、茎和叶。

【别名】红油菜等。

【性味归经】味辛、甘，性平。归肺、肝、脾经。

【功能】凉血止血，解毒消肿。

【主治】血痢，丹毒，热毒疮肿，乳痈，风疹，吐血。

【用法用量】煮食，30～300g；捣汁服，20～100mL。

【宜忌】麻疹后、疮疖、目疾患者不宜食。

（二）干果

1. 柿饼　详见本章第十四节。

2. 柿霜　详见本章第二节。

3. 栗子　为壳斗科栗属植物板栗的种仁。

【别名】板栗、栗实、栗果、大栗、毛栗等。

【性味归经】味甘、微咸，性平。

【功能】益气健脾，补肾强筋，活血消肿，止血。

【主治】脾虚泄泻，反胃呕吐，腰膝酸软，筋骨折伤肿痛，瘰疬，吐血，衄血，便血。

【用法用量】生吃；或煮食；或炒存性研末服。

【宜忌】患风水气不宜食。小儿不可多食。多食滞脾恋膈，风湿病禁用。外感未去，痞满、疳积、疟疾、产后、病人不饥、便秘者忌服。

（三）花、茶类

1. 杜鹃花根　为杜鹃花科杜鹃属植物杜鹃花的根。

【别名】翻山虎等。

【性味归经】味酸、甘，性温。

【功能】活血止血，祛风止痛。

【主治】月经不调，吐血，衄血，便血，崩漏，痢疾，脘腹疼痛，风湿痹痛，跌打损伤。

【用法用量】煎汤，15～30g；或浸酒。

【宜忌】孕妇忌服。

2. 刺玫花　详见本章第十节。

3. 杜鹃花　为杜鹃花科杜鹃属植物杜鹃花的花。

【别名】山茶花等。

【性味归经】味甘、酸，性平。

【功能】和血，调经，止咳，祛风湿，解疮毒。

【主治】吐血，衄血，崩漏，月经不调，带下，咳嗽，风湿痹痛，痈疖疮毒，头癣。

【用法用量】煎汤，9～15g；鲜品，30～60g。

4. 苏铁花　为苏铁科苏铁属植物苏铁的花（大孢子叶）。

【别名】铁树花等。

【性味归经】味甘、淡，性平。

【功能】理气祛湿，活血止血，益肾固精。

【主治】胃痛，慢性肝炎，风湿疼痛，跌打损伤，咯血，吐血，痛经，遗精，带下。

【用法用量】煎汤，15～60g。

5. 胡枝子　详见本章第一节。

6. 旱莲花　为旱金莲科旱金莲属植物旱金莲的全草。

【别名】金莲花等。

【性味归经】味辛、酸，性凉。

【功能】清热解毒，凉血止血。

【主治】目赤肿痛，疮疖，吐血，咯血。

【用法用量】煎汤，鲜品15～30g。

7. 芦荟花　为百合科芦荟属植物斑纹芦荟等的花。

【性味归经】味苦，性寒。归肺、脾、胃、膀胱经。

【功能】止咳，止血。

【主治】咳嗽，咯血，吐血。

【用法用量】煎汤，3～6g。

【宜忌】孕妇忌服。

8. 刺槐花　为豆科洋槐属植物刺槐的花。

【性味归经】味甘，性平。

【功能】平肝，止血。

【主治】头痛，肠风下血，咯血，吐血，血崩。

【用法用量】煎汤，9～15g；或泡茶饮。

9. 兰花叶　详见本章第二节。

10. 山茶花　为山茶科山茶属植物红山茶的花。

【别名】红茶花等。

【性味归经】味苦、辛，性凉。归肝、肺、大肠经。

【功能】凉血止血，散寒消肿。

【主治】吐血，衄血，咯血，便血，痔血，赤白痢，血淋，血崩，带下，烫伤，跌仆损伤。

【用法用量】煎汤，5～10g；或研末。生用长于散瘀，炒用偏于止血。

11. 滇山茶　为山茶科山茶属植物滇山茶的叶和花。

【性味归经】味苦，性凉。归胃、大肠、肝经。

【功能】凉血止血，解毒止痢。

【主治】吐血，便血，月经过多，刀伤出血，泄泻，痢疾，烫火伤。

【用法用量】煎汤，10～30g。

12. 青葙花　详见本章第十四节。

（四）肉禽类

1. 狗胆 为犬科犬属动物狗的胆汁。

【性味归经】味苦，性寒。

【功能】清热明目，活血止血。

【主治】风热眼痛，目赤涩痒，吐血，鼻衄，崩漏，跌打损伤，聤耳，疮疡疥癣。

【用法用量】入丸剂，适量。

2. 羊血 详见本章第九节。

3. 猪肤 为猪科猪属动物猪的皮肤。

【别名】猪皮。

【性味归经】味甘，性凉。归肺、肾经。

【功能】清热养阴，利咽，养血止血。

【主治】少阴下痢，咽痛，吐血，衄血，便血，崩漏，紫癜。

【用法用量】煎汤或煮食，50～100g。

【宜忌】若无心烦、咽痛兼症者，属寒滑下痢，不宜用。

（五）水产品

龟甲胶 为龟科乌龟属动物乌龟等的甲壳熬成的固体胶块。

【别名】龟板胶等。

【性味归经】味甘、咸，性凉。归肝、肾、心经。

【功能】滋阴，补血。

【主治】阴虚血亏，劳热骨蒸，盗汗，心悸，肾虚腰痛，脚膝痿弱，吐血，衄血，崩漏，带下。

【用法用量】烊化，3～15g。

【宜忌】恶人参；恶沙参；脾胃虚寒、真精冷滑者禁用；阳虚胃弱及消化不良者忌用。

（六）水果

1. 杨梅 详见本章第十节。

2. 柿子 为柿科柿属植物柿的果实。

【性味归经】味甘、涩，性凉。归心、肺、大肠经。

【功能】清热，润肺，生津，解毒。

【主治】咳嗽，吐血，热渴，口疮，热痢，便血。

【用法用量】作食品；或煎汤；或烧炭研末；或在未成熟时，捣汁冲服。

【宜忌】凡脾胃虚寒、痰湿内盛、外感咳嗽、脾虚泄泻、疟疾等症，禁食鲜柿。

（七）其他

1. 栀子 详见本章第十三节。

2. 钩藤 详见本章第八节。

3. 芡实叶 为睡莲科芡属植物芡的叶。

【别名】刺荷叶等。

【性味归经】味苦、甘，性平。

【功能】行气活血，祛瘀止血。

【主治】吐血，便血，妇女产后胞衣不下。

【用法用量】煎汤，9～15g；或烧存性研末，冲服。

4. 湖广草　为唇形科鼠尾草属植物佛光草的全草。

【别名】盐咳药等。

【性味归经】味微苦，性平。

【功能】清肺化痰，调经，止血。

【主治】肺热咳嗽，痰多气喘，吐血，劳伤咳嗽，肾虚腰酸，小便频数，带下，月经过多，或淋沥不断。

【用法用量】煎汤，15～30g；或炖肉服。

5. 碧桃干　为蔷薇科桃属植物桃或山桃的幼果。

【别名】桃干。

【性味归经】味酸、苦，性平。归肺、肝经。

【功能】敛汗涩精，活血止血，止痛。

【主治】盗汗，遗精，心腹痛，吐血，妊娠下血。

【用法用量】煎汤，6～9g；或入丸、散。

九、推荐食方

1. 归脾汤

【方剂来源】《重订严氏济生方》。

【组成】白术、茯苓（去木）、黄芪（去芦）、龙眼肉、酸枣仁（炒，去壳）各一两，人参、木香（不见火）各半两，甘草（炙）二钱半。

【用法】上㕮咀。每服四钱，水一盏半，加生姜五片、大枣一枚，煎至七分，去滓温服，不拘时候。

【适应证】思虑伤脾，健忘怔忡，吐血下血。

2. 养荣归脾汤

【方剂来源】《冯氏锦囊·杂症》。

【组成】熟地黄八钱，酸枣仁（炒，研）二钱，鸡腿白术（炒黄）三钱，白芍（酒炒）一钱二分，白茯苓一钱五分，麦冬（炒燥）、牛膝各二钱，五味子六分，上肉桂（去皮）八分。

【用法】加灯心草、莲子，水煎，食前温服。

【适应证】一切劳伤发热，咳嗽吐血，似疟非疟，懒食倦怠，寸洪尺弱。

3. 调胃散

【方剂来源】《圣济总录》。

【组成】紫背荷叶（焙）半两，黄芪（锉）一分。

【用法】上为细散。每服一钱匕，生姜蜜水调下，不拘时候。

【适应证】吐血不止。

4. 恩袍散

【方剂来源】《卫生宝鉴》。

【组成】生蒲黄、干荷叶各等份。

【用法】上为末。每服三钱，食后浓煎桑白皮汤放温调下。

【适应证】咯血、吐血、唾血及烦躁。

5. 凉七味汤

【方剂来源】《医略六书》。

【组成】生地黄五钱，萸肉、知母（盐水炒）、茯神（去木）、牡丹皮各一钱半，山药（炒）三钱，泽泻八分。

【用法】水煎，去滓温服。

【适应证】吐血。

6. 黄芪汤

【方剂来源】《全生指迷方》。

【组成】白术（炒）二两，黄芪（蜜炙）、人参、白芍、甘草（炙）各一两，陈皮、藿香各半两。

【用法】上为散。每服四钱，水一盏半，煎至七分，去滓温服。

【适应证】悲忧伤肺，吐血，血止后嗽，嗽中血出如线，痛引胁下，日渐羸瘦。

7. 雪梨膏

【方剂来源】《医学从众录》。

【组成】雪梨（取汁二十匙）六十只，生地黄、茅根、藕各取汁十杯，萝卜、麦冬各取汁五杯。

【用法】水煎，入炼蜜一斤，饴糖八两，姜汁半杯，再熬如稀糊则成膏矣。每日用一二匙，含咽。

【适应证】咯血吐血，痨嗽久不止。

8. 清宁丸

【方剂来源】《全国中药成方处方集》（昆明方）。

【组成】大黄十斤，柏叶三斤，荷叶五十个，车前草六斤，藕汁三斤。

【用法】水为丸。每服一钱半，幼童减半，开水送下。

【适应证】吐血，鼻出血。

9. 清金膏

【方剂来源】《应验简便良方》。

【组成】天冬、麦冬、茯苓、川贝母各一斤。

【用法】水熬成膏，每日服数匙。

【适应证】痨病吐血。

10. 犀角地黄汤

【方剂来源】《普济方》。

【组成】赤芍药三分，生姜、地黄各二两，犀角（如无，升麻代）、牡丹皮各一两。

【用法】上㕮咀。每服一钱，水半盏，煎三分，去滓，加减服。

【适应证】小儿伤寒及温病，应发汗而不解，内有瘀血者；鼻衄，吐血不尽，内余瘀血，大便黑者；兼治疮疹出得太盛。

第十九节　痹证

痹证是以肢体筋骨、关节、肌肉等处发生疼痛、酸楚、重着、麻木，或关节屈伸不利、僵硬、肿大、变形及活动障碍为主要表现的病证。因其发病多与风、寒、湿、热之邪相关，故病情呈反复性，病程有黏滞性、渐进性等特点。

西医学中的痛风、风湿性关节炎、类风湿关节炎、强直性脊柱炎、骨性关节炎均属于本病范畴，可参照本病辨证施食。

一、辨证分型

（一）风寒湿痹

1. 行痹　肢体关节、肌肉疼痛，屈伸不利，可累及多个关节，疼痛呈游走性，初起可见恶风、发热等表证；舌质淡，苔薄白或薄腻，脉浮或浮缓。饮食以祛风通络、散寒除湿为主。

2. 痛痹　肢体关节疼痛，疼势较剧，痛有定处，关节屈伸不利，局部皮肤或有寒冷感，遇寒痛甚，得热痛减；口淡不渴，恶风寒；舌质淡，苔薄白，脉弦紧。饮食以温经散寒、祛风除湿为主。

3. 着痹　肢体关节、肌肉酸楚、重着、疼痛，关节活动不利，肌肤麻木不仁，或有肿胀，手足困重；舌质淡，苔白腻，脉濡缓。饮食以除湿通络、祛风散寒为主。

（二）风湿热痹

肢体关节疼痛、活动不利，局部灼热红肿，得冷则舒，可有皮下结节或红斑，多兼有发热，恶风，汗出，口渴，烦闷不安，尿黄，便干；舌质红，苔黄腻或黄燥，脉滑数或浮数。饮食以清热通络、祛风除湿为主。

（三）痰瘀痹阻

病程日久，肢体关节肿胀刺痛，痛有定处，夜间痛甚；或关节肌肤紫暗、肿胀，按之较硬，肢体顽麻或重着；或关节僵硬变形，屈伸不利，甚则肌肉萎缩，有硬结、瘀斑，面色暗黧，肌肤甲错，眼睑浮肿，或痰多胸闷；舌质暗紫或有瘀点瘀斑，苔白腻，脉弦涩。饮食以化痰祛瘀、蠲痹通络为主。

（四）肝肾两虚

痹证日久不愈，关节肿大、僵硬变形、屈伸不利，肌肉瘦削，腰膝酸软；或畏寒肢冷，阳痿遗精；或头晕目眩，骨蒸潮热，面色潮红，心烦口干，失眠；舌质红，少苔，脉细数。饮食以补益肝肾、舒筋活络为主。

二、推荐食材

（一）菜类

1. 大脚菇　为牛肝菌科牛肝菌属真菌美味牛肝菌的子实体。

【别名】白牛肝、白牛头等。

【性味归经】味淡，性温。

【功能】祛风散寒，补虚止带。

【主治】风湿痹痛，手足麻木，白带，不孕症。

【用法用量】煎汤，10～30g；鲜品，30～90g。

2. 西番莲　详见本章第二节。

3. 灯盏细辛　详见本章第一节。

4. 黑红菇　为红菇科红菇属真菌黑红菇的子实体。

【别名】黑蘑菇等。

【性味归经】味微咸，性温。

【功能】祛风散寒除湿，舒筋活络。

【主治】风寒湿痹，腰腿疼痛，关节痛，手足麻木，四肢抽搐。

【用法用量】煎汤，9～12g；浸酒或入丸、散。

5. 侧耳　为侧耳科侧耳属真菌糙皮侧耳的子实体。

【别名】平菇。

【性味归经】味辛、甘，性温。

【功能】追风散寒，舒筋活络。

【主治】风寒湿痹，腰腿疼痛，手足麻木。

【用法用量】煎汤，6～9g。

6. 黄蘑菇　为牛肝菌科粉末牛肝菌属真菌黄粉末牛肝菌和网柄粉末牛肝菌的子实体。

【性味归经】味微咸，性温。

【功能】祛风散寒，舒筋活络，止血。

【主治】风寒湿痹，腰膝疼痛，肢体麻木，外伤出血。

【用法用量】煎汤，6～9g；或入丸、散。

7. 雪人参　为豆科木蓝属植物茸毛木蓝的根。

【别名】铁刷子、血人参等。

【性味归经】味甘、微苦，性温。归肾经。

【功能】补虚摄血，活血舒筋。

【主治】体虚久痢，肠风下血，崩漏，溃疡不敛，风湿痹痛，跌打损伤，肝硬化，疳积。

【用法用量】煎汤，15～60g；或炖肉。

【宜忌】忌生冷食物、发物、豆腐、南瓜。

8. 野绿麻根　详见本章第十六节。

9. 蛇藤　为豆科金合欢属植物羽叶金合欢的根及老茎。

【别名】南蛇簕、羽叶金合欢等。

【性味归经】味苦、辛、微甘，性温。

【功能】祛风湿，强筋骨，活血止痛。

【主治】脊椎损伤，腰肌劳损，风湿痹痛。

【用法用量】煎汤，15～30g。

10. 清风藤　为清风藤科清风藤属植物清风藤的茎叶或根。

【别名】青藤、寻风藤、过山龙等。

【性味归经】味苦、辛，性温。归肝经。

【功能】祛风利湿，活血解毒。

【主治】风湿痹痛，鹤膝风，水肿，脚气，跌打肿痛，骨折，深部脓肿，骨髓炎，化脓性关节炎，脊椎炎，疮疡肿毒，皮肤瘙痒。

【用法用量】煎汤，9～15g，大剂量30～60g；或浸酒。

11. 芥子　详见本章第四节。

12. 丝瓜根　详见本章第十四节。

13. 小叶爱楠　详见本章第十六节。

14. 雪灵芝　详见本章第一节。

15. 蛇葡萄根　为葡萄科蛇葡萄属植物蛇葡萄的根。

【别名】野葡萄根、山葡萄根等。

【性味归经】味辛、苦，性凉。

【功能】清热解毒，祛风除湿，活血散结。

【主治】肺痈，肠痈，肺痨咯血，风湿痹痛，跌打损伤，骨折疼痛，痈肿疮毒，瘰疬，癌肿。

【用法用量】煎汤，15～30g；鲜品倍量。

16. 粗叶耳草　详见本章第一节。

17. 咸虾花　为菊科斑鸠菊属植物咸虾花的全草。

【别名】万重花、狗仔花等。

【性味归经】味苦、辛，性平。

【功能】疏风清热，利湿，消肿。

【主治】感冒发热，疟疾，肝阳头痛，高血压病，泄泻，痢疾，风湿痹痛，湿疹，荨麻疹，疮疖，乳痈，瘰疬，跌打损伤。

【用法用量】煎汤，15～30g；鲜品，30～60g。

18. 鹿衔草　详见本章第二节。

19. 密脉鹅掌柴　为五加科鹅掌柴属植物密脉鹅掌柴的茎叶。

【别名】七叶莲、五加风、五加皮、万年青等。

【性味归经】味苦、辛，性温。

【功能】祛风止痛，活血消肿。

【主治】风湿痹痛，胃脘痛，跌打骨折，外伤出血。

【用法用量】煎汤9～15g；或浸酒。

【宜忌】孕妇慎服。

（二）干果

1. 杏花　为蔷薇科杏属植物杏等的花。

【性味归经】味苦，性温。

【功能】活血补虚。

【主治】妇女不孕，肢体痹痛，手足逆冷。

161

【用法用量】煎汤 5～10g；或研末。

2. 乌蔹莓　为葡萄科乌蔹莓属植物乌蔹莓的全草和根。

【别名】拔、五叶莓等。

【性味归经】味苦、酸，性寒。归心、肝、胃经。

【功能】清热利湿，解毒消肿。

【主治】热毒痈肿，疔疮，丹毒，咽喉肿痛，蛇虫咬伤，水火烫伤，风湿痹痛，黄疸，泻痢，白浊，尿血。

3. 龙眼根　为无患子科龙眼属植物龙眼的根或根皮。

【性味归经】味微苦、涩，性平。

【功能】清热利湿，化浊。

【主治】乳糜尿，带下病，湿热痹痛。

【用法用量】煎汤，熬膏。

（三）谷物

1. 豆黄　为豆科大豆属植物大豆的黑色种子经蒸窨加工而成。

【性味归经】味甘，性温。

【功能】祛风除湿，健脾益气。

【主治】湿痹，关节疼痛，脾虚食少，阴囊湿痒。

【用法用量】煎汤，6～15g；或研末。

2. 鹿藿　详见本章第八节。

3. 野大豆　详见本章第八节。

4. 黄粱米　详见本章第十一节。

5. 小麦麸　为禾本科小麦属植物小麦磨取面粉后筛下的种皮。

【别名】麸皮。

【性味归经】味甘，性凉。

【功能】除热，止渴，敛汗，消肿。

【主治】消渴，虚汗，盗汗，跌仆损伤，风湿痹痛，口疮。

【用法用量】入散剂。

6. 黑大豆　详见本章第十六节。

7. 黑大豆皮　详见本章第八节。

8. 木豆　为豆科木豆属植物木豆的种子。

【别名】观音豆、三叶豆、豆蓉等。

【性味归经】味辛、涩，性平。

【功能】利湿，消肿，散瘀，止血。

【主治】风湿痹痛，跌打肿痛，衄血，便血，产后恶露不尽，水肿，黄疸型肝炎。

【用法用量】煎汤，10～15g；或研末。

9. 薏苡仁　详见本章第五节。

10. 薏苡根　详见本章第十三节。

（四）花、茶类

1. 红花雪莲花　为报春花科报春花属植物苣叶报春的全草。

【别名】峨山雪莲花。

【性味归经】味甘，性温。

【功能】补血活血，祛风除湿。

【主治】月经不调，崩漏，白带，风湿痹痛，咳嗽痰多。

【用法用量】煎汤，15～30g。

2. 杜鹃花根　详见本章第十八节。

3. 闹羊花　为杜鹃花科杜鹃花属植物羊踯躅的花。

【别名】老虎花、黄杜鹃、黄喇叭花、踯躅花等。

【性味归经】味辛，性温；有毒。归肝经。

【功能】祛风除湿，定痛，杀虫。

【主治】风湿痹痛，偏正头痛，跌仆肿痛，龋齿疼痛，皮肤顽癣，疥疮。

【用法用量】研末，0.3～0.6g；煎汤，0.3～0.6g；或入丸，散；或浸酒。

【宜忌】本品有毒，不宜多服、久服。孕妇及气血虚弱者禁服。

4. 雪莲花　为菊科风毛菊属植物绵头雪莲花、鼠曲雪莲花、水母雪莲花、三指雪莲花、槲叶雪莲花的带根全草。

【别名】雪莲等。

【性味归经】味甘、微苦，性温。归肝、肾经。

【功能】温肾壮阳，调经止血。

【主治】阳痿，腰膝酸软，女子带下，月经不调，风湿痹证，外伤出血。

【用法用量】煎汤，6～12g；或浸酒。

【宜忌】孕妇忌服；过量可致大汗淋漓。

5. 丁香油　详见本章第十节。

6. 泡桐根　为玄参科泡桐属植物泡桐或毛泡桐的根或根皮。

【性味归经】味苦，性寒。

【功能】祛风止痛，解毒活血。

【主治】风湿热痹，筋骨疼痛，疮疡肿毒，跌打损伤。

【用法用量】煎汤，15～30g。

7. 柳枝　详见本章第十三节。

8. 苦丁　为菊科莴苣属植物台湾莴苣的根或全草。

【别名】小山萝卜、龙喳口、蛾子草等。

【性味归经】味苦，性寒。

【功能】清热解毒，祛风湿，活血。

【主治】疔疮痈肿，乳痈，肠痈，咽喉肿痛，疥癣，痔疮，蛇咬伤，风湿痹痛，跌打损伤。

【用法用量】煎汤，15～30g；或泡酒。

9. 喉咙草　为报春花科点地梅属植物点地梅的全草或果实。

【别名】地胡椒等。

【性味归经】味苦、辛，性微寒。

【功能】清热解毒，消肿止痛。

【主治】咽喉肿痛，口疮，牙痛，头痛，赤眼，风湿痹痛，疔疮肿毒，烫火伤，蛇咬伤，跌打损伤。

【用法用量】煎汤，9～15g；或研末；或泡酒；或开水泡代茶饮。

10. 斑鸠木 为菊科斑鸠菊属植物茄叶斑鸠菊的根或茎、叶。

【别名】月中风、空心斑麻等。

【性味归经】味甘、苦，性凉。

【功能】润肺止咳，祛风止痒。

【主治】咽喉肿痛，肺结核咳嗽，咯血，支气管炎，胃肠炎，风湿痹痛，外伤出血，皮肤瘙痒。

【用法用量】煎汤，根30～60g；或浸酒。

11. 胡枝子根 详见本章第一节。

12. 杜鹃花 详见本章第十八节。

（五）肉禽类

1. 羊脂 为牛科山羊属动物山羊或绵羊属动物绵羊的脂肪油。

【性味归经】味甘，性温。

【功能】补虚，润燥，祛风，解毒。

【主治】虚劳羸弱，久痢，口干便秘，肌肤皲裂，痿痹，赤丹肿毒，疥癣疮疡，烧烫伤，冻伤。

【用法用量】烊化冲，30～60g，或煮粥；或入煎剂。

【宜忌】多食滞湿酿痰，外感不清、痰火内盛者均忌。

2. 河豚 详见本章第八节。

3. 獐肉 详见本章第十七节。

4. 狗心 为犬科犬属动物狗的心脏。

【性味归经】味甘、咸，性温。

【功能】安神，祛风，止血，解毒。

【主治】气郁不舒，风痹，鼻衄，下部疮。

【用法用量】煮食，适量。

5. 蕲蛇 详见本章第九节。

6. 金环蛇 详见本章第九节。

7. 马肉 为马科马属动物马的肉。

【性味归经】味甘、酸，性微寒。

【功能】强筋健骨。

【主治】痿痹，筋骨无力，疮毒。

【用法用量】煮食，适量。

【宜忌】下利者，食马肉必加剧。

8. 蚶 详见本章第十节。

9. 兔肉 详见本章第十七节。

10. 牛肾　为牛科野牛属动物黄牛或水牛属动物水牛的肾脏。

【性味归经】味甘、咸，性平。

【功能】补肾益精，强腰膝，止痹痛。

【主治】虚劳肾亏，阳痿气乏，腰膝酸软，湿痹疼痛。

【用法用量】煮食。

11. 乌梢蛇　详见本章第九节。

12. 鸡血　详见本章第九节。

13. 狗脑　为犬科犬属动物狗的脑髓。

【别名】狗脑髓。

【性味归经】味甘、咸，性平。

【功能】祛风止痛，解毒敛疮。

【主治】头风痹痛，下部匿疮，鼻中息肉，狂犬咬伤。

【用法用量】煎汤，半具至1具。

14. 黄梢蛇　为游蛇科鼠蛇属动物灰鼠蛇除去内脏的全体。

【别名】黄肚龙、灰鼠蛇等。

【性味归经】味甘、咸，性平。

【功能】祛风除湿，舒筋活络。

【主治】风湿性关节炎，麻痹，瘫痪等。

【用法用量】煎汤，3~10g；或浸酒饮。

15. 雪猪肉　为松鼠科旱獭属动物喜马拉雅旱獭、灰旱獭、草原旱獭、长尾旱獭等的肉。

【别名】土拨鼠、喜马拉雅旱獭等。

【性味归经】味甘、咸，性平。

【功能】祛风活络，除湿清热。

【主治】风湿痹痛，脚膝肿痛，痔瘘，湿热身痒。

【用法用量】煎炖汤或煮食，120~250g。

【宜忌】多食难消化，微动气。

16. 野猪蹄　为猪科猪属动物野猪的蹄。

【性味归经】味甘，性平。

【功能】祛风通痹，解毒托疮。

【主治】风痹，痈疽，漏疮。

【用法用量】煮食或煨食，50~250g。

17. 蛇婆　为海蛇科海蛇属动物青海环蛇、平颏蛇属动物平颏海蛇等多种海蛇的全体。

【别名】斑海蛇、海青蛇、青环海蛇等。

【性味归经】味咸，性平。

【功能】祛风，除湿，通络，补虚。

【主治】风湿痹痛，肌肉麻木，疥癣，皮肤湿痒，小儿营养不良。

【用法用量】煎汤，10~30g，煮食或浸酒。

【宜忌】高血压患者忌服。

18. 鹿蹄肉 为鹿科鹿属动物梅花鹿或马鹿的蹄肉。

【性味归经】味甘，性平。

【功能】补虚祛风，除湿止痛。

【主治】风寒湿痹，腰脚酸痛。

【用法用量】煮食，适量。

19. 猫肉 为猫科猫属动物猫的肉。

【别名】猫狸、家狸等。

【性味归经】味甘、酸，性温。归肝、脾经。

【功能】补虚，祛风，解毒，散结。

【主治】虚劳体瘦，风湿痹痛，瘰疬恶疮，溃疡，烧烫伤。

【用法用量】煮汤，125～250g；或浸酒。

【宜忌】助湿发毒，有湿毒者忌服。

（六）水产品

1. 鳝鱼 为合鳃科鳝属动物黄鳝的肉。

【别名】黄鳝等。

【性味归经】味甘，性温。归肝、脾、肾经。

【功能】益气血，补肝肾，强筋骨，祛风湿。

【主治】虚劳，疳积，阳痿，腰痛，腰膝酸软，风寒湿痹，产后恶露淋沥，久痢脓血，痔瘘，臁疮。

【用法用量】煮食，100～250g；或捣肉为丸；或研末。

【宜忌】虚热及外感病患者慎服。

2. 鳢鱼 详见本章第十六节。

（七）水果

1. 木瓜 详见本章第十六节。

2. 木瓜根 为蔷薇科木瓜属植物皱皮木瓜的根。

【性味归经】味酸、涩，性温。

【功能】祛湿舒筋。

【主治】霍乱，脚气，风湿痹痛，肢体麻木。

【用法用量】煎汤，10～15g；或浸酒。

3. 柚叶 详见本章第七节。

4. 野木瓜 详见本章第十五节。

5. 八爪瓜 详见本章第十四节。

6. 橄榄根 为橄榄科橄榄属植物橄榄的根。

【别名】白榄根。

【性味归经】味微苦，性平。

【功能】祛风湿，舒筋络，利咽喉。

【主治】风湿痹痛，手足麻木，脚气，咽喉肿痛。

【用法用量】煎汤，15～30g。

7. 沙果　详见本章第二节。

8. 营实　详见本章第十五节。

9. 蛇葡萄　详见本章第十五节。

10. 番石榴叶　为桃金娘科番石榴属植物番石榴的叶。

【别名】番桃叶、鸡矢茶等。

【性味归经】味苦、涩，性平。

【功能】燥湿健脾，清热解毒。

【主治】泻痢腹痛，食积腹胀，齿龈肿痛，风湿痹痛，湿疹臁疮，疔疮肿毒，跌打肿痛，外伤出血，毒蛇咬伤。

【用法用量】煎汤，5~15g；鲜品可用至24~30g；或研末。

【宜忌】大便秘结、泻痢积滞未清者慎服。

11. 山楂根　详见本章第十六节。

12. 阳桃根　详见本章第九节。

13. 葡萄　详见本章第二节。

14. 番木瓜　为番木瓜科番木瓜属植物番木瓜的果实。

【别名】木瓜、石瓜等。

【性味归经】味甘，性平。

【功能】消食，下乳，除湿通络。

【主治】消化不良，胃及十二指肠溃疡疼痛，乳汁稀少，风湿痹痛，肢体麻木，湿疹，烂疮，肠道寄生虫病，蜈蚣咬伤。

【用法用量】煎汤，9~15g；或鲜品生食。

（八）其他

1. 大叶花椒根　详见本章第十节。

2. 山胡椒根　详见本章第十节。

3. 兰花石参　为桔梗科风铃草属植物西南风铃草的根。

【别名】鸡肉参等。

【性味归经】味甘，性温。

【功能】祛风除湿，补虚止血。

【主治】风湿痹痛，瘫痪，破伤风，虚劳咳血，病后体虚。

【用法用量】煎汤，15~30g；或炖肉或炖鸡。

【宜忌】忌酸冷、豆类。

4. 酒　为用高粱、大麦、米、甘薯、玉米、葡萄等为原料酿制成的饮料。

【性味归经】味甘、苦、辛，性温；有毒。归心、肝、肺、胃经。

【功能】通血脉，行药势。

【主治】风寒痹痛，筋脉挛急，胸痹心痛，脘腹冷痛。

【用法用量】适量温饮；或和药同煎；或浸药。

【宜忌】阴虚、失血及湿热甚者禁服。

5. 酒糟　为高粱、大麦、米等酿酒后剩余的残渣。

【别名】甜糟、糟、红糟等。

【性味归经】味甘、辛，性温。

【功能】活血止痛，温中散寒。

【主治】伤折瘀滞疼痛，冻疮，风寒湿痹，蛇伤，蜂螫。

【用法用量】炖温或煎汤。

6. 蜈蚣　详见本章第九节。

7. 刺五加　详见本章第七节。

8. 牛藤　为木通科野木瓜属植物那藤或尾叶那藤的茎和根。

【别名】野木瓜、七姐妹藤等。

【性味归经】味苦，性凉。

【功能】祛风散瘀，止痛，利尿消肿。

【主治】风湿痹痛，跌打伤痛，各种神经性疼痛，小便不利，水肿。

【用法用量】煎汤，15~30g；或入丸、散。

【宜忌】孕妇慎服。

9. 干姜　详见本章第四节。

10. 花椒根　详见本章第十节。

11. 樗叶花椒根　详见本章第十五节。

12. 糯芋　为柳叶菜科柳兰属植物柳兰的根茎。

【别名】窄叶大救驾。

【性味归经】味辛、苦，性平；有小毒。

【功能】活血祛瘀，接骨，止痛。

【主治】跌打伤肿，骨折，风湿痹痛，痛经。

【用法用量】煎汤，1~1.5g；或泡酒。

【宜忌】内服不可超过1.5g。

13. 山胡椒叶　详见本章第一节。

14. 楼梯草　详见本章第十四节。

15. 蛇婆子　为梧桐科蛇婆子属植物蛇婆子的根和茎。

【别名】满地毯、仙人撒网等。

【性味归经】味辛、微甘，性平。

【功能】祛风利湿，解毒消肿。

【主治】风湿痹痛，咽喉肿痛，带下，乳痈，痈疽，瘰疬。

【用法用量】煎汤，10~30g；或炖肉服。

三、推荐食方

1. 石斛浸酒

【方剂来源】《圣济总录》。

【组成】石斛（去根）五两，牛膝（酒浸，切，焙）一两，杜仲（去粗皮，炙）半斤，丹参六两，熟干地黄（焙）十两，桂（去粗皮）四两。

【用法】上锉细，用酒一斗，瓷瓶内浸，密封，以重汤煮4~6小时，取出候冷开封。每服一盏，不拘时候温服。常令如醉。

【适应证】风湿寒冷伤著，腰脚冷痹，麻木不仁。

2. 生石斛酒

【方剂来源】《外台秘要》卷十七引《延年秘录》。

【组成】生石斛（捶碎）三斤，牛膝一斤，杜仲、丹参各八两，生地黄（切，晒令干）三升。

【用法】上切，以绢袋盛，以上清酒二斗，入器中渍七日。每食前温服三合，日服三次夜服一次。加至六七合，至一升。

【适应证】风痹脚弱，腰胯疼冷。

3. 白术汤

【方剂来源】《圣济总录》。

【组成】白术（锉）、木瓜（去瓤，切，焙）、人参各一两，甘草（炙）、干姜（炮）各半两。

【用法】上为末。每服三钱匕，水一盏，加生姜三片、大枣一个，同煎七分，去滓温服，不拘时候。

【适应证】中恶，霍乱吐利，手足麻痹或转筋。

4. 香葛汤

【方剂来源】《世医得效方》。

【组成】紫苏（去根）、白芍药、香附子（炒，去毛）、川升麻、白干葛、薄陈皮各一两，白芷、大川芎各半两，苍术（米泔浸，切，炒黄色）一两，大甘草半钱。

【用法】上锉散。每服四大钱，水一盏半，加生姜三片，煎热服，不拘时候。

【适应证】四时感冒不正之气，头痛身疼，项强寒热，呕恶痰嗽，腹痛泄泻，或风寒湿痹。

5. 温肾汤

【方剂来源】《圣济总录》。

【组成】赤茯苓（去黑皮）、白术各四两，泽泻、干姜（炮）各四两。

【用法】上咬咀，每服四钱匕，水二盏，煎至一盏，去滓。温服，空腹，食前各一次。

【适应证】小便不利，腰脊疼痛，腹背拘急绞痛。

第六章　中医外科常见疾病饮食调护

第一节　乳痈

乳痈是发生在乳房部的最常见的急性化脓性疾病。其临床特点是乳房结块，红肿热痛，溃后脓出稠厚，伴恶寒发热等全身症状。好发于产后1个月以内的哺乳妇女，尤以初产妇为多见。发生于哺乳期的称"外吹乳痈"，占全部乳痈病例的90%以上；发生于怀孕期（妊娠期）的称"内吹乳痈"；不论男女老幼，在非哺乳期和非妊娠期发生的称为"不乳儿乳痈"，临床少见。古代文献中有称"妒乳""吹乳""乳毒"等。

西医学急性化脓性乳腺炎可参照本病辨证施食。

一、辨证分型

1. 肝胃郁热证　乳房肿胀疼痛，结块或有或无，皮色不变或微红，排乳不畅；伴恶寒发热，头痛骨楚，胸闷呕恶，纳谷不馨，大便干结等；舌质红，苔薄白或薄黄，脉浮数或弦数。饮食以疏肝清胃、通乳消肿为主。

2. 热毒炽盛证　乳房肿痛加重，结块增大，皮肤焮红灼热，继之结块中软应指，或脓出不畅，红肿热痛不消；伴壮热不退，口渴喜饮，便秘溲赤；舌质红，苔黄腻，脉洪数。饮食以清热解毒、托里透脓为主。

3. 正虚邪滞证　溃后乳房肿痛减轻，脓液清稀，淋沥不尽，日久不愈，或乳汁从疮口溢出；伴面色少华，神疲乏力，或低热不退，纳谷不馨；舌质淡，苔薄，脉细。饮食以益气和营、托毒生肌为主。

4. 气血凝滞证　乳房结块质硬，微痛不热，皮色不变或暗红，日久不消；舌质正常或瘀暗，苔薄白，脉弦涩。饮食以疏肝活血、温阳散结为主。

二、推荐食材

（一）菜类

1. 芥菜　为十字花科芸薹属植物芥菜、油芥菜的嫩茎和叶。

【别名】黄芥等。

【性味归经】味辛，性温。归肺、胃、肾经。

【功能】利肺豁痰，消肿散结。

【主治】寒饮咳嗽，痰滞气逆，胸膈满闷，砂淋，石淋，牙龈肿烂，乳痈，痔肿，冻疮，漆疮。

【用法用量】煎汤，10～15g；或用鲜品捣汁。

【宜忌】目疾、疮疡、痔疮、便血及阴虚火旺之人慎食。

2. 韭菜　为百合科葱属植物韭的叶。

【别名】壮阳草。

【性味归经】味辛，性温。归肾、胃、肺、肝经。

【功能】补肾，温中，散瘀，解毒。

【主治】肾虚阳痿，里寒腹痛，噎膈反胃，胸痹疼痛，气喘，衄血，吐血，尿血，痢疾，痔疮，乳痈，痈疮肿毒，疥疮，漆疮，跌打损伤。

【用法用量】捣汁，60～120g；或煮粥，炒熟，做羹。

【宜忌】阴虚内热及疮疡、目疾患者慎食。

3. 芥子　为十字花科芸薹属植物芥菜及油芥菜的种子。

【别名】青菜子。

【性味归经】味辛，性热；有小毒。归胃、肺经。

【功能】温中散寒，豁痰开窍，通络消肿。

【主治】胃寒呕吐，心腹冷痛，咳喘痰多，口噤，耳聋，喉痹，风湿痹痛，肢体麻木，妇人经闭，痈肿，瘰疬。

【用法用量】煎汤，3～9g；或入丸、散。

【宜忌】肺虚咳嗽、阴虚火旺者忌服。

4. 小鸦葱　为菊科鸦葱属植物矮鸦葱的根。

【别名】鸦葱。

【性味归经】味甘、微苦，性寒。

【功能】清热利湿，解毒消痈，下乳。

【主治】湿热泻痢，小便淋涩，痈肿疔毒，乳痈，乳汁不下。

【用法用量】煎汤，15～30g。

5. 丝瓜根　为葫芦科丝瓜属植物丝瓜的根。

【性味归经】味甘、微苦，性寒。

【功能】活血通络，清热解毒。

【主治】偏头痛，腰痛，痹证，淋证，乳少，乳痈，鼻炎，鼻窦炎，喉风肿痛，肠风下血，痔漏。

【用法用量】煎汤，3～9g；鲜品，30～60g；或烧存性研末。

6. 泥胡菜　为菊科泥胡菜属植物泥胡菜的全草或根。

【别名】苦马菜等。

【性味归经】味辛、苦，性寒。

【功能】清热解毒，散结消肿。

【主治】痔漏，痈肿疔疮，乳痈，淋巴结炎，风疹瘙痒，外伤出血，骨折。

【用法用量】煎汤，9～15g。

7. 鸦葱　为菊科鸦葱属植物鸦葱、蒙古鸦葱、叉枝鸦葱的根或全草。

【别名】黄花地丁。

【性味归经】味苦、涩，性寒。

【功能】清热解毒，消肿散结。

【主治】疔疮痈疽，乳痈，跌打损伤，劳伤。

【用法用量】煎汤，9～15g；或熬膏。

8. 犁头草　为堇菜科堇菜属植物心叶堇菜的全草。

【别名】紫金锁、三角草等。

【性味归经】味苦、微辛，性寒。

【功能】清热解毒，消肿排脓。

【主治】痈疽肿毒，咽喉肿痛，乳痈，肠痈，化脓性骨髓炎，黄疸，目赤，瘰疬，外伤出血。

【用法用量】煎汤，9～15g；鲜品，30～60g；捣汁服。

9. 黄鹌菜　为菊科黄鹌菜属植物黄鹌菜的根或全草。

【别名】黄瓜菜、黄花菜、山芥菜等。

【性味归经】味甘、微苦，性凉。

【功能】清热解毒，利尿消肿。

【主治】感冒，咽痛，眼结膜炎，乳痈，疮疖肿毒，毒蛇咬伤，痢疾，肝硬化腹水，急性肾炎，淋浊，血尿，白带，风湿关节炎，跌打损伤。

【用法用量】煎汤，9～15g；鲜品，30～60g；或捣汁。

10. 芸薹　为十字花科芸薹属植物油菜的根、茎和叶。

【别名】红油菜等。

【性味归经】味辛、甘，性平。归肺、肝、脾经。

【功能】凉血止血，解毒消肿。

【主治】血痢，丹毒，热毒疮肿，乳痈，风疹，吐血。

【用法用量】煮食，30～300g；捣汁服，20～100mL。

【宜忌】麻疹后、疮疖、目疾患者不宜食。

11. 丝瓜络　为葫芦科丝瓜属植物丝瓜成熟果实的维管束。

【性味归经】味甘，性凉。归肺、肝、胃经。

【功能】通经活络，解毒消肿。

【主治】胸胁肿痛，热痹，筋脉拘挛，乳汁不通，肺热咳嗽，水肿腹水，痈肿疮毒，乳痈，湿疹。

【用法用量】煎汤，5～15g；或烧存性研末，每次1.5～3g。

12. 芸薹子　为十字花科芸薹属植物油菜的种子。

【别名】油菜籽。

【性味归经】味辛、甘，性平。归肝、肾经。

【功能】活血化瘀，消肿散结，润肠通便。

【主治】产后恶露不尽，瘀血腹痛，痛经，肠风下血，血痢，风湿关节肿痛，痈肿丹毒，乳痈，便秘，粘连性肠梗阻。

【用法用量】煎汤，5～10g；或入丸、散。

【宜忌】血虚者禁用；无瘀滞及肠滑者忌用。

13. 茄子　为茄科茄属植物茄的果实。

【别名】落苏等。

【性味归经】味甘，性凉。归脾、胃、大肠经。

【功能】清热，活血，消肿。

【主治】肠风下血，跌打损伤，热毒疮痈，乳痈，皮肤溃疡。

【用法用量】煎汤，15～30g；或入丸、散。

【宜忌】不可多食，动气，亦发痼疾。熟者少食之，无畏。患冷人不可食，发痼疾。

14. 玉米须　为禾本科玉蜀黍属植物玉蜀黍的花柱和柱头。

【别名】玉麦须等。

【性味归经】味淡、甘，性平。归肾、胃、肝、胆经。

【功能】利尿消肿，清肝利胆。

【主治】水肿，淋证，白浊，消渴，黄疸，胆囊炎，胆石症，高血压病，乳汁不通。

【用法用量】煎汤。

（二）干果

1. 橡实　为壳斗科栎属植物麻栎或辽东栎的果实。

【别名】橡栗。

【性味归经】味苦、涩，性微温。归脾、大肠、肾经。

【功能】收敛固涩，止血，解毒。

【主治】泄泻痢疾，便血痔血，脱肛，小儿疝气，疮痈久溃不敛，乳腺炎，睾丸炎，面皯。

【用法用量】煎汤，3～10g；或入丸、散，每次1.5～3g。

【宜忌】湿热初泻、初痢者禁服。

2. 胡桃壳　为胡桃科核桃属植物胡桃成熟果实的内果皮。

【性味归经】味苦、涩，性平。

【功能】止血，止痢，散结消痈，杀虫止痒。

【主治】崩漏，痛经，久痢，疟母，乳痈，疥癣，鹅掌风。

【用法用量】煎汤，9～15g；或煅存性研末，每次3～6g。

（三）谷物

1. 鹿藿　为豆科鹿藿属植物鹿藿的茎叶。

【别名】野黄豆等。

【性味归经】味苦、辛，性平。归脾、肝经。

【功能】祛风，止痛，活血，解毒。

【主治】风湿痹痛，头痛，牙痛，腰脊疼痛，产后瘀血腹痛，产褥热，瘰疬，痈肿疮毒，跌打损伤。

【用法用量】煎汤，9～30g。

2. 小麦　为禾本科小麦属植物小麦的种子或其面粉。

【别名】麸。

【性味归经】味甘，性凉。归心、脾、肾经。

【功能】养心，除热，止渴，敛汗。

【主治】脏躁，烦热，消渴，泻痢，痈肿，外伤出血，烫伤。

【用法用量】小麦煎汤，50～100g；或煮粥，或小麦面炒黄温水调服。

【宜忌】小麦面畏汉椒、萝卜。

3. 绿豆皮　为豆科豇豆属植物绿豆的种皮。

【别名】绿豆壳、绿豆衣。

【性味归经】味甘，性寒。归肺、肝经。

【功能】清暑止渴，利尿解毒，退目翳。

【主治】暑热烦渴，泄泻，痢疾，水肿，痈肿，丹毒，目翳。

【用法用量】煎汤，9～30g；或研末。

4. 麦芽　为禾本科大麦属植物大麦的发芽颖果。

【别名】大麦芽等。

【性味归经】味甘，性平。归脾、胃经。

【功能】消食化积，回乳。

【主治】食积，腹满泄泻，恶心呕吐，食欲不振，乳汁淤积，乳房胀痛。

【用法用量】煎汤，10～15g；大剂量可用30～120g；或入丸、散。

【宜忌】妇女哺乳期禁服；无积滞者慎服。

（四）花、茶类

1. 柳白皮　为杨柳科柳属植物垂柳的树皮或根皮。

【别名】柳皮。

【性味归经】味苦，性寒。

【功能】祛风利湿，消肿止痛。

【主治】风湿骨痛，风肿瘙痒，黄疸，淋浊，白带，乳痈，疔疮，牙痛，烫火伤。

【用法用量】煎汤，15～30g。

2. 苦茶叶　为木犀科女贞属植物女贞的叶。

【性味归经】味苦、微甘，性凉。

【功能】清热，平肝，解毒，敛疮。

【主治】头晕目眩，火眼，口疮，齿𧏾，乳痈，肿毒，烫火伤。

【用法用量】煎汤，3～10g；或代茶饮；或熬膏。

3. 蒲公英　为菊科蒲公英属植物蒲公英、碱地蒲公英、东北蒲公英、异苞蒲公英、亚洲蒲公英、红梗蒲公英等同属多种植物的全草。

【别名】蒲公丁、婆婆丁等。

【性味归经】味苦、甘，性寒。归肝、胃经。

【功能】清热解毒，消痈散结。

【主治】乳痈，肺痈，肠痈，痄腮，瘰疬，疔毒疮肿，目赤肿痛，感冒发热，咳嗽，咽喉肿痛，胃炎，肠炎，痢疾，肝炎，胆囊炎，尿路感染，蛇虫咬伤，烧烫伤。

【用法用量】煎汤，10～30g，大剂量60g；或捣汁；或入散剂。

【宜忌】阳虚外寒、脾胃虚弱者忌用。

4. 玫瑰花　为蔷薇科蔷薇属植物玫瑰和重瓣玫瑰的花。

【别名】徘徊花等。

【性味归经】味甘、微苦，性温。归肝、脾经。

【功能】理气解郁，和血调经。

【主治】肝气郁结，脘胁胀痛，乳房作胀，月经不调，痢疾，泄泻，带下，跌打损伤，痈肿。

【用法用量】温饮，30~60g；或浸酒；或熬膏。

【宜忌】阴虚有火者勿用。

（五）肉禽类

牛胆　为牛科野牛属动物黄牛或水牛属动物水牛的胆或胆汁。

【性味归经】味苦，性寒。归肝、胆、肺经。

【功能】清肝明目，利胆通便，解毒消肿。

【主治】风热目疾，心腹热渴，黄疸，咳嗽痰多，小儿惊风，便秘，痈肿，痔疮。

【用法用量】研末，0.3~0.9g；或入丸剂。

【宜忌】脾胃虚寒者忌之，目病非风热者不宜用。

（六）水产品

1. 带鱼　为带鱼科带鱼属动物带鱼的肉、鳞、油。

【别名】海刀鱼等。

【性味归经】味甘，性平。

【功能】补虚，解毒，止血。

【主治】病后体虚，产后乳汁不足，疮疖痈肿，外伤出血。

【用法用量】鱼肉煎汤或炖服，150~250g；或蒸食其油；或烧存性研末。

【宜忌】不宜多食。

2. 鲫鱼　为鲤科鲫鱼属动物鲫鱼的肉。

【别名】鲋鱼、鲫瓜子等。

【性味归经】味甘，性平。归脾、胃、大肠经。

【功能】健脾和胃，利水消肿，通血脉。

【主治】脾胃虚弱，纳少反胃，产后乳汁不行，痢疾，便血，水肿，痈肿，瘰疬，牙疳。

【用法用量】适量，煮食；或煅研入丸、散。

【宜忌】忌猪肝，泻痢忌之，多食动火。

3. 鱼鳔　为石首鱼科黄鱼属动物大黄鱼等的鱼鳔。

【别名】鱼白。

【性味归经】味甘，性平。归肾、肝经。

【功能】补肾，养血，止血，消肿。

【主治】肾虚遗精滑精，带下清稀，滑胎，血虚筋挛，产后风痉，破伤风，吐血，崩漏，外伤出血，痈肿，溃疡，痔疮。

【用法用量】煎汤，10~30g；研末，3~6g。

【宜忌】胃呆痰多者禁服。

（七）水果

1. 橘核　为芸香科柑橘属植物橘及其栽培变种的种子。

【别名】橘子仁。

【性味归经】味苦，性平。归肝、肾经。

【功能】理气，散结，止痛。

【主治】疝气，睾丸肿痛，乳痈，腰痛。

【用法用量】煎汤，3～9g；或入丸、散。

【宜忌】体虚患者慎服。

2. 金橘核　为芸香科金橘属植物金橘、金弹、金柑的种子。

【别名】金橘子。

【性味归经】味酸、辛，性平。归肝、肺经。

【功能】化痰，理气，散结，止痛。

【主治】喉痹，瘰疬结核，疝气，睾丸肿痛，乳房结块。

【用法用量】煎汤，6～9g。

3. 无花果　为桑科无花果属植物无花果的果实。

【别名】蜜果。

【性味归经】味甘，性凉。归肺、胃、大肠经。

【功能】清热生津，健脾开胃，解毒消肿。

【主治】咽喉肿痛，燥咳声嘶，乳汁稀少，肠热便秘，食欲不振，消化不良，泄泻，痢疾，痈肿，癣疾。

【用法用量】煎汤，9～15g，大剂量可用至30～60g；或生食鲜果1～2枚。

【宜忌】中寒者忌食。

（八）其他

1. 小二仙草　为小二仙草科小二仙草属植物小二仙草的全草。

【别名】女儿红等。

【性味归经】味苦、辛，性凉。

【功能】清热，利湿，通便，活血，解毒。

【主治】热淋，痢疾，便秘，月经不调，跌打损伤，疔疮痈疖，乳痈，烫伤，毒蛇咬伤。

【用法用量】煎汤，10～20g；鲜品，20～60g；或捣碎绞汁。

2. 牛奶子　为胡颓子科胡颓子属植物牛奶子的根、叶和果实。

【别名】甜枣等。

【性味归经】味苦、酸，性凉。

【功能】清热止咳，解毒利湿。

【主治】肺热咳嗽，泄泻，痢疾，淋证，带下，乳痈，崩漏。

【用法用量】煎汤，根或叶15～30g，果实3～9g。

3. 水百合　为百合科大百合属植物荞麦叶大百合及大百合的鳞茎。

【别名】山丹等。

【性味归经】味苦、微甘，性凉。

【功能】清肺止咳，解毒消肿。

【主治】感冒，肺热咳嗽，咯血，鼻渊，聤耳，乳痈，无名肿毒。

【用法用量】煎汤。

4. 陈皮　为芸香科柑橘属植物橘及其栽培变种的成熟果皮。

【别名】橘皮等。

【性味归经】味辛、苦，性温。归脾、胃、肺经。

【功能】理气调中，降逆止呕，燥湿化痰。

【主治】胸膈满闷，脘腹胀痛，不思饮食，呕吐，哕逆，咳嗽痰多，乳痈初起。

【用法用量】煎汤，3~10g；或入丸、散。

【宜忌】气虚、阴虚者慎服。

5. 湖北贝母　为百合科贝母属植物湖北贝母的鳞茎。

【别名】平贝等。

【性味归经】味苦、甘，性寒。

【功能】化痰止咳，解毒散结。

【主治】外感风热咳嗽，痰热咳嗽，瘰疬，痈肿，乳痈，肺痈。

【用法用量】煎汤，6~15g。

【宜忌】反乌头。

6. 苦地胆根　为菊科地胆草属植物地胆草的根。

【别名】草鞋跟。

【性味归经】味苦，性寒。

【功能】清热，除湿，解毒。

【主治】中暑发热，头痛，牙痛，咳嗽，肾炎水肿，菌痢，肠炎，月经不调，白带，乳痈，痈肿。

【用法用量】煎汤，9~15g；或泡酒。

【宜忌】孕妇忌服。

7. 酒酿　为用糯米和酒曲酿制而成的酵米。

【别名】酒窝、浮蛆。

【性味归经】味甘、辛，性温。

【功能】补气，生津，活血。

【主治】痘疹透发不起，乳痈肿痛，头痛头风。

【用法用量】炖温，或和药同煎，适量。

【宜忌】凡阴虚内热、湿热内盛者不宜多食。

8. 蛇婆子　为梧桐科蛇婆子属植物蛇婆子的根和茎。

【别名】满地毯、仙人撒网等。

【性味归经】味辛、微甘，性平。

【功能】祛风利湿，解毒消肿。

【主治】风湿痹痛，咽喉肿痛，带下，乳痈，痈疽，瘰疬。

【用法用量】煎汤，10～30g；或炖肉服。

三、推荐食方

1. 贝母散

【方剂来源】《普济方》。

【组成】贝母、金银花各二两。

【用法】上为细末。每服三钱，食后好酒调下。

【适应证】乳痈。

2. 延仁汤

【方剂来源】《青囊秘诀》。

【组成】人参一两，当归一两，白术一两，熟地黄一两，麦冬一两，山茱萸五钱，甘草一钱，陈皮五分。

【用法】水煎服。

【适应证】乳痈，乳岩。

3. 救乳化毒汤

【方剂来源】《洞天奥旨》。

【组成】金银花五钱，蒲公英五钱，当归一两。

【用法】水煎服。

【适应证】乳痈，乳吹初起。

4. 蒲公英酒

【方剂来源】《景岳全书》。

【组成】蒲公英一握。

【用法】上捣烂。入酒半盅，取酒温服，滓贴患处。甚不超过三五服即愈。

【适应证】乳痈，吹乳。

5. 金银花酒

【方剂来源】《外科理例》。

【组成】金银花（生取藤叶）一把。

【用法】瓷器内捣烂，入白酒少许，调和稀稠得宜，涂敷四周，中心留口，以泻毒气。

【适应证】痈疽发背，乳痈。

6. 葱白熨

【方剂来源】《仙拈集》。

【组成】葱白（连根）。

【用法】上捣烂，敷乳痈处，上用平底瓦罐盛灰火熨葱上一时，葱茎熟热，蒸乳上。汗出即愈；或以葱捣烂炒热敷上，冷即换，再炒。

【适应证】乳痈，吹乳。

7. 白灵丹

【方剂来源】《经验方》。

【组成】川贝母。

【用法】上为细末，弗使受潮。未溃者，以冷茶调涂，即可消退；已溃者掺之，即可收功。

【适应证】乳痈，红肿疼痛。

第二节　瘰疬

瘰疬是一种发生于颈部的慢性感染性疾病。因其结核累累如串珠状，故名瘰疬，又名"疬子颈老鼠疮"。其临床特点是多见于体弱儿童或青年女性，好发于颈部及耳后，起病缓慢，初起时结核如豆，不红不痛，逐渐增大，融合成串，溃后脓水清稀，夹有败絮样物，此愈彼溃，经久难愈，形成窦道，愈后形成凹陷性瘢痕。

西医学的颈部淋巴结结核可参照本病辨证施食。

一、辨证分型

1. 气滞痰凝证　多见于瘰疬初期，肿块坚实；无明显全身症状；舌淡，苔腻，脉弦滑。饮食以疏肝理气、化痰散结为主。

2. 阴虚火旺证　核块逐渐增大，皮核相连，皮色转暗红；伴午后潮热，夜间盗汗；舌红少苔，脉细数。饮食以滋阴降火为主。

3. 气血两虚证　溃后脓出清稀，夹有败絮样物；形体消瘦，精神倦怠，面色无华；舌淡质嫩，苔薄，脉细。饮食以滋阴降火为主。

二、推荐食材

（一）菜类

1. 芥子　为十字花科芸薹属植物芥菜及油芥菜的种子。

【别名】青菜子。

【性味归经】味辛，性热；有小毒。归胃、肺经。

【功能】温中散寒，豁痰开窍，通络消肿。

【主治】胃寒呕吐，心腹冷痛，咳喘痰多，口噤，耳聋，喉痹，风湿痹痛，肢体麻木，妇人经闭，痈肿，瘰疬。

【用法用量】煎汤，3～9g；或入丸、散。

【宜忌】肺虚咳嗽、阴虚火旺者忌服。

2. 马齿苋　为马齿苋科马齿苋属植物马齿苋的全草。

【别名】马苋等。

【性味归经】味酸，性寒。归大肠、肝经。

【功能】清热，解毒，凉血，消肿。

【主治】热毒泻痢，热淋血淋，赤白带下，崩漏，痔血痈肿，丹毒瘰疬，湿癣白秃。

【用法用量】煎汤，10～15g；鲜品，30～60g；或绞汁。

【宜忌】脾虚便溏者及孕妇慎服。

3. 蛇莓　为蔷薇科蛇莓属植物蛇莓的全草。

【别名】蚕莓、机关果、蛇含草等。

【性味归经】味甘、苦，性寒。

【功能】清热解毒，凉血消肿。

【主治】感冒发热，咽喉肿痛，口疮，痢疾，黄疸，吐血，痄腮，痈肿疔疖，瘰疬，跌打肿痛，烫火伤。

【用法用量】煎汤，9～15g；鲜品，30～60g，捣汁饮。

4. 犁头草 详见本章第一节。

5. 蛇葡萄根 为葡萄科蛇葡萄属植物蛇葡萄的根。

【别名】野葡萄根、山葡萄根等。

【性味归经】味辛、苦，性凉。

【功能】清热解毒，祛风除湿，活血散结。

【主治】肺痈，肠痈，肺痨咯血，风湿痹痛，跌打损伤，骨折疼痛，痈肿疮毒，瘰疬，癌肿。

【用法用量】煎汤，15～30g；鲜品倍量。

6. 咸虾花 为菊科斑鸠菊属植物咸虾花的全草。

【别名】万重花、狗仔花等。

【性味归经】味苦、辛，性平。

【功能】疏风清热，利湿，消肿。

【主治】感冒发热，疟疾，肝阳头痛，高血压，泄泻，痢疾，风湿痹痛，湿疹，荨麻疹，疮疖，乳痈，瘰疬，跌打损伤。

【用法用量】煎汤，15～30g；鲜品，30～60g。

7. 野花生 为豆科决明属植物决明和小决明的全草或叶。

【别名】决明子、草决明。

【性味归经】味微苦、咸，性平。

【功能】清热明目，解毒利湿。

【主治】急性结膜炎，流感，湿热黄疸，急性、慢性肾炎，带下，瘰疬。

【用法用量】煎汤，9～15g。

8. 山药 为薯蓣科薯蓣属植物山药的块茎。

【别名】山芋、薯蓣等。

【性味归经】味甘，性平。归脾、肺、肾经。

【功能】补脾，养肺，固肾，益精。

【主治】脾虚泄泻，食少浮肿，肺虚咳喘，消渴，遗精，带下，肾虚尿频。外用治痈肿，瘰疬。

【用法用量】煎汤，15～30g，大剂量60～250g；或入丸、散。补阴益肺宜生用，健脾止泻宜炒黄用。

【宜忌】湿盛中满或有实邪、积滞者禁服。

9. 芋头 为天南星科芋属植物芋的根茎。

【别名】芋、芋艿等。

【性味归经】味辛、甘，性平。归胃经。

【功能】健脾补虚，散结解毒。

【主治】脾胃虚弱，纳少乏力，消渴，瘰疬，腹中痞块，肿毒，赘疣，鸡眼，疥癣，烫火伤。

【用法用量】煎汤，60~120g；或入丸、散。

【宜忌】不可多食，多食滞气困脾。

（二）干果

1. 胡桃仁　为胡桃科核桃属植物胡桃的种仁。

【别名】核桃仁。

【性味归经】味甘、涩，性温。归肾、肝、肺经。

【功能】补肾益精，温肺定喘，润肠通便。

【主治】腰痛脚弱，尿频，遗尿，阳痿，遗精，久咳喘促，肠燥便秘，石淋及疮疡瘰疬。

【用法用量】煎汤，9~15g；单味嚼服，10~30g；或入丸、散。

【宜忌】痰火积热、阴虚火旺、大便溏泻者禁服，不可与浓茶同服。

2. 山芝麻　为梧桐科山芝麻属植物山芝麻的根或全株。

【别名】岗脂麻、山野麻等。

【性味归经】味苦，性凉；有小毒。

【功能】解表清热，消肿解毒。

【主治】感冒，咳嗽，肺痨，咽喉肿痛，麻疹，疟腮，泄泻，痈肿，瘰疬，痔疮，毒蛇咬伤。

【用法用量】煎汤，9~15g；鲜品，30~60g。

【宜忌】孕妇及体弱者忌服。

（三）谷物

1. 鹿藿　为豆科鹿藿属植物鹿藿的茎叶。

【别名】野黄豆等。

【性味归经】味苦、辛，性平。归脾、肝经。

【功能】祛风，止痛，活血，解毒。

【主治】风湿痹痛，头痛，牙痛，腰脊疼痛，产后瘀血腹痛，产褥热，瘰疬，痈肿疮毒，跌打损伤。

【用法用量】煎汤，9~30g。

2. 荞麦　为蓼科荞麦属植物荞麦的种子。

【别名】花麦等。

【性味归经】味甘、微酸，性寒。归脾、胃、大肠经。

【功能】健脾消积，下气宽肠，解毒敛疮。

【主治】肠胃积滞，泄泻，痢疾，绞肠痧，白浊，带下，自汗，盗汗，疱疹，丹毒，痈疽，发背，瘰疬，烫火伤。

【用法用量】入丸、散；或制面食服。

【宜忌】不宜久服；脾胃虚寒者禁服。

（四）花、茶类

1. 梅花　为蔷薇科杏属植物绿萼梅的花蕾。

【别名】白梅花、绿萼梅、绿梅花。

【性味归经】味苦、微甘、微酸，性凉。归肝、胃、肺经。

【功能】疏肝解郁，开胃生津，化痰。

【主治】肝胃气痛，胸闷，梅核气，暑热烦渴，食欲不振，妊娠呕吐，瘰疬痰核，痘疹。

【用法用量】煎汤，2~6g；或入丸、散。

2. 三色堇　为堇菜科堇菜属植物三色堇的全草。

【别名】蝴蝶花、游蝶花。

【性味归经】性寒，味苦。

【功能】清热解毒，止咳。

【主治】疮疡肿毒，小儿湿疹，小儿瘰疬，咳嗽。

【用法用量】煎汤，9~15g。

3. 月季花　为蔷薇科蔷薇属植物月季花的花。

【别名】四季花等。

【性味归经】味甘、微苦，性温。归肝经。

【功能】活血调经，解毒消肿。

【主治】月经不调，痛经，闭经，跌打损伤，瘀血肿痛，瘰疬，痈肿，烫伤。

【用法用量】煎汤或开水泡服，3~6g；鲜品，9~15g。

【宜忌】脾胃虚弱者慎用；孕妇忌服。

4. 蒲公英　为菊科蒲公英属植物蒲公英、碱地蒲公英、东北蒲公英、异苞蒲公英、亚洲蒲公英、红梗蒲公英等同属多种植物的全草。

【别名】蒲公丁、婆婆丁等。

【性味归经】味苦、甘，性寒。归肝、胃经。

【功能】清热解毒，消痈散结。

【主治】乳痈，肺痈，肠痈，痄腮，瘰疬，疔毒疮肿，目赤肿痛，感冒发热，咳嗽，咽喉肿痛，胃炎，肠炎，痢疾，肝炎，胆囊炎，尿路感染，蛇虫咬伤，烧烫伤。

【用法用量】煎汤，10~30g，大剂量60g；或捣汁；或入散剂。

【宜忌】阳虚外寒、脾胃虚弱者忌用。

5. 榆白皮　为榆科榆属植物榆树的树皮、根皮。

【别名】榆皮、榆树皮。

【性味归经】味甘，性微寒。归肺、脾、膀胱经。

【功能】利水通淋，消肿解毒。

【主治】淋证，水肿，痈疽发背，瘰疬，秃疮，疥癣。

【用法用量】煎汤，9~15g；或研末。

【宜忌】脾胃虚寒者慎服。

（五）肉禽类

1. 蝮蛇　为蝰科蝮蛇属动物蝮蛇除去内脏的全体。

【别名】地扁蛇。

【性味归经】味甘，性温；有毒。

【功能】祛风通络，止痛解毒。

【主治】风湿痹痛，麻风，瘰疬，疮疖，疥癣，痔疾，肿瘤。

【用法用量】浸酒，每条蝮蛇用60°白酒1000mL浸3个月，每次饮5~10mL，日饮1~2次；或烧存性研成细粉，每次0.5~1.5g，日服2次。

【宜忌】人被蝮蛇咬伤后，局部明显肿胀，并有头晕、烦躁、视物模糊、眼睑下垂、呼吸急促、尿少等全身中毒症状，严重者可出现尿闭，血红蛋白尿，心肌损害，急性肾功能衰竭，抽搐，癫痫发作样及中毒性休克。阴虚血亏者慎服；孕妇禁服。

2. 猫肉　为猫科猫属动物猫的肉。

【别名】猫狸、家狸等。

【性味归经】味甘、酸，性温。归肝、脾经。

【功能】补虚，祛风，解毒，散结。

【主治】虚劳体瘦，风湿痹痛，瘰疬恶疮，溃疡，烧烫伤。

【用法用量】煮汤，125~250g；或浸酒。

【宜忌】助湿发毒，有湿毒者忌服。

3. 蟾蜍　为蟾蜍科动物中华大蟾蜍和黑眶蟾蜍的全体。

【别名】癞蛤蟆。

【性味归经】味辛，性凉；有毒。归心、肝、脾、肺经。

【功能】解毒散结，消积利水，杀虫消疳。

【主治】痈疽，疔疮，发背，瘰疬，恶疮，癥瘕癖积，鼓胀，水肿，小儿疳积，破伤风，慢性咳喘。

【用法用量】煎汤，1只；或入丸、散，1~3g。

【宜忌】表虚、虚脱者忌用。

4. 蟾皮　为蟾蜍科动物中华大蟾蜍和黑眶蟾蜍除去内脏的干燥体。

【性味归经】味苦，性凉；有毒。

【功能】清热解毒，利水消肿。

【主治】痈疽，肿毒，瘰疬，湿疹，疳积腹胀，慢性气管炎。

【用法用量】煎汤，3~9g；或研末。

5. 白僵蚕　为蚕蛾科蚕属动物家蚕蛾的幼虫感染白僵菌而僵死的全虫。

【别名】僵蚕等。

【性味归经】味辛、咸，性平。归肝、肺、胃经。

【功能】祛风止痉，化痰散结，解毒利咽。

【主治】惊痫抽搐，中风口眼㖞斜，偏正头痛，咽喉肿痛，瘰疬，痄腮，风疹，疮毒。

【用法用量】煎汤，3~10g；研末1~3g；或入丸、散。

【宜忌】恶桑螵蛸、桔梗、茯苓、茯神、草薢。血虚惊风者慎服。女子崩中、产后余痛非风寒客入者不宜用。

（六）水产品

1. 牡蛎肉 为牡蛎科牡蛎属动物近江牡蛎等的肉。

【别名】蛎黄。

【性味归经】味甘、咸，性平。

【功能】养血安神，软坚消肿。

【主治】烦热失眠，心神不安，瘰疬。

【用法用量】煮食，30～60g。

【宜忌】脾虚滑精者慎服。

2. 鲫鱼 详见本章第一节。

3. 鳖肉 为鳖科鳖属动物中华鳖的肉。

【性味归经】味甘，性平。归肝经。

【功能】滋阴补肾，清退虚热。

【主治】虚劳羸瘦，骨蒸劳热，久疟久痢，崩漏，带下，癥瘕，瘰疬。

【用法用量】煮食，250～500g；或入丸剂。

【宜忌】脾胃阳虚及孕妇慎用。

4. 蜗牛 为巴蜗牛科巴蜗牛属动物同型巴蜗牛、华蜗牛属动物华蜗牛及其同科近缘种的全体。

【别名】小牛螺等。

【性味归经】味咸，性寒；有小毒。归膀胱、胃、大肠经。

【功能】清热解毒，镇惊，消肿。

【主治】风热惊痫，小儿脐风，消渴，喉痹，喉下诸肿，痄腮，瘰疬，痈肿丹毒，痔疮，脱肛，蜈蚣咬伤。

【用法用量】煎汤，30～60g；或捣汁；或焙干研末，1～3g。

【宜忌】不宜久服。脾胃虚寒者禁用。

（七）水果

1. 荔枝 为无患子科荔枝属植物荔枝的假种皮或果实。

【别名】荔枝子。

【性味归经】味甘、酸，性温。归肝、脾经。

【功能】养血健脾，行气消肿。

【主治】病后体虚，津伤口渴，脾虚泄泻，呃逆，食少，瘰疬，疔肿，外伤出血。

【用法用量】煎汤，5～10枚；或烧存性研末；或浸酒。

【宜忌】阴虚火旺者慎服。

2. 金橘核 详见本章第一节。

（八）其他

1. 砂茴香 为伞形科阿魏属植物梗阿魏的带根全草。

【别名】野茴香。

【性味归经】味甘、微苦，性凉。归肺经。

【功能】清热宣肺，祛痰，止痛。

【主治】感冒发热，咽喉肿痛，咳喘，骨痨，瘰疬，疮疡，腰扭伤。

【用法用量】煎汤，6～20g。

2. 湖北贝母　详见本章第一节。

3. 黑脂麻　为胡麻科胡麻属植物芝麻的黑色种子。

【别名】脂麻、黑芝麻等。

【性味归经】味甘，性平。归肝、脾、肾经。

【功能】养血益精，润肠通便。

【主治】肝肾精血不足所致的头晕耳鸣，腰脚痿软，须发早白，肌肤干燥，肠燥便秘，妇人乳少，痈疮湿疹，瘰疬，烫火伤，痔疮。

【用法用量】煎汤，9～15g；或入丸、散。

【宜忌】便溏者慎服。

三、推荐食方

1. 芎归养荣汤

【方剂来源】《外科正宗》。

【组成】当归二钱，人参、黄芪、白术、川芎、白芍、熟地黄各一钱，五味子、麦门冬、远志、甘草、茯苓各五分，牡丹皮、砂仁各三分。

【用法】水二盅，加生姜三片、大枣两个，煎八分，食远服。

【适应证】瘰疬，流注，不作脓，或不溃，或已溃不敛，或身体发热恶寒，肌肉消瘦，饮食少思，睡卧不宁，盗汗自汗，惊悸恍惚。

2. 托中散

【方剂来源】《圣济总录》。

【组成】黄芪（切）一两，甘草（微炙）半两。

【用法】上为散，每服一钱匕，食后汤点下，一日二服，次用取药。

【适应证】瘰疬。

3. 牡蛎丸

【方剂来源】《普济方》。

【组成】牡蛎（用炭一秤，煅通赤，取出于湿地上，用纸衬出火毒一宿）四两，玄参三两。

【用法】上为末，以面糊为丸，如梧桐子大。每服三十丸，早晚食后、临卧各以酒送下。

【适应证】瘰疬。

4. 梅花蛋

【方剂来源】《仙拈集》。

【组成】鸡蛋一个。

【用法】头开一小孔，采绿萼梅花将开者七朵，入蛋内封好，去花食蛋，如此七枚痊愈。

【适应证】瘰疬。

第三节　蛇串疮

蛇串疮是一种皮肤上出现成簇水疱，多呈带状分布，痛如火燎的急性疱疹性皮肤病。其临床特点是皮肤上出现红斑、水疱或丘疱疹，累累如串珠，排列成带状，沿一侧周围神经分布区出现，局部刺痛或伴臖核肿大。多数患者愈后很少复发，极少数患者可多次发病。好发于成人，老年人病情尤重。本病首见于《诸病源候论·疮病诸候》。曰："甑带疮者，绕腰生。此亦风湿搏血气所生，状如甑带，因以为名。"其多发于胸胁部，故又名缠腰火丹，亦称为火带疮、蛇丹、蜘蛛疮等。

西医学的带状疱疹可参照本病辨证施食。

一、辨证分型

1. 肝经郁热证　皮损鲜红，灼热刺痛，疱壁紧张；口苦咽干，心烦易怒，大便干燥，小便黄；舌质红，苔薄黄或黄厚，脉弦滑数。饮食以清泄肝火、解毒止痛为主。

2. 脾虚湿蕴证　皮损色淡，疼痛不显，疱壁松弛；口不渴，食少腹胀，大便时溏；舌淡或正常，苔白或白腻，脉沉缓或滑。饮食以健脾利湿、解毒止痛为主。

3. 气滞血瘀证　皮疹减轻或消退后局部疼痛不止，放射到附近部位，痛不可忍，坐卧不安，重者可持续数月或更长时间；舌暗，苔白，脉弦细。饮食以理气活血、通络止痛为主。

二、推荐食材

（一）菜类

1. 水芹　为伞形科植物水芹的全草。

【别名】芹菜。

【性味归经】味辛、甘，性凉。归肺、肝、膀胱经。

【功能】清热解毒，利尿，止血。

【主治】感冒，烦渴，浮肿，小便不利，淋痛，尿血便血，吐血，崩漏，目赤，咽痛，口疮，痄腮，带状疱疹，麻疹不透，痔疮，跌打伤肿。

【用法用量】煎汤或捣汁。

【宜忌】脾胃虚寒者慎绞汁服。

2. 狗肝菜　为爵床科狗肝菜属植物狗肝菜的全草。

【别名】天青菜等。

【性味归经】味甘、微苦，性寒。归心、肝、肺经。

【功能】清热，凉血，利湿，解毒。

【主治】感冒发热，热病发斑，吐衄，便血，尿血，崩漏，肺热咳嗽，咽喉肿痛，肝热目赤，小儿惊风，小便淋沥，带下，带状疱疹，痈肿疔疮，蛇犬咬伤。

【用法用量】煎汤，30～60g；或鲜品捣汁。

【宜忌】寒证忌用。

3. 水茴香　为玄参科石龙尾属植物大叶石龙尾的全草。

【别名】水薄荷等。

【性味归经】味辛、甘，性温。

【功能】健脾利湿，理气化痰。

【主治】水肿，胃痛，胸腹胀满，咳嗽气喘，小儿乳积，疮疖。

【用法用量】煎汤，适量。

4. 石蒜　为石蒜科石蒜属植物石蒜或中国石蒜的鳞茎。

【别名】乌蒜等。

【性味归经】味辛、甘，性温；有毒。

【功能】祛痰催吐，解毒散结。

【主治】喉风，乳蛾，痰喘，食物中毒，胸腹积水，疔疮肿毒。

【用法用量】煎汤或捣汁敷、绞汁涂、煎水洗。

【宜忌】破皮后不能敷，小孩忌用。

5. 芥菜　详见本章第一节。

（二）干果

1. 龙眼壳　为无患子科龙眼属植物龙眼的果皮。

【性味归经】味甘，性温。归肺经。

【功能】祛风，解毒，敛疮，生肌。

【主治】眩晕耳聋，痈疽久溃不敛，烫伤。

【用法用量】煎汤。

2. 野豌豆　为豆科野豌豆属植物野豌豆的全草。

【性味归经】味辛、甘，性温。

【功能】祛风除湿，和血调经，祛痰止咳，补肾。

【主治】急性、慢性风湿性关节炎，关节肿痛，阴囊湿疹，湿热黄疸，疟疾，跌打损伤，月经不调，鼻衄，咳嗽痰多，肾虚腰痛，遗精。捣烂外敷治疗疮肿毒。

【用法用量】煎汤，9~15g；捣敷；或煎汤熏洗。

（三）谷物

1. 绿豆叶　为豆科豇豆属植物绿豆的叶。

【性味归经】味苦，性寒。

【功能】清热解毒。

【主治】霍乱吐泻，斑疹，疔疮，疥癣，药毒，火毒。

【用法用量】捣汁，15~30g；捣烂布包搽。

2. 赤小豆　为豆科豇豆属植物赤小豆和赤豆的种子。

【别名】小豆、红豆等。

【性味归经】味甘、酸，性平。归心、小肠、脾经。

【功能】利水消肿退黄，清热解毒消痈。

【主治】水肿，脚气，黄疸，淋病，便血，肿毒疮疡，瘾疹。

【用法用量】煎汤，10~30g；或入散剂，生研调敷；或煎汤洗。

【宜忌】阴虚津伤者慎用，过剂可渗利伤津。

3. 糯米　为禾本科稻属植物糯稻的去壳种仁。

【别名】稻米。

【性味归经】味甘，性温。归脾、胃、肺经。

【功能】补中益气，健脾止泻，缩尿，敛汗，解毒。

【主治】脾胃虚寒泄泻，霍乱吐逆，消渴尿多，自汗，痘疮，痔疮。

【用法用量】煎汤，30～60g；或入丸、散；或煮粥。

【宜忌】湿热痰火及脾滞者禁服，小儿不宜多食。

4. 黑大豆皮　为豆科大豆属植物大豆黑色的种皮。

【别名】黑豆皮等。

【性味归经】味甘，性凉。归肝、脾、肺、肾经。

【功能】养阴平肝，祛风解毒。

【主治】眩晕，头痛，阴虚烦热，盗汗，风痹，湿毒，痈疮。

【用法用量】煎汤，6～15g；或捣敷。

5. 黍米　为禾本科黍属植物黍的种子。

【别名】糜子米等。

【性味归经】味甘，性微温。归肺、脾、胃、大肠经。

【功能】益气补中，除烦止渴，解毒。

【主治】烦渴，泻痢，吐逆，咳嗽，胃痛，小儿鹅口疮，疮痈，烫伤。

【用法用量】煎汤，30～90g；煮粥或淘取泔汁。

【宜忌】不宜多食。

（四）花、茶类

1. 茶树根　为山茶科茶属植物茶的根。

【性味归经】味苦，性凉。归心、肾经。

【功能】强心利尿，活血调经，清热解毒。

【主治】心脏病，水肿，肝炎，痛经，疮疡肿毒，口疮，汤火灼伤，带状疱疹，牛皮癣。

【用法用量】煎汤，15～30g；大量可用至60g；水煎熏洗；或磨醋涂患处。

2. 母菊　为菊科母菊属植物西洋甘菊的花或全草。

【别名】洋甘菊。

【性味归经】味辛、微苦，性凉。

【功能】清热，止咳喘，祛风湿。

【主治】感冒发热，咽喉肿痛，肺热咳喘，热痹肿痛，疮肿。

【用法用量】煎汤，10～15g。

3. 百合花　为百合科百合属植物卷丹、百合、细叶百合等的花。

【性味归经】味甘、微苦，性微寒。归肺、肝、心经。

【功能】清热润肺，宁心安神。

【主治】咳嗽痰少或黏，眩晕，心烦，夜寐不安，天疱湿疮。

【用法用量】煎汤，6～12g。

【宜忌】有风邪者忌用。

（五）肉禽类

1. 山羊血　为牛科山羚属动物青羊、山羊属动物北山羊及盘羊属动物盘羊的血。

【性味归经】味咸、甘，性温。归肝、心经。

【功能】活血散瘀，止痛接骨。

【主治】跌打损伤，骨折，筋骨疼痛，吐血，衄血，呕血，咯血，便血，尿血，崩漏下血，月经不调，难产，痈肿疮疖。

【用法用量】鲜血，酒调，30～50mL；干血，研末酒调，每次1～2g，每日3～6g；或入丸剂。

【宜忌】阴虚血热者慎服。

2. 野猪胆　为猪科猪属动物野猪的胆或胆汁。

【性味归经】味苦，性寒。

【功能】清热镇惊，解毒生肌。

【主治】癫痫，小儿疳疾，产后风，目赤肿痛，疔疮肿毒，烧烫伤。

【用法用量】研末或取汁冲，1～3g。

（六）水产品

青鱼胆　为鲤科青鱼属动物青鱼的胆囊。

【性味归经】味苦，性寒；有毒。归肝、胆经。

【功能】清热解毒，明目退翳。

【主治】目赤肿痛，翳障，喉痹，热疮。

【用法用量】入丸、散，1.5～2g；鲜汁或研末，点眼，吹喉；或涂搽。

【宜忌】目病非风热盛而由于血虚昏暗者，不宜用。

三、推荐食方

1. 甘草散

【方剂来源】《疹痘论》。

【组成】大甘草。

【用法】上为细末。每服一钱或二钱，水一盏，煎至六分，去滓呷之，不拘时候。以少解利热毒即住。若疮出迟，当服紫草饮子（紫草二两）。大人当针两腕砚子骨间，男左女右取之。或灸一壮，亦助发出。疹痘毒气已发，不必用之。

【适应证】疮未出及虽出燥渴者。

2. 甘桔汤

【方剂来源】《痘疹全书》。

【组成】桔梗（米泔制）、牛蒡（炒，研）、甘草。

【用法】水煎服。

【适应证】痘疮之后，咽喉痛。

第四节　牛皮癣

　　牛皮癣是一种皮肤状如牛项之皮，厚而且坚的慢性瘙痒性皮肤病。《外科正宗》说："牛皮癣如牛项之皮，顽硬且坚，抓之如朽木。"其临床特点是皮损多为圆形或多角形的扁平丘疹融合成片，搔抓后皮损肥厚，皮沟加深，皮嵴隆起，形成苔藓样变，呈阵发性瘙痒。古代文献称之为"摄领疮""干癣""顽癣"等。

　　西医学的慢性单纯性苔藓可参照本病辨证施食。

一、辨证分型

　　1. 肝郁化火证　皮疹色红；伴心烦易怒，失眠多梦，眩晕，心悸，口苦咽干；舌边尖红，脉弦数。饮食以疏肝理气、泻火止痒为主。

　　2. 风湿蕴肤证　皮损呈暗红色或淡褐色片状，粗糙肥厚，剧痒时作，夜间尤甚；舌淡红，苔薄白或白腻，脉濡缓。饮食以祛风除湿、清热止痒为主。

　　3. 血虚风燥证　皮损色淡或灰白，状如枯木，肥厚粗糙似牛皮；心悸怔忡，失眠健忘，女子月经不调；舌淡，苔薄，脉沉细。饮食以养血润燥、息风止痒为主。

二、推荐食材

（一）菜类

　　韭根　为百合科葱属植物韭的根。

　　【别名】韭菜根。

　　【性味归经】味辛，性温。

　　【功能】温中，行气，散瘀，解毒。

　　【主治】里寒腹痛，食积腹胀，蛔虫腹痛，胸痹疼痛，赤白带下，衄血，吐血，漆疮，疮癣，犬咬伤，跌打损伤，盗汗，自汗。

　　【用法用量】煎汤，鲜者30~60g；或捣汁。

　　【宜忌】阴虚内热者慎服。

（二）干果

　　1. 龙眼核　为无患子科龙眼属植物龙眼的种子。

　　【性味归经】味微苦、涩，性平。

　　【功能】行气散结，止血，化湿。

　　【主治】疝气，创伤出血，腋臭，疥癣，湿疮。

　　【用法用量】煎汤，3~9g；或煅存性研末撒；或调敷。

　　2. 胡桃叶　为胡桃科核桃属植物胡桃的叶。

　　【性味归经】味苦、涩，性平。

　　【功能】收敛止带，杀虫，消肿。

　　【主治】妇女白带，疥癣，象皮腿。

　　【用法用量】煎汤，15~30g，煎水洗，熏或捣敷。

（三）谷物

　　1. 赤小豆　详见本章第三节。

2. 绿豆叶　详见本章第三节。

（四）花、茶类

茶树根　为山茶科茶属植物茶的根。

【性味归经】味苦，性凉。归心、肾经。

【功能】强心利尿，活血调经，清热解毒。

【主治】心脏病，水肿，肝炎，痛经，疮疡肿毒，口疮，汤火灼伤，带状疱疹，牛皮癣。

【用法用量】煎汤，15～30g；大量可用至60g；水煎熏洗；或磨醋涂患处。

（五）肉禽类

1. 牛脂　为牛科野牛属动物黄牛或水牛属动物水牛的脂肪。

【性味归经】味甘，性温；微毒。

【功能】润燥止渴，止血，解毒。

【主治】诸疮，疥癣，白秃。

【用法用量】煎汤或熬膏，9～30g。

【宜忌】多食发痼疾。

2. 赤链蛇　为游蛇科赤链蛇属动物赤链蛇的全体。

【别名】桑根蛇等。

【性味归经】味甘，性温。

【功能】祛风湿，止痛，解毒敛疮。

【主治】风湿性关节炎，全身疼痛，淋巴结核，慢性瘘管，溃疡，疥癣。

【用法用量】浸酒，20～40mL；研末撒。

【宜忌】多食发痼疾。

3. 猪骨　为猪科猪属动物猪的骨骼。

【性味归经】味涩，性平。

【功能】止渴，解毒，杀虫止痢。

【主治】消渴，肺结核，下痢，疮癣，牛皮癣。

【用法用量】煎汤，60～180g；或烧灰研末，每次6～9g。

（六）水产品

鳝鱼血　为合鳃科鳝属动物黄鳝的血。

【性味归经】味咸、甘，性平。

【功能】祛风通络，活血，壮阳，解毒，明目。

【主治】口眼㖞斜，跌打损伤，阳痿，耳痛，癣，痔瘘，目翳。

【用法用量】和药为丸，适量。

（七）水果

无花果　详见本章第一节。

（八）其他

大蒜　为百合科葱属植物大蒜的鳞茎。

【别名】胡蒜、葫、独头蒜、独蒜、青蒜。

【性味归经】味辛，性温。归脾、胃、肺、大肠经。

【功能】温中行滞，解毒，杀虫。

【主治】脘腹冷痛，痢疾，泄泻，肺痨，百日咳，感冒，痈疖肿毒，肠痈，癣疮，蛇虫咬伤，钩虫病，蛲虫病，带下阴痒，疟疾，喉痹，水肿。

【用法用量】煎汤，5～10g；生或煮、煨服食；或捣烂为丸。煮食、煨食宜较大量，生食宜较小量。

【宜忌】阴虚火旺，肝热目疾，口齿、喉舌诸患及时行病后均禁服生品，慎服熟品。敷脐、作栓剂或灌肠均不利于孕妇。外用对局部有强烈的刺激性，能引起灼热、疼痛、发泡，故不可久敷。

三、推荐食方

1. 芦荟散

【方剂来源】《太平圣惠方》。

【组成】芦荟半两，甘草半两。

【用法】湿癣、搔之有黄汁者。

【适应证】干湿癣。

2. 梅实膏

【方剂来源】《圣济总录》。

【组成】乌梅（取肉）十四枚，大蒜（去皮，切）十四头，屋尘（细筛）、盐各三合。

【用法】上先研乌梅，次下大蒜、屋尘、盐等，和研令细，以醋调成膏，取涂癣上，一日三五次，即愈。

【适应证】湿癣。

第五节 湿疮

湿疮是一种过敏性炎症性皮肤疾患，因皮损总有湿烂、渗液、结痂而得名。湿疮是由于禀赋不耐，饮食失节，或过食辛辣刺激荤腥动风之物，脾胃受损，失其健运，湿热内生，又兼外受风邪，内外两邪相搏，风湿热邪浸淫肌肤所致。急性者以湿热为主；亚急性者多与脾虚湿恋有关；慢性者则多病久耗伤阴血，血虚风燥，乃致肌肤甲错。发于小腿者则常由经脉弛缓、青筋暴露、气血运行不畅、湿热蕴阻、肤失濡养所致。

西医学湿疹可参照本病辨证施食。

一、辨证分型

1. 湿热蕴肤证 发病快，病程短，皮损潮红，有丘疱疹，灼热瘙痒无休，抓破渗液流脂水；伴心烦口渴，身热不扬，大便干，小便短赤；舌红，苔薄白或黄，脉滑或数。饮食以清热利湿止痒为主。

2. 脾虚湿蕴证 发病较缓，皮损潮红，有丘疹，瘙痒，搔后糜烂渗出，可见鳞屑；

伴纳少，腹胀便溏，易疲乏；舌淡胖，苔白腻，脉濡缓。饮食以健脾利湿止痒为主。

3. 血虚风燥证　病程久，反复发作，皮损色暗或色素沉着，或皮损粗糙肥厚，剧痒难忍，遇热或肥皂水洗后瘙痒加重；伴口干不欲饮，纳差，腹胀；舌淡，苔白，脉弦细。饮食以养血润肤、祛风止痒为主。

二、推荐食材

（一）菜类

1. 毛罗勒　为唇形科罗勒属植物毛罗勒的全草。

【别名】香菜等。

【性味归经】味辛，性温。

【功能】健脾化湿，祛风活血。

【主治】湿阻脾胃，纳呆腹痛，呕吐腹泻，外感发热，月经不调，跌打损伤，皮肤湿疹。

【用法用量】煎汤，9～15g。

2. 麻叶绣球　为蔷薇科绣线菊属植物绣球绣线菊的根及根皮。

【别名】山茴香。

【性味归经】味辛，性微温。

【功能】活血止痛，解毒祛湿。

【主治】跌打损伤，咽喉肿痛，风湿关节痛，带下，疮毒，湿疹。

【用法用量】煎汤，15～30g；或浸酒。

3. 簕苋菜　为苋科苋属植物刺苋的全草或根。

【别名】刺苋等。

【性味归经】味甘，性微寒。

【功能】凉血止血，清热利湿，解毒消痈。

【主治】胃出血，便血，痔血，胆囊炎，胆石症，痢疾，湿热泄泻，带下，小便涩痛，咽喉肿痛，湿疹，痈肿，牙龈糜烂，蛇咬伤。

【用法用量】煎汤，9～15g；鲜品，30～60g。

【宜忌】虚痢日久及孕妇忌用。

4. 马铃薯　为茄科茄属植物马铃薯的块茎。

【别名】洋芋、土豆等。

【性味归经】味甘，性平。

【功能】和胃健中，解毒消肿。

【主治】胃痛，疟腮，痈肿，湿疹，烫伤。

【用法用量】煮食或煎汤。

5. 咸虾花　详见本章第二节。

6. 丝瓜络　详见本章第一节。

（二）干果

1. 野豌豆　为豆科野豌豆属植物野豌豆的全草。

【性味归经】味辛、甘，性温。

【功能】祛风除湿，和血调经，祛痰止咳，补肾。

【主治】急性、慢性风湿性关节炎，关节肿痛，阴囊湿疹，湿热黄疸，疟疾，跌打损伤，月经不调，鼻衄，咳嗽痰多，肾虚腰痛，遗精。捣烂外敷治疗疮肿毒。

【用法用量】煎汤，9～15g；捣敷；或煎汤熏洗。

2. 龙眼核 详见本章第四节。

（三）谷物

1. 赤小豆 详见本章第三节。

2. 绿豆 为豆科豇豆属植物绿豆的种子。

【别名】青小豆。

【性味归经】味甘，性寒。归心、肝、胃经。

【功能】清热，消暑，利水，解毒。

【主治】暑热烦渴，感冒发热，霍乱吐泻，痰热哮喘，头痛目赤，口舌生疮，水肿尿少，疮疡痈肿，风疹丹毒，药物及食物中毒。

【用法用量】煎汤，15～30g，大剂量可用120g；或研末；或生研绞汁。

【宜忌】药用不可去皮，脾胃虚寒滑泄者慎服。

（四）花、茶类

1. 百合 为百合科百合属植物卷丹、百合、细叶百合等的鳞茎。

【别名】韭番等。

【性味归经】味甘、微苦，性微寒。归心、肺经。

【功能】养阴润肺，清心安神。

【主治】阴虚久咳，痰中带血，热病后期，余热未清，或情志不遂所致的虚烦惊悸、失眠多梦、精神恍惚，痈肿，湿疮。

【用法用量】煎汤，6～12g；或入丸、散；亦可蒸食、煮粥。

【宜忌】风寒咳嗽及中寒便溏者禁服。

2. 百合花 详见本章第三节。

3. 槐白皮 为豆科槐属植物槐的树皮或根皮的韧皮部。

【别名】槐皮。

【性味归经】味苦。

【功能】祛风除湿，生肌消肿。

【主治】中风，口疮，痔疮，阴疽湿疮，水火烫伤。

【用法用量】煎汤，6～15g。

4. 三色堇 详见本章第二节。

5. 沙旋覆花 为菊科旋覆花属植物蓼子朴的全草或花序。

【别名】沙地旋覆花等。

【性味归经】味苦、辛，性寒。

【功能】清热解毒，利湿。

【主治】外感头痛，肠炎，痢疾，浮肿，小便不利，疮痈肿毒，黄水疮，湿疹。

【用法用量】煎汤，3～9g。

6. 槐叶　为豆科槐属植物槐的叶。

【性味归经】味苦，性平。归肝、胃经。

【功能】清肝泻火，燥湿杀虫。

【主治】小儿惊痫，肠风，血淋，痔疮，湿疹，皮肤瘙痒，疥癣，痈疮疔肿。

【用法用量】煎汤，10～15g；或研末。

（五）肉禽类

1. 猪胆　为猪科猪属动物猪的胆汁。

【性味归经】味苦，性寒。归肝、肺、胆、大肠经。

【功能】清热止咳，明目，通便解毒。

【主治】咳嗽，百日咳，哮喘，目赤，目翳，便秘，泻痢，黄疸，喉痹，聍耳，痈疽疔疮，鼠瘘，湿疹，头癣。

【用法用量】煎汤，6～9g；或取汁冲，每次3～6g；或入丸、散。

2. 鹅毛　为鸭科雁属动物家鹅的羽毛。

【性味归经】味咸，性凉。

【功能】收湿敛疮。

【主治】痈肿疮毒，风癣疥癞，湿疹湿疮，惊痫。

【用法用量】煅存性研末，3～6g；或入丸、散。

3. 蟾皮　详见本章第二节。

（六）水产品

1. 土附　为塘鳢科沙塘鳢属动物沙塘鳢的肉。

【别名】鲈鳢、菜花鱼等。

【性味归经】味甘，性温。

【功能】补脾益气，除湿利水。

【主治】脾虚食少，水肿，湿疮，疥癣。

【用法用量】炖食，适量。

2. 江珧壳　为江珧科江珧属动物栉江珧的贝壳。

【性味归经】味咸、涩，性凉。

【功能】清热解毒，息风镇静。

【主治】湿疮，头痛。

【用法用量】煎汤，15～25g。

（七）水果

1. 杨梅树皮　为杨梅科杨梅属植物杨梅的树皮、根皮或根。

【别名】杨梅皮等。

【性味归经】味苦、辛、微涩，性温。

【功能】行气活血，止痛，止血，解毒。

【主治】脘腹疼痛，胁痛，牙痛，疝气，跌打损伤，骨折，吐血，衄血，痔血，崩漏，外伤出血，疮疡肿痛，痄腮，牙疳，汤火烫伤，臁疮，湿疹，疥癣，感冒，泄泻，痢疾。

【用法用量】煎汤，9~15g；或浸酒；或入丸、散。

【宜忌】孕妇忌服。

2. 杧果叶　为漆树科杧果属植物杧果的叶。

【性味归经】味甘，性凉。

【功能】止渴，化滞，止痒。

【主治】消渴，疳积，湿疹瘙痒，疣。

【用法用量】煎汤，15~30g。

3. 山莓叶　为蔷薇科悬钩子属植物山莓的茎叶。

【性味归经】味苦、涩，性平。

【功能】清热利咽，解毒敛疮。

【主治】喉肿痛，创痈疖肿，乳腺炎，湿疹，黄水疮。

【用法用量】煎汤，9~15g。

4. 山莓根　为蔷薇科悬钩子属植物山莓的根。

【性味归经】味苦、涩，性平。归肝、脾经。

【功能】止血，调经，清热利湿。

【主治】咯血，崩漏，热淋血淋，痔疮出血，痢疾，泄泻，丝虫病所致下肢淋巴管炎，经闭，痛经，腰痛，疟疾，跌打损伤，蛇毒咬伤，疮疡肿毒，湿疹。

【用法用量】煎汤，10~30g。

【宜忌】孕妇慎服。

5. 番石榴叶　为桃金娘科番石榴属植物番石榴的叶。

【别名】番桃叶、鸡矢茶等。

【性味归经】味苦、涩，性平。

【功能】燥湿健脾，清热解毒。

【主治】泻痢腹痛，食积腹胀，齿龈肿痛，风湿痹痛，湿疹臁疮，疔疮肿毒，跌打肿痛，外伤出血，毒蛇咬伤。

【用法用量】煎汤，5~15g；鲜品可用至24~30g；或研末。

【宜忌】大便秘结、泻痢积滞未清者慎服。

6. 番木瓜　为番木瓜科番木瓜属植物番木瓜的果实。

【别名】木瓜、石瓜等。

【性味归经】味甘，性平。

【功能】消食，下乳，除湿通络。

【主治】消化不良，胃及十二指肠溃疡疼痛，乳汁稀少，风湿痹痛，肢体麻木，湿疹，烂疮，肠道寄生虫病，蜈蚣咬伤。

【用法用量】煎汤，9~15g；或鲜品生食。

（八）其他

1. 花椒　为芸香科花椒属植物花椒、青椒的果皮。

【别名】点椒等。

【性味归经】味辛，性温；有小毒。归脾、胃、肾经。

【功能】温中止痛，除湿止泻，杀虫止痒。

【主治】脾胃虚寒型脘腹冷痛，蛔虫腹痛，呕吐泄泻，肺寒咳喘，龋齿牙痛，阴痒带下，湿疹皮肤瘙痒。

【用法用量】煎汤，3～6g；或入丸、散。

【宜忌】阴虚火旺者禁服；孕妇慎服。

2. 野花椒　为芸香科花椒属植物野花椒的果实。

【性味归经】味辛，性温；有毒。

【功能】温中止痛，杀虫止痒。

【主治】脘腹冷痛，呕吐，泄泻，蛔虫腹痛，寒饮咳嗽，湿疹，皮肤瘙痒，阴痒，龋齿疼痛。

【用法用量】煎汤，3～6g；或研粉，1～2g。

【宜忌】妇女哺乳期慎服。

3. 蜜蜂房　为蜜蜂科蜜蜂属动物中华蜜蜂等的巢。

【别名】蜜蜂窠。

【性味归经】味微甘，性凉。

【功能】清热解毒，祛风消肿，杀虫。

【主治】痈疽肿毒，乳腺炎，咽峡炎，气管炎，风湿痛，皮炎，湿疹，疥癣，鼻窦炎。

【用法用量】咀嚼咽汁。

4. 黑脂麻　为胡麻科胡麻属植物芝麻的黑色种子。

【别名】脂麻、黑芝麻等。

【性味归经】味甘，性平。归肝、脾、肾经。

【功能】养血益精，润肠通便。

【主治】肝肾精血不足所致的头晕耳鸣，腰脚痿软，须发早白，肌肤干燥，肠燥便秘，妇人乳少，痈疮湿疹，瘰疬，烫火伤，痔疮。

【用法用量】煎汤，9～15g；或入丸、散。

【宜忌】便溏者慎服。

三、推荐食方

1. 国老散

【方剂来源】《仁术便览》。

【组成】大甘草不拘多少。

【用法】五月初三四日，预将上药研细末，用大竹一段，两头留节，在一头钻一小孔，装甘草末于内，其孔用木塞固，勿令泄气，用绳缚竹，候至端午日，置粪缸内，并以砖坠竹至底，四十九日后取出，用长流水洗净，候干，取药晒干，再研细，贮瓷器内。小儿出痘见苗，每用一钱，淡砂糖水调服；治诸般恶疾，天行瘟疫毒，加药内服。

【适应证】斑疮，痘疹，疔肿，痈疽，诸般恶疮，中砒毒、菌毒，伤寒发狂言，天行瘟疫毒。

2. 猪胆醋

【**方剂来源**】《小儿卫生总微论方》。

【**组成**】醋四两,大猪胆(取汁用)一个。

【**用法**】上合煎三四沸。每服半合上下,一日服四五次,不拘时候。

【**适应证**】小儿疮疹内发盛者。

3. 地骨皮散

【**方剂来源**】《杨氏家藏方》。

【**组成**】地骨皮、生干地黄。

【**用法**】上为细末,每服二钱,食后温酒调下。

【**适应证**】风热客于皮肤,血脉凝滞,身体、头面瘾疹生疮。

第六节 痔

痔是直肠末端黏膜下和肛管皮肤下的静脉丛发生扩大、曲张所形成的柔软静脉团,又称痔疮、痔核,以便血、脱出、肿痛为临床特点。男女老幼皆可发病,据国内流行病学调查显示,痔的发病率占肛肠疾病的87.25%,居首位,故古有"十人九痔"之说,且多见于20岁以上的成年人。根据其发病部位的不同,临床上可分内痔、外痔和混合痔。

西医学的内痔、外痔和混合痔可参照本病辨证施食。

一、辨证分型

1. 风伤肠络证 大便带血、滴血或喷射状出血,血色鲜红,或有肛门瘙痒等;舌质红,苔薄白或薄黄,脉浮数。饮食以清热凉血祛风为主。

2. 湿热下注证 便血色鲜、量较多,肛内肿物外脱,可自行回缩,肛门灼热;舌质红,苔黄腻,脉弦数。饮食以清热利湿止血为主。

3. 气滞血瘀证 肛内肿物脱出,甚或嵌顿,肛管紧缩,坠胀疼痛,甚则肛缘水肿、血栓形成,触痛明显;舌质红或暗红,苔白或黄,脉弦细涩。饮食以清热利湿、祛风活血为主。

4. 脾虚气陷证 肛门松弛,痔核脱出需手法复位,便血色鲜或淡;面白少华,神疲乏力,少气懒言,纳少便溏;舌质淡、边有齿痕,苔薄白,脉弱。饮食以补中益气为主。

5. 湿热蕴结证 肛缘肿物肿胀、疼痛,咳嗽、行走、坐位均可使疼痛加重;便干,溲赤;舌质红,苔薄黄或黄腻,脉滑数或浮数。饮食以清热利湿、解毒通淋为主。

6. 血热瘀阻证 肛缘肿物凸起,肿痛剧烈难忍,肛门坠胀疼痛,局部可触及硬结节,其色暗紫;伴便秘,口渴,烦热;舌紫,苔淡黄,脉弦涩。饮食以软坚散结、祛瘀化痰为主。

二、推荐食材

(一)菜类

1. 金针菜 为百合科萱草属植物黄花菜的花蕾。

【**别名**】川草花。

【性味归经】味甘，性凉。归心、肝、脾经。

【功能】利湿热，解郁，凉血。

【主治】小便短赤，黄疸，胸膈烦热，夜少安寐，痔疮出血，疮痈。

【用法用量】煎汤，15～30g；或煎汤，炒菜。

2. 芥菜　详见本章第一节。

3. 韭菜　详见本章第一节。

4. 山莴苣　为菊科莴苣属植物山莴苣的全草或根。

【别名】白龙头、苦芥菜等。

【性味归经】味苦，性寒。

【功能】清热解毒，活血止血。

【主治】咽喉肿痛，肠痈，子宫颈炎，产后瘀血腹痛，崩漏，疮疖肿毒，疣瘤，痔疮出血。

【用法用量】煎汤，9～15g。

5. 马齿苋　详见本章第二节。

6. 冬瓜　为葫芦科冬瓜属植物冬瓜的果实。

【别名】白瓜等。

【性味归经】味甘、淡，性微寒。归肺、大肠、小肠、膀胱经。

【功能】利尿，清热，化痰，生津，解毒。

【主治】水肿胀满，淋证，脚气，痰喘，暑热烦闷，消渴，痈肿痔漏；解丹石毒、鱼毒、酒毒。

【用法用量】煎汤，60～120g；或煨熟；或捣汁。

【宜忌】脾胃虚寒者不宜过食。

7. 丝瓜花　为葫芦科丝瓜属植物丝瓜的花。

【性味归经】味甘、微苦，性寒。

【功能】清热解毒，化痰止咳。

【主治】肺热咳嗽，咽痛，鼻窦炎，疔疮肿毒，痔疮。

【用法用量】煎汤，6～9g。

8. 苣荬菜　为菊科苦苣菜属植物匍茎苦菜的全草。

【别名】苣菜等。

【性味归经】味苦，性寒。

【功能】清热解毒，凉血止血。

【主治】咽喉肿痛，疮疖肿毒，痔疮，急性菌痢，肠炎，肺脓疡，急性阑尾炎，吐血、衄血，咯血，尿血，便血，崩漏。

【用法用量】煎汤，9～15g；或鲜品绞汁。

9. 蕹菜　为旋花科番薯属植物蕹菜的茎叶。

【别名】蕹等。

【性味归经】味甘，性寒。

【功能】凉血清热，利湿解毒。

【主治】鼻衄，便血，尿血，便秘，淋浊，痔疮，痈肿，折伤，虫蛇咬伤。

【用法用量】煎汤，60～120g；或捣汁。

10. 蕺菜　详见本章第五节。

11. 水芹　详见本章第三节。

12. 木耳　为木耳科木耳属真菌木耳、毛木耳及皱木耳的子实体。

【别名】树鸡等。

【性味归经】味甘，性平。归肺、脾、大肠、肝经。

【功能】补益气血，润肺止咳，止血。

【主治】虚劳，咯血，血痢，痔疮出血，妇女崩漏，跌打伤痛。

【用法用量】煎汤，3～10g；或炖汤；或烧炭存性研末。

【宜忌】虚寒溏泻者慎服。

13. 槐耳　为多孔菌科栓菌属真菌槐栓菌的子实体。

【别名】槐菌等。

【性味归经】味苦、辛，性平。

【功能】止血，止痢，抗癌。

【主治】痔疮出血，便血，崩漏，痢疾，肝癌，肝炎。

【用法用量】煎汤，6～9g；或烧炭存性研末。

14. 地柏枝　为卷柏科卷柏属植物江南卷柏的全草。

【别名】红鸡草等。

【性味归经】味辛、微甘，性平。

【功能】止血，清热，利湿。

【主治】肺热咯血，肺痨咯血，浮肿，吐血，衄血，便血，痔疮出血，外伤出血，发热，小儿惊风，湿热黄疸，鼓胀，头晕目眩，淋病，水肿，小儿口疮，鼻疮，水火烫伤，毒蛇咬伤。

【用法用量】煎汤，15～30g；大剂量可用至60g。

（二）干果

1. 橡实　详见本章第一节。

2. 山芝麻　详见本章第二节。

3. 榧子　为红豆杉科榧树属植物榧的种子。

【别名】彼子等。

【性味归经】味甘、涩，性平。归大肠、胃、肺经。

【功能】杀虫消积，润燥止咳。

【主治】肠道寄生虫病，小儿疳积，肺燥咳嗽，肠道便秘，痔疮。

【用法用量】煎汤，15～50g，连壳生用，打碎入煎；或10～40枚，炒熟去壳，取种仁嚼服；或入丸、散。驱虫宜用较大剂量，顿服；治便秘、痔疮宜少量常服。

【宜忌】脾虚泄泻及肠滑大便不实者慎服。

（三）谷物

1. 糯米　详见本章第三节。

2. 赤小豆花　为豆科豇豆属植物赤小豆或赤豆的花。

【别名】腐婢等。

【性味归经】味辛，性微凉。

【功能】清热，止渴，醒酒，解毒。

【主治】疟疾，痢疾，消渴，伤酒头痛，痔瘘下血，丹毒，疔疮。

【用法用量】煎汤，9～15g；或入散剂。

（四）花、茶类

1. 山茶花　为山茶科山茶属植物红山茶的花。

【别名】红茶花等。

【性味归经】味苦、辛，性凉。归肝、肺、大肠经。

【功能】凉血止血，散寒消肿。

【主治】吐血，衄血，咯血，便血，痔血，赤白痢，血淋，血崩，带下，烫伤，跌仆损伤。

【用法用量】煎汤，5～10g；或研末。生用长于散瘀，炒用偏于止血。

2. 芦荟　为百合科芦荟属植物库拉索芦荟、斑纹芦荟、好望角芦荟的叶汁经浓缩的干燥品。

【别名】卢会等。

【性味归经】味苦，性寒。归肝、大肠经。

【功能】泻下，清肝，杀虫。

【主治】热结便秘，肝火头痛，目赤惊风，虫积腹痛，疥癣，痔瘘。

【用法用量】入丸、散；或研末入胶囊，0.6～1.5g；不入汤剂。

【宜忌】脾胃虚寒者及孕妇禁服。

3. 槐花　为豆科槐属植物槐的花及花蕾。

【别名】槐蕊等。

【性味归经】味苦，性微寒。归肝、大肠经。

【功能】凉血止血，清肝明目。

【主治】肠风便血，痔疮下血，赤白痢，血淋，崩漏，吐血，衄血，疮疡肿毒。并可预防中风。

【用法用量】煎汤，5～10g；或入丸、散。

【宜忌】脾胃虚寒及阴虚发热而无实火者慎服。

4. 槐角　为豆科槐属植物槐的果实。

【别名】槐豆。

【性味归经】味苦，性寒。归肝、大肠经。

【功能】凉血止血，清肝明目。

【主治】肠风下血，血痢，崩漏，血淋，吐血，衄血，眩晕，发背，烫伤。

【用法用量】煎汤，5～15g；入丸、散；或嫩角捣汁。

【宜忌】脾胃虚寒、食少便溏及孕妇慎服。

5. 槐白皮　为豆科槐属植物槐的树皮或根皮的韧皮部。

【别名】槐皮等。

【性味归经】味苦。

【功能】祛风除湿，生肌消肿。

【主治】中风，口疮，痔疮，阴疽湿疮，水火烫伤。

【用法用量】煎汤，6~15g。

6. 苦丁　为菊科莴苣属植物台湾莴苣的根或全草。

【别名】小山萝卜、龙喳口、蛾子草等。

【性味归经】味苦，性寒。

【功能】清热解毒，祛风湿，活血。

【主治】疔疮痈肿，乳痈，肠痈，咽喉肿痛，疥癣，痔疮，蛇咬伤，风湿痹痛，跌打损伤。

【用法用量】煎汤，15~30g；或泡酒。

7. 鸡冠苗　为苋科青葙属植物鸡冠花的茎叶或全草。

【性味归经】味甘，性凉。

【功能】清热凉血，解毒。

【主治】吐血，衄血，妇人阴疮，崩漏，痔疮，痢疾，荨麻疹。

【用法用量】煎汤，9~15g。

（五）肉禽类

1. 蝮蛇　详见本章第二节。

2. 猫头骨　为猫科猫属动物家猫的头或头骨。

【性味归经】味甘，性温。

【功能】消痰，散结，解毒。

【主治】心腹疼痛，瘰疬，痈疽，牙疳，痔疮。

【用法用量】烧存性，研末酒冲，每次6~9g；或入丸、散。

3. 泥鳅　为鳅科泥鳅属动物泥鳅、花鳅、大鳞泥鳅的全体。

【别名】委蛇等。

【性味归经】味甘，性平。归脾、肝、肾经。

【功能】补益脾肾，利水解毒。

【主治】脾虚泻痢，热病口渴，消渴，小儿盗汗，水肿，小便不利，阳事不举，病毒性肝炎，痔疮，疔疮，皮肤瘙痒。

【用法用量】煮食，100~250g；或烧存性，入丸、散，每次6~10g。

【宜忌】不可与荆芥、狗肉、何首乌同服。

4. 雪猪肉　为松鼠科旱獭属动物喜马拉雅旱獭、灰旱獭、草原旱獭、长尾旱獭等的肉。

【别名】土拨鼠、喜马拉雅旱獭等。

【性味归经】味甘、咸，性平。

【功能】祛风活络，除湿清热。

【主治】风湿痹痛，脚膝肿痛，痔瘘，湿热身痒。

【用法用量】煎炖汤或煮食，120～250g。

【宜忌】多食难消化，微动气。

5. 牛胆　详见本章第一节。

6. 鸡胆　为雉科雉属动物家鸡的胆囊。

【性味归经】味苦，性寒。

【功能】祛痰，止咳，泻火，明目。

【主治】百日咳，目赤流泪，翳障，耳后湿疮，砂淋，痔疮。

【用法用量】1～3个，鲜鸡胆取汁加糖服；或烘干研粉。

7. 鹅胆　为鸭科雁属动物家鹅的胆囊。

【性味归经】味苦，性寒。

【功能】清热解毒，杀虫。

【主治】痔疮，杨梅疮，疥癣。

【用法用量】取汁，涂敷。

8. 蚌肉　为蚌科冠蚌属动物褶纹冠蚌、帆蚌属三角帆蚌和无齿蚌属背角无齿蚌等蚌类的肉。

【别名】含浆、河歪、河蛤蜊等。

【性味归经】味甘、咸，性寒。归肝、肾经。

【功能】清热解毒，滋阴明目。

【主治】烦热，消渴，血崩，带下，痔瘘，目赤。

【用法用量】煮食，90～150g。

【宜忌】脾胃虚寒者慎服。

9. 猪肠　为猪科猪属动物猪的肠。

【性味归经】味甘，性微寒。归大、小肠经。

【功能】祛风解毒止血。

【主治】肠风便血，血痢，痔漏，脱肛。

【用法用量】煮食，适量；或入丸剂。

【宜忌】外感不清、脾虚滑泄者禁忌。

10. 鹌鹑　为雉科鹌鹑属动物鹌鹑的肉或去羽毛及内脏的全体。

【别名】鹑鸟、宛鹑等。

【性味归经】味甘，性平。

【功能】益气，止痢，壮筋骨。

【主治】脾虚泻痢，小儿疳积，风湿痹证。

【用法用量】煮食，1～2只；或烧存性，研末。

【宜忌】不可与猪肉食之，令人多生疮，生小黑子；不可与菌子食之，令人发痔。4月以后及8月以前鹌鹑肉不可食，春月不可食，助肝风。

（六）水产品

1. 刺猬皮　为猬科普通刺猬属动物刺猬及刺猬属动物达乌尔猬、大耳猬的皮。

【别名】猬皮等。

【性味归经】味苦、甘。归胃、大肠、肾经。

【功能】散瘀，止痛，止血，涩精。

【主治】胃脘疼痛，反胃吐食，疝气腹痛，肠风，痔漏，遗精，遗尿，脱肛，烧烫伤。

【用法用量】研煎汤，3~10g，研末，1.5~3g；或入丸剂。

【宜忌】孕妇慎服。

2. 文鳐鱼 为飞鱼科燕鳐鱼属动物多种燕鳐鱼的肉。

【别名】鳐鱼等。

【性味归经】味甘、酸，性温。

【功能】催产，止痛，解毒消肿。

【主治】难产，胃痛，血痢腹痛，疝痛，乳痈，痔疮。

【用法用量】烧存性研末。

3. 鲚鱼 为鳀科鲚属动物刀鲚及其近缘种的全体。

【别名】刀鱼等。

【性味归经】味甘，性平。

【功能】健脾补气，泻火解毒。

【主治】慢性胃肠功能紊乱，消化不良，疮疖痈疽。

【用法用量】煎汤，30~60g。

【宜忌】不宜多食，湿邪内阻及疮疥、败疽、痔漏者慎服。

4. 螺蛳 为田螺科环棱螺属动物方形环棱螺及其同属动物的全体。

【别名】蜗篱等。

【性味归经】味甘，性寒。

【功能】清热，利水，明目。

【主治】黄疸，水肿，疮肿，淋浊，消渴，痢疾，目赤障翳，痔疮。

【用法用量】煮食，20个；或煎汤；或捣汁。

【宜忌】不宜多食；脾胃虚寒者慎服。

5. 鱼鳔 详见本章第一节。

6. 蜗牛 详见本章第二节。

7. 黄海葵 为海葵科黄海葵属动物黄海葵的全体。

【别名】海菊花、海腚跟、沙筒。

【性味归经】味咸，性平；有毒。

【功能】收敛固涩，祛湿杀虫。

【主治】痔疮，脱肛，白带过多，蛲虫。

【用法用量】煎汤，1个。

【宜忌】本品有毒，多外用，内服宜慎。

（七）水果

猕猴桃 为猕猴桃科猕猴桃属植物猕猴桃的果实。

【别名】藤梨、木子等。

【性味归经】味酸、甘，性寒。归胃、肝、肾经。

【功能】清热，止渴，和胃，通淋。

【主治】烦热，消渴，消化不良，黄疸，石淋，痔疮。

【用法用量】煎汤，30～60g；或生食；或榨汁饮。

【宜忌】脾胃虚寒者慎服。

（八）其他

苦芙　为菊科莴苣属植物蒙山莴苣的全草。

【别名】苦菜、败酱草等。

【性味归经】味苦，性微寒。

【功能】清热解毒，凉血止血。

【主治】暑热烦闷，漆疮，丹毒，痈肿，痔疮，外伤出血，跌打伤痛。

【用法用量】煎汤，15～30g；或生嚼。

【宜忌】不堪多食。

三、推荐食方

1. 生地黄煎

【方剂来源】《医心方》卷十三引《古今录验》。

【组成】生地黄根不拘多少。

【用法】上舂绞取汁，复重舂绞取之，尽其汁，乃除去滓；以新布重绞其汁，去滓碎浊，令清净；置罐中，置釜汤上煮罐，勿塞全边，令汤气得泄不沓也。煎地黄汁竭减半许后煎下，更以新布绞去废杂结浊滓，秒去复煎竭之，令如饴糖成煎。能多做为好，少者不可减三升汁。

【适应证】痈疽，疮疥，痔热。

2. 收肛散

【方剂来源】《外科大成》。

【组成】陈皮三两，枳壳一两。

【用法】水二盅，煎一盅服。

【适应证】痔漏。

3. 消毒麻仁丸

【方剂来源】《太平惠民和剂局方》。

【组成】杏仁（生，去皮尖）二两，大黄（生）五两，山栀子仁十两。

【用法】上药炼蜜为丸。每服三十至五十丸，夜卧温汤吞下，利下赤毒胶涎为效；治小儿惊热，每服三五丸，以蜜汤化下。

【适应证】风气上壅，久积热毒，痰涎结实，胸膈不利，头晕目眩；或因酒、面、炙煿、毒食所伤，停留心肺，浸渍肠胃，蕴蓄不散，久则内郁血热，肠风五痔，外则发疮疡痈疽，赤斑游肿，浑身躁闷，口干舌裂，咽喉涩痛，消中引饮；或伤寒时疫，口鼻出血烦躁者。

第七节　疣

疣是一种发生于皮肤浅表的良性赘生物。因其皮损形态及发病部位不同而名称各异，如发于手背、手指、头皮等处者，称千日疮、疣目、枯筋箭或瘊子；发于颜面、手背、前臂等处者，称扁瘊；发于胸背部有脐窝的赘疣，称鼠乳；发于足跖部者，称跖疣；发于颈周围及眼睑部位，呈细软丝状凸起者，称丝状疣或线瘊。

西医学疣可参照本病辨证施食。

一、辨证分型

（一）疣目

1. 风热血燥证　疣目结节如豆，坚硬粗糙，大小不一，高出皮肤，色黄或红；舌红，苔薄，脉弦数。饮食以养血活血、清热解毒为主。

2. 湿热血瘀证　疣目结节疏松，色灰或褐，大小不一，高出皮肤；舌暗红，苔薄，脉细。饮食以清化湿热、活血化瘀为主。

（二）扁瘊

1. 风热蕴结证　皮疹淡红，数目较多，或微痒，或不痒，病程短；伴口干不欲饮；舌红，苔薄白或薄黄，脉浮数或弦。饮食以疏风清热、解毒散结为主。

2. 热瘀互结证　病程较长，皮疹较硬，大小不一，其色黄褐或暗红，不痒不痛；舌红或暗红，苔薄白，脉沉弦。饮食以活血化瘀、清热散结为主。

二、推荐食材

（一）菜类

1. 山莴苣　详见本章第六节。

2. 芋头　为天南星科芋属植物芋的根茎。

【别名】水芋等。

【性味归经】味辛、甘，性平。归胃经。

【功能】健脾补虚，散结解毒。

【主治】脾胃虚弱，纳少乏力，消渴，瘰疬，腹中痞块，肿毒，赘疣，鸡眼，疥癣，烫火伤。

【用法用量】煎汤，60～120g；或入丸、散。

【宜忌】不可多食，多食滞气困脾。

（二）肉禽类

牛口涎　为牛科野牛属动物黄牛或水牛属动物水牛的唾液。

【功能】和胃止呕，明目去疣。

【主治】反胃呕吐，噎膈，霍乱，喉闭口噤，目睛伤损，疣。

【用法用量】适量，调服；或入膏、丸。

（三）水果

杧果叶　详见本章第五节。

三、推荐食方

1. 柏香丸

【方剂来源】《银海指南》。

【组成】侧柏叶（同大黄拌蒸数次）、香附（制）。

【用法】水法丸。每服二钱。

【适应证】胬肉攀睛，或眼生血疣。

2. 地骨皮散　详见本章第五节。

3. 托里散

【方剂来源】《普济方》。

【组成】甘草、黄芪、桔梗、青橘皮。

【用法】上为细末，每服·钱，水一盏，煎三沸，去滓，食后、临卧温服。

【适应证】疮毒，疽，疹，发背，肿毒。

第八节　肠痈

肠痈是指发生于肠道的痈肿，属内痈范畴。该病可发生于任何年龄，以青壮年为多，男性多于女性，占外科住院患者的 10%～15%，发病率居外科急腹症的首位。《金匮要略》总结了肠痈辨证论治的基本规律，推出了大黄牡丹汤等有效方剂，至今仍为后世医家所应用。本病的临床特点是腹痛起始于胃脘或脐周，数小时后转移至右下腹，伴发热、恶心、呕吐，右下腹持续性疼痛并拒按。

西医学的急性、慢性阑尾炎可参照本病辨证施食。

一、辨证分型

1. 瘀滞证　转移性右下腹痛，呈持续性、进行性加剧，右下腹局限性压痛或拒按；伴恶心、纳差，可有轻度发热；苔白腻，脉弦滑或弦紧。饮食以行气活血、通腑泄热为主。

2. 湿热证　腹痛加剧，右下腹或全腹压痛、反跳痛，腹皮挛急；右下腹可摸及包块；壮热，纳呆，恶心呕吐，便秘或腹泻；舌红苔黄腻，脉弦数或滑数。饮食以通腑泄热、利湿解毒为主。

3. 热毒证　腹痛剧烈，全腹压痛、反跳痛，腹皮挛急；高热不退或恶寒发热，时时汗出，烦渴，恶心呕吐，腹胀，便秘或似痢不爽；舌红绛而干，苔黄厚干燥或黄糙，脉洪数或细数。饮食以通腑排脓、养阴清热为主。

二、推荐食材

（一）菜类

1. 野芫荽　为伞形科刺芹属植物刺芹的全草。

【别名】番香茜、假芫茜等。

【性味归经】味微苦、辛，性温。

【功能】发表透疹，理气消肿。

【主治】感冒，麻疹不透，咽痛，胸痛，食积，呕逆，脘腹胀痛，泻痢，肠痛，疮疖，烫伤，跌打伤肿，蛇咬伤。

【用法用量】煎汤，6～15g。

2. 冬瓜子 为葫芦科冬瓜属植物冬瓜的种子。

【别名】白瓜子等。

【性味归经】味甘，性微寒。归肺、大肠经。

【功能】清肺化痰，消痈排脓，利湿。

【主治】痰热咳嗽，肺痈，肠痈，带下，水肿，淋证。

【用法用量】煎汤，10～15g；或研末服。

【宜忌】脾胃虚寒者慎服。

3. 苦苣 为菊科苦荬菜属植物苦苣的全草或根。

【别名】东北苦菜等。

【性味归经】味苦，性寒。

【功能】清热解毒。

【主治】黄疸，胃炎，痢疾，肺热咳嗽，肠痈，睾丸炎，疔疮，痈肿，黄水疮。

【用法用量】煎汤，9～15g；或捣汁。

【宜忌】不可与蜜食之。

4. 犁头草 详见本章第一节。

5. 蛇葡萄根 详见本章第二节。

（二）干果

1. 桃仁 为蔷薇科桃属植物桃或山桃的种子。

【别名】核桃仁、苦杏仁。

【性味归经】味苦、甘；有小毒。归心、肝、大肠经。

【功能】活血祛瘀，润肠通便。

【主治】痛经，血滞经闭，产后瘀滞腹痛，癥瘕结块，跌打损伤，瘀血肿痛，肺痈，肠痈，肠燥便秘。

【用法用量】煎汤，6～10g，用时打碎；或入丸、散。制霜用需包煎。

【宜忌】无瘀滞者及孕妇禁服。过量服用可引起中毒，轻者可见头晕恶心、精神不振、虚弱乏力等，严重者可因呼吸麻痹而死亡。

2. 甜瓜子 为葫芦科香瓜属植物甜瓜的种子。

【别名】甘瓜子、甜瓜仁、甜瓜瓣。

【性味归经】味甘，性寒。归肺、胃、大肠经。

【功能】清肺，润肠，散结，消瘀。

【主治】咳嗽，口渴，大便燥结，肠痈。

【用法用量】煎汤，10～15g；或研末，3～6g。

【宜忌】脾胃虚寒、腹泻者忌服。

（三）谷物

1. 赤小豆芽 为豆科豇豆属植物赤小豆或赤豆的芽。

【性味归经】味甘，性微凉。

【功能】清热解毒，止血，安胎。

【主治】肠风便血，肠痈，赤白痢疾，妊娠胎漏。

【用法用量】煎汤，9~15g；或入散剂；或鲜品炒熟食用。

2. 薏苡仁　为禾本科薏苡属植物薏苡的种仁。

【别名】薏仁等。

【性味归经】味甘、淡，性微寒。归脾、胃、肺经。

【功能】利湿健脾，舒筋除痹，清热排脓。

【主治】水肿，脚气，小便淋沥，湿温病，泄泻，带下，风湿痹痛，筋脉拘挛，肺痈，肠痈，扁平疣。

【用法用量】煎汤，10~30g；或入丸、散；浸酒、煮粥、做羹健脾益胃宜炒用；利水渗湿、清热排脓、舒筋除痹均宜生用。

【宜忌】脾虚无湿、大便燥结及孕妇慎用。

（四）花、茶类

1. 蒲公英　详见本章第一节。

2. 苦丁　详见本章第六节。

（五）水产品

鳝鱼头　为合鳃科鳝属动物黄鳝的头部。

【性味归经】味甘，性平。

【功能】健脾益胃，解毒杀虫。

【主治】消化不良，痢疾，消渴，痞积，脱肛，小肠痈，百虫入耳。

【用法用量】焙干研粉，黄酒冲服，每次5g，每日3次。

三、推荐食方

1. 赤小豆当归散

【方剂来源】《金匮要略》。

【组成】赤小豆（浸令芽出，晒干）三升，当归三两。

【用法】上为散。每服方寸匕，浆水下，1日3次。

【适应证】伤寒狐惑；下血，先血后便；肠痈便脓。

2. 立消汤

【方剂来源】《洞天奥旨》。

【组成】蒲公英一两，金银花四两，当归二两，玄参一两。

【用法】水煎，饥服。

【适应证】痈疽发背，或生头项，或生手足臂腿腰脐之间、前阴粪门之际，肺痈，肠痈。

第九节　脱疽

脱疽是指发于四肢末端，严重时趾（指）节坏疽脱落，又称"脱骨疽"。其临床特点是好发于四肢末端，以下肢多见。初起患肢末端发凉、怕冷、苍白、麻木，可伴间歇性跛行，继则疼痛剧烈，日久患趾（指）坏死变黑，甚至趾（指）节脱落。本病的发生以脾肾亏虚为本，寒湿外伤为标，气血凝滞、经脉阻塞为其主要病机。本病的发生还与长期吸烟、饮食不节、环境、遗传及外伤等因素有关。

西医学的血栓闭塞性脉管炎、动脉硬化性闭塞症、糖尿病足及急性动脉栓塞等疾病可参照本病辨证施食。

一、辨证分型

1. 寒湿阻络证　患趾（指）喜暖怕冷，麻木，酸胀疼痛，多走则疼痛加剧，稍歇痛减，皮肤苍白，触之发凉，趺阳脉搏动减弱；舌淡，苔白腻，脉沉细。饮食以温阳散寒、活血通络为主。

2. 血脉瘀阻证　患趾（指）酸胀疼痛加重，夜难入寐，步履艰难，患趾（指）皮色暗红或紫暗，下垂更甚，皮肤发凉干燥，肌肉萎缩，趺阳脉搏动消失；舌暗红或有瘀斑，苔薄白，脉弦涩。饮食以活血化瘀、通络止痛为主。

3. 湿热毒盛证　患肢剧痛，日轻夜重，局部肿胀，皮肤紫暗，浸淫蔓延，溃破腐烂，肉色不鲜；身热口干，便秘溲赤；舌红，苔黄腻，脉弦数。饮食以清热利湿、解毒活血为主。

4. 热毒伤阴证　皮肤干燥，毫毛脱落，趾（指）甲增厚变形，肌肉萎缩，趾（指）呈干性坏疽；口干欲饮，便秘溲赤；舌红，苔黄，脉弦细数。饮食以清热解毒、养阴活血为主。

5. 气阴两虚证　病程日久，坏死组织脱落后疮面久不愈合，肉芽暗红或淡而不鲜；倦怠乏力，口渴不欲饮，面色无华，形体消瘦，五心烦热；舌淡尖红，少苔，脉细无力。饮食以益气养阴为主。

二、推荐食材

（一）菜类

1. 黑红菇　为红菇科红菇属真菌黑红菇的子实体。

【别名】黑蘑菇等。

【性味归经】味微咸，性温。

【功能】祛风散寒除湿，舒筋活络。

【主治】风寒湿痹，腰腿疼痛，关节痛，手足麻木，四肢抽搐。

【用法用量】煎汤，9～12g；浸酒或入丸、散。

2. 侧耳　为侧耳科侧耳属真菌糙皮侧耳的子实体。

【别名】平菇。

【性味归经】味辛、甘，性温。

【功能】追风散寒，舒筋活络。

【主治】风寒湿痹，腰腿疼痛，手足麻木。

【用法用量】煎汤，6～9g。

3. 黄蘑菇　为牛肝菌科粉末牛肝菌属真菌黄粉末牛肝菌和网柄粉末牛肝菌的子

实体。

【性味归经】味微咸，性温。

【功能】祛风散寒，舒筋活络，止血。

【主治】风寒湿痹，腰膝疼痛，肢体麻木，外伤出血。

【用法用量】煎汤，6~9g；或入丸、散。

4. 野绿麻根 为荨麻科艾麻属植物珠芽艾麻的全草。

【别名】牡丹三七、铁秤砣等。

【性味归经】味辛，性温。

【功能】祛风除湿，活血止痛。

【主治】风湿痹痛，肢体麻木，跌打损伤，骨折疼痛，月经不调，劳伤乏力，肾炎水肿。

【用法用量】煎汤，9~15g；鲜品，30g；或浸酒。

（二）干果

化香树 果为胡桃科植物化香树的果实。

【别名】化香树球。

【性味归经】味辛，性温。

【功能】活血行气，止痛，杀虫止痒。

【主治】内伤胸腹胀痛，跌打损伤，筋骨疼痛，痈肿湿疮，疥癣。

【用法用量】煎汤。

（三）谷物

1. 木豆 为豆科木豆属植物木豆的种子。

【别名】观音豆、三叶豆、豆蓉等。

【性味归经】味辛、涩，性平。

【功能】利湿，消肿，散瘀，止血。

【主治】风湿痹痛，跌打肿痛，衄血，便血，产后恶露不尽，水肿，黄疸型肝炎。

【用法用量】煎汤，10~15g；或研末。

2. 小麦麸 为禾本科小麦属植物小麦磨取面粉后筛下的种皮。

【别名】麸皮。

【性味归经】味甘，性凉。

【功能】除热，止渴，敛汗，消肿。

【主治】消渴，虚汗，盗汗，跌仆损伤，风湿痹痛，口疮。

【用法用量】入散剂。

3. 鹿藿 为豆科鹿藿属植物鹿藿的茎叶。

【别名】野黄豆等。

【性味归经】味苦、辛，性平。归脾、肝经。

【功能】祛风，止痛，活血，解毒。

【主治】风湿痹痛，头痛，牙痛，腰脊疼痛，产后瘀血腹痛，产褥热，瘰疬，痈肿疮毒，跌打损伤。

【用法用量】煎汤，9~30g。

4. 野大豆　为豆科大豆属植物野大豆的种子。

【别名】零乌豆、马料豆、细黑豆、山黄豆、穞豆等。

【性味归经】味甘，性凉。归肝、肾经。

【功能】补益肝肾，祛风解毒。

【主治】肾虚腰痛，风痹，筋骨疼痛，阴虚盗汗，内热消渴，目昏头晕，产后风痉，小儿疳积，痈肿。

【用法用量】煎汤，9~15g；或入丸、散。

【宜忌】能滑肠动泄，脾胃虚滑者忌之。

（四）肉禽类

牛肾　为牛科野牛属动物黄牛或水牛属动物水牛的肾脏。

【性味归经】味甘、咸，性平。

【功能】补肾益精，强腰膝，止痹痛。

【主治】虚劳肾亏，阳痿气乏，腰膝酸软，湿痹疼痛。

【用法用量】煮食。

（五）水果

樱桃　为蔷薇科樱属植物樱桃的果实。

【别名】含桃等。

【性味归经】味甘、酸，性温。归肾、脾经。

【功能】补脾益肾。

【主治】脾虚泄泻，肾虚遗精，腰腿疼痛，四肢不仁，瘫痪。

【用法用量】煎汤，30~150g；或浸酒。

【宜忌】不宜多食。

（六）其他

1. 黑及草　为龙胆科花锚属植物椭圆叶花锚的全草。

【别名】黑耳草、四棱草等。

【性味归经】味苦，性寒。

【功能】清热解毒，疏肝利胆，疏风止痛。

【主治】急性、慢性肝炎，胆囊炎，肠胃炎，流感，咽喉痛，牙痛，脉管炎，外伤感染发热，中暑腹痛，外伤出血。

【用法用量】煎汤，10~15g；或炖肉食。

2. 牛藤　为木通科野木瓜属植物那藤或尾叶那藤的茎和根。

【别名】野木瓜、七姐妹藤等。

【性味归经】味苦，性凉。

【功能】祛风散瘀，止痛，利尿消肿。

【主治】风湿痹痛，跌打伤痛，各种神经性疼痛，小便不利，水肿。

【用法用量】煎汤，15~30g；或入丸、散。

【宜忌】孕妇慎服。

3. 乌榄根　为橄榄科橄榄属植物乌榄的根。

【性味归经】味甘、涩，性温。

【功能】止血，祛风湿，舒筋络。

【主治】内伤吐血，风湿痹痛，腰腿疼痛，手足麻木。

【用法用量】煎汤。

4. 酒糟　为高粱、大麦、米等酿酒后剩余的残渣。

【别名】甜糟、糟、红糟等。

【性味归经】味甘、辛，性温。

【功能】活血止痛，温中散寒。

【主治】伤折瘀滞疼痛，冻疮，风寒湿痹，蛇伤，蜂螫。

【用法用量】炖温或煎汤。

三、推荐食方

1. 通塞脉片

【组成】当归、玄参、牛膝、甘草等。

【用法】制成糖衣片。每次 8～10 片，温开水送服，每日 3 次。一般两个月左右为 1 个疗程。长期服用无毒副作用。

【适应证】血栓闭塞性脉管炎，脑血栓形成及其后遗症，闭塞性动脉硬化症，静脉血栓形成及糖尿病性坏疽，血栓闭塞性血管病，冠心病绞痛等。

2. 四妙勇安汤

【方剂来源】方出《验方新编》，名见《中医杂志》。

【组成】金银花、元参各三两，当归二两，甘草一两。

【用法】水煎服。一连服 10 剂，永无后患。药味不可减少，减则不效。

【适应证】脱骨疽。

3. 黄芪散

【方剂来源】《太平圣惠方》。

【组成】黄芪一两，白芍药三分，桂心三分，人参半两，甘草半两，五味子三分，白术半两，当归三分，牛膝一两。

【用法】上为散。每服五钱，以水一大盏，加生姜半分、大枣三枚，煎至五分，去滓，食前稍热服。

【适应证】伤寒后虚羸乏力，肢体疼痛，少思饮食。

4. 茱萸木瓜丸

【方剂来源】《魏氏家藏方》。

【组成】大宣木瓜一个，去瓤，留顶盖，入吴茱萸填满，用竹签扎定顶盖，入瓷瓯内，上甑蒸，候木瓜熟烂。

【用法】将吴茱萸研成末，木瓜搜和为丸，如绿豆大，焙干。每服四五十丸，木瓜汤送下，不拘时候。

【适应证】脚气，腿膝疼痛，或肿或不肿，及脚气上冲，步履艰辛者。

5. 木瓜汤

【方剂来源】《饮膳正要》。

【组成】木瓜（蒸熟，去皮，研烂如泥）四个，白沙蜜（炼净）二斤。

【用法】上调和匀，入净瓷器内盛之，空腹白汤点服。

【适应证】脚气不仁，膝劳冷痹疼痛。

6. 桂心酒粥

【方剂来源】《太平圣惠方》。

【组成】桂心（末）半两，好酒一升。

【用法】上暖酒和桂心末，空腹分两次服，搅粥食之。

【适应证】肾脏虚冷，腰脚疼痛不可忍。

7. 葱豉粥

【方剂来源】《太平圣惠方》。

【组成】豉一合，葱白一握，粳米二合。

【用法】上以水二大盏半，煮葱、豉，取汁一盏半，绞去葱、豉，入米煮作粥。不拘时候食之。

【适应证】骨蒸烦热，咳嗽，四肢疼痛，时发寒热。

第七章　中医妇科常见疾病饮食调护

第一节　崩漏

崩漏是指经血非时暴下不止或淋沥不尽，前者称为崩中，后者称为漏下，由于崩与漏二者经常相互转化，故概称为崩漏，是月经周期、经期、经量严重紊乱的月经病。"崩"首见于《素问·阴阳别论》。云："阴虚阳搏谓之崩。""漏下"首见于《金匮要略·妇人妊娠病脉证并治》。云："妇人有漏下者，有半产后因续下血都不绝者，有妊娠下血者。"有关崩漏的范围，前人多认为凡阴道下血证，其血势如崩似漏的皆属崩漏范围，至明代始有不同看法，如《景岳全书·妇人规》云："崩漏不止，经乱之甚者也。"崩漏的病因比较复杂，但可概括为热、虚、瘀3个方面。主要发病机理是劳伤血气，脏腑损伤，血海蓄溢失常，冲任二脉不能约制经血，以致经血非时而下。

西医学排卵障碍性异常子宫出血可参照本病辨证施食。

一、辨证分型

（一）血热证

1. 实热证　经血非时暴下，或淋沥不净又时而增多，血色深红或鲜红，质稠，或有血块；唇红目赤，烦热口渴，或大便干结，小便黄；舌红苔黄，脉滑数。饮食以清热凉血、止血调经为主。

2. 虚热证　经血非时而下，量少淋沥，血色鲜红而质稠；心烦潮热，小便黄少，或大便干燥；舌质红，苔薄黄，脉细数。饮食以养阴清热、止血调经为主。

（二）肾虚证

1. 肾阴虚证　月经紊乱无期，出血淋沥不净或量多，色鲜红，质稠；头晕耳鸣，腰膝酸软，或心烦；舌质偏红，苔少，脉细数。饮食以滋肾益阴、止血调经为主。

2. 肾阳虚证　月经紊乱无期，出血量多或淋沥不尽，色淡质清；畏寒肢冷，面色晦暗，腰腿酸软，小便清长；舌质淡，苔薄白，脉沉细。饮食以温肾固冲、止血调经为主。

（三）脾虚证

经血非时而至，崩中暴下继而淋沥，血色淡而质薄；气短神疲，面色㿠白，或面浮肢肿，四肢不温；舌质淡，苔薄白，脉弱或沉细。饮食以补气升阳、止血调经为主。

（四）血瘀证

经血非时而下，时下时止，或淋沥不净，色紫黑有块；或有小腹不适；舌质紫暗，苔薄白，脉涩或细弦。饮食以活血化瘀、止血调经为主。

二、推荐食材

(一) 菜类

1. 小红蒜根 为鸢尾科红葱属植物红葱的鳞茎。

【别名】红葱头。

【性味归经】味甘、辛,性微温。

【功能】养血补虚,活血止血。

【主治】体虚乏力,头晕,心悸,跌打肿痛,关节疼痛,咯血,吐血,崩漏,外伤出血。

【用法用量】煎汤,9~15g;研末,1g;或泡酒。

2. 雪人参 为豆科木蓝属植物茸毛木蓝的根。

【别名】铁刷子、血人参等。

【性味归经】味甘、微苦,性温。归肾经。

【功能】补虚摄血,活血舒筋。

【主治】体虚久痢,肠风下血,崩漏,溃疡不敛,风湿痹痛,跌打损伤,肝硬化,疳积。

【用法用量】煎汤,15~60g;或炖肉。

【宜忌】忌生冷食物、发物、豆腐、南瓜。

3. 山莴苣 为菊科莴苣属植物山莴苣的全草或根。

【别名】白龙头、苦芥菜等。

【性味归经】味苦,性寒。

【功能】清热解毒,活血止血。

【主治】咽喉肿痛,肠痈,子宫颈炎,产后瘀血腹痛,崩漏,疮疖肿毒,疣瘤,痔疮出血。

【用法用量】煎汤,9~15g。

4. 马齿苋 为马齿苋科马齿苋属植物马齿苋的全草。

【别名】马苋等。

【性味归经】味酸,性寒。归大肠、肝经。

【功能】清热,解毒,凉血,消肿。

【主治】热毒泻痢,热淋血淋,赤白带下,崩漏,痔血痈肿,丹毒瘰疬,湿癣白秃。

【用法用量】煎汤,10~15g;鲜品,30~60g;或绞汁。

【宜忌】脾虚便溏者及孕妇慎服。

5. 苋根 为苋科苋属植物苋的根。

【别名】地筋等。

【性味归经】味辛,性微寒。

【功能】清热解毒,散瘀止痛。

【主治】痢疾,泄泻,痔疮,牙痛,漆疮,阴囊肿痛,跌打损伤,崩漏,带下。

【用法用量】煎汤,9~15g;鲜品,15~30g;或浸酒。

6. 苣荬菜 为菊科苦苣菜属植物匍茎苦菜的全草。

【别名】苣菜等。

【性味归经】味苦，性寒。

【功能】清热解毒，凉血止血。

【主治】咽喉肿痛，疮疖肿毒，痔疮，急性菌痢，肠炎，肺脓疡，急性阑尾炎，吐血，衄血，咯血，尿血，便血，崩漏。

【用法用量】煎汤，9～15g；或鲜品绞汁。

7. 狗肝菜 为爵床科狗肝菜属植物狗肝菜的全草。

【别名】天青菜等。

【性味归经】味甘、微苦，性寒。归心、肝、肺经。

【功能】清热，凉血，利湿，解毒。

【主治】感冒发热，热病发斑，吐衄，便血，尿血，崩漏，肺热咳嗽，咽喉肿痛，肝热目赤，小儿惊风，小便淋沥，带下，带状疱疹，痈肿疔疮，蛇犬咬伤。

【用法用量】煎汤，30～60g；或鲜品捣汁。

【宜忌】寒证忌用。

8. 椿白皮 为楝科香椿属植物香椿的树皮或根皮。

【别名】香椿皮等。

【性味归经】味苦、涩，性微寒。归大肠、胃经。

【功能】清热燥湿，止血，杀虫。

【主治】泄泻，痢疾，吐血，胃及十二指肠溃疡，肠风便血，崩漏，带下，蛔虫病，丝虫病，疥疮癣癞。

【用法用量】煎汤，6～15g；或入丸、散。

【宜忌】泻痢初起及脾胃虚寒者慎服。

9. 眼子菜 为眼子菜科眼子菜属植物眼子菜及鸡冠眼子菜的全草。

【别名】牙齿草等。

【性味归经】味苦，性寒。

【功能】清热止血，利湿通淋。

【主治】湿热痢疾，黄疸，热淋，带下，崩漏，目赤肿痛，鼻衄，痔疮出血，疮痈肿毒。

【用法用量】煎汤，9～15g；鲜品，30～60g。

10. 风轮菜 为唇形科风轮菜属植物风轮菜的全草。

【别名】蜂窝草等。

【性味归经】味辛、苦，性凉。

【功能】疏风清热，解毒消肿，止血。

【主治】感冒发热，中暑，咽喉肿痛，白喉，急性胆囊炎，肝炎，肠炎，痢疾，腮腺炎，乳腺炎，疔疮肿毒，过敏性皮炎，急性结膜炎，尿崩，崩漏，牙龈出血，外伤出血。

【用法用量】煎汤或捣汁。

11. 水芹 为伞形科植物水芹的全草。

【别名】芹菜等。

【性味归经】味辛、甘，性凉。归肺、肝、膀胱经。

【功能】清热解毒，利尿，止血。

【主治】感冒，烦渴，浮肿，小便不利，淋痛，尿血便血，吐血，崩漏，目赤，咽痛，口疮，痄腮，带状疱疹，麻疹不透，痔疮，跌打伤肿。

【用法用量】煎汤或捣汁。

【宜忌】脾胃虚寒者慎绞汁服。

12. 石耳　为石耳科石耳属植物石耳的地衣体。

【别名】灵芝等。

【性味归经】味甘，性凉。

【功能】养阴润肺，凉血止血，美容延年。

【主治】肺虚劳咳，吐血，崩漏，肠风下血，痔漏，脱肛。

【用法用量】煎汤；或入丸、散。

13. 丝瓜　为葫芦科丝瓜属植物丝瓜的鲜嫩果实，或霜后干枯的老熟果实（天骷髅）。

【别名】天丝瓜等。

【性味归经】味甘，性凉。归肺、肝、胃、大肠经。

【功能】清热解毒，凉血通络。

【主治】痘疮，热病身热烦渴，咳嗽痰喘，喉风，肠风下血，痔疮出血，血淋，崩漏，疮毒脓疱，手足冻疮，热痹，乳汁不通，无名肿毒，水肿。

【用法用量】煎汤，9~15g；鲜品，60~120g；或烧存性为散，每次3~9g。

【宜忌】脾胃虚寒或肾阳虚弱者不宜多食。

14. 旱芹　为伞形科芹属植物旱芹的带根全草。

【别名】芹菜等。

【性味归经】味甘、辛、微苦，性凉。归肝、胃、肺经。

【功能】平肝，清热，祛风，利水，止血，解毒。

【主治】肝阳眩晕，风热头痛，咳嗽，黄疸，小便淋痛，尿血，崩漏，带下，疮疡肿毒。

【用法用量】煎汤，9~15g；鲜品，30~60g；或绞汁；或入丸剂。

【宜忌】肚腹有积滞，食之令人发病。生疥癞者勿服。

15. 红木耳　为苋科植物血苋的全草。

【别名】一口红、汉宫秋、红靛、红叶苋等。

【性味归经】味甘、微苦，性凉。

【功能】凉血止血，清热利湿，解毒。

【主治】吐血，衄血，咯血，便血，崩漏，痢疾，泄泻，湿热带下，痈肿。

【用法用量】煎汤，15~30g；鲜品，30~60g；或捣汁。

【宜忌】孕妇忌服。

16. 枸杞叶　为茄科枸杞属植物枸杞及宁夏枸杞的嫩茎叶。

【别名】枸杞菜等。

【性味归经】味苦、甘，性凉。归肝、脾、肾经。

【功能】补虚益精，清热明目。

【主治】虚劳发热，烦渴，目赤昏痛，翳障夜盲，崩漏带下，热毒疮肿。

【用法用量】煎汤，鲜品60～240g；或煮食；或捣汁。

【宜忌】与乳酪相恶。

17. 荠菜　为十字花科荠属植物荠菜的全草。

【别名】荠、菱角菜等。

【性味归经】味甘、淡，性凉。归肝、脾、膀胱经。

【功能】凉肝止血，平肝明目，清热利湿。

【主治】吐血，衄血，咯血，尿血，崩漏，目赤疼痛，眼底出血，高血压病，赤白痢疾，肾炎水肿，乳糜尿。

【用法用量】煎汤，15～30g；鲜品，60～120g；或入丸、散。

18. 荠菜花　为十字花科荠属植物荠菜的花序。

【别名】荠花等。

【性味归经】味甘，性凉。

【功能】凉血止血，清热利湿。

【主治】崩漏，尿血，吐血，咯血，衄血，小儿乳积，痢疾，赤白带下。

【用法用量】煎汤，10～15g；或研末。

19. 黄茶根　为鼠李科鼠李属植物异叶鼠李的根、枝叶。

【别名】女儿茶、女儿红、紫果叶等。

【性味归经】味涩、微苦，性凉。

【功能】清热解毒，凉血止血。

【主治】痢疾，疮痈，吐血，咯血，痔疮出血，崩漏，白带。

【用法用量】煎汤，10～30g；鲜品，30～60g。

20. 木耳　为木耳科木耳属真菌木耳、毛木耳及皱木耳的子实体。

【别名】树鸡等。

【性味归经】味甘，性平。归肺、脾、大肠、肝经。

【功能】补益气血，润肺止咳，止血。

【主治】虚劳，咯血，血痢，痔疮出血，妇女崩漏，跌打伤痛。

【用法用量】煎汤，3～10g；或炖汤；或烧炭存性研末。

【宜忌】虚寒溏泻者慎服。

21. 羊耳蒜　为兰科羊耳蒜属植物羊耳蒜的带根全草。

【别名】珍珠七等。

【性味归经】味甘、微酸，性平。

【功能】活血止血，消肿止痛。

【主治】崩漏，产后腹痛，白带过多，跌打损伤。

【用法用量】煎汤，6～9g。

22. 桑耳 为银耳科银耳属和木耳科木耳属寄生于桑上的可食用真菌的子实体。

【**别名**】桑菌、木麦、桑上寄生、桑鸡、桑上木耳。

【**性味归经**】味甘，性平。归肝、脾经。

【**功能**】凉血止血，活血散结。

【**主治**】衄血，尿血，便血，痔血，崩漏，喉痹，癥瘕积聚。

【**用法用量**】煎汤，4.5～9g；或入丸、散。

23. 鹿衔草 为鹿蹄草科鹿蹄草属植物普通鹿蹄草、鹿蹄草、日本鹿蹄草、红花鹿蹄草的全草。

【**别名**】鹿蹄草等。

【**性味归经**】味甘、苦，性温。归肝、肾经。

【**功能**】补肾强骨，祛风除湿，止咳，止血。

【**主治**】肾虚腰痛，风湿痹痛，筋骨痿软，泄泻痢疾，新旧咳嗽，吐血衄血，崩漏，外伤出血。

【**用法用量**】煎汤，15～30g；或研末，6～9g。

【**宜忌**】孕妇慎服。

24. 槐耳 为多孔菌科栓菌属真菌槐栓菌的子实体。

【**别名**】槐菌等。

【**性味归经**】味苦、辛，性平。

【**功能**】止血，止痢，抗癌。

【**主治**】痔疮出血，便血，崩漏，痢疾，肝癌，肝炎。

【**用法用量**】煎汤，6～9g；或烧炭存性研末。

（二）干果

1. 龙眼肉 为无患子科龙眼属植物龙眼的假种皮。

【**别名**】龙眼。

【**性味归经**】味甘，性温。归心、脾经。

【**功能**】补心脾，益气血，安神。

【**主治**】虚劳，惊悸，怔忡，失眠，健忘，血虚萎黄，月经不调，崩漏。

【**用法用量**】煎汤，2～5钱；熬膏、浸酒或入丸、散。

【**宜忌**】内有痰火及湿滞停饮者忌服。

2. 乌梅 为蔷薇科李属植物梅成熟的果实经熏焙加工而成者。

【**别名**】酸梅、梅实等。

【**性味归经**】味酸，性平。归肝、脾、肺、大肠经。

【**功能**】敛肺止咳，涩肠止泻，止血，生津，安蛔。

【**主治**】久咳不止，久泄久痢，尿血便血，崩漏，虚热烦渴，蛔厥腹痛，疮痈胬肉。

【**用法用量**】煎汤，0.8～1.5钱；或入丸、散。

【**宜忌**】不宜多食久食；有实邪者忌服；胃酸过多者慎服。

3. 胡桃壳 为胡桃科核桃属植物胡桃成熟果实的内果皮。

【性味归经】味苦、涩，性平。

【功能】止血，止痢，散结消痈，杀虫止痒。

【主治】崩漏，痛经，久痢，疟母，乳痈，疥癣，鹅掌风。

【用法用量】煎汤，9～15g；或煅存性研末，每次3～6g。

4. 野牡丹子　为野牡丹科野牡丹属植物野牡丹的果实或种子。

【别名】豹牙郎子。

【性味归经】味苦，性平。

【功能】活血止血，通经下乳。

【主治】崩漏，痛经，经闭，难产，产后腹痛，乳汁不通。

【用法用量】煎汤，6～15g；或研末泡酒。

【宜忌】孕妇禁忌。

（三）花、茶类

1. 红花雪莲花　为报春花科报春花属植物苣叶报春的全草。

【别名】峨山雪莲花。

【性味归经】味甘，性温。

【功能】补血活血，祛风除湿。

【主治】月经不调，崩漏，白带，风湿痹痛，咳嗽痰多。

【用法用量】煎汤，15～30g。

2. 杜鹃花根　为杜鹃花科杜鹃属植物杜鹃花的根。

【别名】翻山虎等。

【性味归经】味酸、甘，性温。

【功能】活血止血，祛风止痛。

【主治】月经不调，吐血，衄血，便血，崩漏，痢疾，脘腹疼痛，风湿痹痛，跌打损伤。

【用法用量】煎汤，15～30g；或浸酒。

【宜忌】孕妇忌服。

3. 刺玫花　为蔷薇科蔷薇属植物山刺玫的花。

【性味归经】味酸、甘，性平。

【功能】理气和胃，止咳。

【主治】气滞胃痛，月经不调，痛经，崩漏，吐血，肋间神经痛。

【用法用量】煎汤，3～6g。

4. 扶桑花　为锦葵科木槿属植物朱槿的花。

【别名】大红花等。

【性味归经】味甘，性寒。

【功能】清肺，凉血，利湿，解毒。

【主治】肺热咳嗽，咯血，鼻衄，崩漏，白带，痢疾，赤白浊，痈肿疮毒。

【用法用量】煎汤，15～30g。

5. 槐花　为豆科槐属植物槐的花及花蕾。

【别名】槐蕊等。

【性味归经】味苦，性微寒。归肝、大肠经。

【功能】凉血止血，清肝明目。

【主治】肠风便血，痔疮下血，赤白痢，血淋，崩漏，吐血，衄血，疮疡肿毒。并可预防中风。

【用法用量】煎汤，5～10g；或入丸、散。

【宜忌】脾胃虚寒及阴虚发热而无实火者慎服。

6. 槐角　为豆科槐属植物槐的果实。

【别名】槐豆等。

【性味归经】味苦，性寒。归肝、大肠经。

【功能】凉血止血，清肝明目。

【主治】肠风下血，血痢，崩漏，血淋，吐血，衄血，眩晕，发背，烫伤。

【用法用量】煎汤，5～15g；入丸、散；或嫩角捣汁。

【宜忌】脾胃虚寒、食少便溏及孕妇慎服。

7. 刺槐根　为豆科洋槐属植物刺槐的根。

【性味归经】味苦，性微寒。

【功能】凉血活血，舒筋活络。

【主治】便血，咯血，吐血，崩漏，劳伤乏力，风湿骨痛，跌打损伤。

【用法用量】煎汤，9～30g。

8. 青葙花　为苋科青葙属植物青葙的花序。

【别名】笔头花等。

【性味归经】味苦，性微寒。

【功能】凉血，清肝，利湿，明目。

【主治】吐血，衄血，崩漏，赤痢，血淋，热淋，白带，目赤肿痛，目生翳障。

【用法用量】煎汤，15～30g；或炖猪肉等服。

9. 芙蓉花　为锦葵科芙蓉属植物木芙蓉的花。

【别名】七星花等。

【性味归经】味辛、微苦，性凉。归肺、心、肝经。

【功能】清热解毒，凉血消肿。

【主治】肺热咳嗽，咯血，目赤肿痛，崩漏，白带，腹泻，腹痛，痈肿，疮疖，毒蛇咬伤，水火烫伤，跌打损伤。

【用法用量】煎汤，9～15g；鲜品，30～60g。

【宜忌】孕妇忌服，非实热者忌用。

10. 鸡冠子　为苋科青葙属植物鸡冠花的种子。

【性味归经】味甘，性凉。归肝、大肠经。

【功能】凉血止血，清肝明目。

【主治】便血，崩漏，赤白痢，目赤肿痛。

【用法用量】煎汤，4.5～9g；或入丸、散。

11. 鸡冠苗　为苋科青葙属植物鸡冠花的茎叶或全草。

【性味归经】味甘，性凉。

【功能】清热凉血，解毒。

【主治】吐血，衄血，妇人阴疮，崩漏，痔疮，痢疾，荨麻疹。

【用法用量】煎汤，9～15g。

12. 杜鹃花　为杜鹃花科杜鹃属植物杜鹃花的花。

【别名】山茶花等。

【性味归经】味甘、酸，性平。

【功能】和血，调经，止咳，祛风湿，解疮毒。

【主治】吐血，衄血，崩漏，月经不调，带下，咳嗽，风湿痹痛，痈疖疮毒，头癣。

【用法用量】煎汤，9～15g；鲜品，30～60g。

13. 槐枝　为豆科槐属植物槐的嫩枝。

【别名】槐嫩蘗。

【性味归经】味苦，性平。

【功能】止血，祛风，燥湿。

【主治】崩漏，赤白带下，痔疮，心痛，皮肤瘙痒，疥癣。

【用法用量】煎汤，15～30g；浸酒或研末。

14. 昙花　为仙人掌科昙花属植物昙花的花。

【别名】凤花等。

【性味归经】味甘，性平。

【功能】清肺止咳，凉血，安神。

【主治】肺热咳嗽，肺痨，咯血，崩漏，心悸，失眠。

【用法用量】煎汤，9～18g。

（四）肉禽类

1. 牛髓　为牛科野牛属动物黄牛或水牛属动物水牛的骨髓。

【性味归经】味甘，性温。归肾、心、脾经。

【功能】补肾填髓，润肺，止血，止带。

【主治】精血亏损，虚劳羸瘦，消渴，便血，崩漏，带下。

【用法用量】煎汤或熬膏，适量。

2. 鸡肉　为雉科雉属动物家鸡的肉。

【性味归经】味甘，性温。归脾、胃经。

【功能】温中，益气，补精，填髓。

【主治】虚劳羸瘦，病后体虚，食少纳呆，反胃，泻痢，消渴，水肿，小便频数，崩漏，带下，产后乳少。

【用法用量】煮食或炖汁。

【宜忌】肥腻壅滞、有外邪者忌食。

3. 狗骨　为犬科犬属动物狗的骨骼。

【性味归经】味甘、咸，性温。

【功能】补肾壮骨，祛风止痛，止血止痢，敛疮生肌。

【主治】风湿关节疼痛，腰腿无力，四肢麻木，崩漏带下，久痢不止，外伤出血，小儿解颅，痈肿疮瘘，冻疮。

【用法用量】浸酒或烧存性研末，每次1.5~3g。

4. 雀　为文鸟科麻雀属动物麻雀的肉或全体。

【性味归经】味甘，性温；有小毒。归肾、肺、膀胱经。

【功能】补肾壮阳，益精固涩。

【主治】肾虚阳痿，早泄，遗精，腰膝酸软，疝气，小便频数，体虚久咳，崩漏，带下，痈毒。

【用法用量】煨、蒸或熬膏；或浸酒或煅存。

【宜忌】阴虚火旺者、孕妇禁忌。

5. 狗胆　为犬科犬属动物狗的胆汁。

【性味归经】味苦，性寒。

【功能】清热明目，活血止血。

【主治】风热眼痛，目赤涩痒，吐血，鼻衄，崩漏，跌打损伤，聤耳，疮疡疥癣。

【用法用量】入丸剂，适量。

6. 蛤蜊　为蛤蜊科蛤蜊属动物四角蛤蜊等的肉。

【别名】沙蛤、沙蜊等。

【性味归经】味咸，性寒。归胃、肝、膀胱经。

【功能】滋阴，利水，化痰，软坚。

【主治】消渴，水肿，痰积，癥块，瘿瘤，崩漏，痔疮。

【用法用量】煮食，50~100g。

【宜忌】多食助湿，生热。

7. 猪肤　为猪科猪属动物猪的皮肤。

【别名】猪皮。

【性味归经】味甘，性凉。归肺、肾经。

【功能】清热养阴，利咽，养血止血。

【主治】少阴下痢，咽痛，吐血，衄血，便血，崩漏，紫癜。

【用法用量】煎汤或煮食，50~100g。

【宜忌】若无心烦、咽痛兼症者，是寒滑下痢，不宜用。

8. 乌贼鱼肉　为乌贼科无针乌贼属动物无针乌贼或乌贼属动物金乌贼等乌贼的肉。

【性味归经】味咸，性平。归肝、肾经。

【功能】养血滋阴。

【主治】血虚，经闭，崩漏带下。

【用法用量】煮食。

【宜忌】能动风气，不可久食。

9. 黄明胶　为牛科野牛属动物黄牛的皮制成的胶。

【别名】牛皮胶、明胶等。

【性味归经】味甘，性平。归肺、大肠经。

【功能】滋阴润燥，养血止血，活血消肿，解毒。

【主治】虚劳肺痿，咳嗽，咯血，吐衄，崩漏，下痢便血，跌打损伤，痈疽疮毒，烧烫伤。

【用法用量】水酒烊冲，3～9g；或入丸、散。

10. 猪血　为猪科猪属动物猪的血液。

【性味归经】味咸，性平。归心、肝经。

【功能】补血，养心，止血。

【主治】头风眩晕，崩漏，宫颈糜烂。

【用法用量】煮食，适量；或研末，3～9g。

（五）水产品

1. 淡菜　为贻贝科贻贝属动物厚壳贻贝、贻贝、翡翠贻贝及其他贻贝类的肉。

【别名】东海夫人、壳菜、红蛤。

【性味归经】味甘、咸，性温。归肝、肾经。

【功能】补肝肾，益精血，消瘿瘤。

【主治】虚劳羸瘦，眩晕，盗汗，阳痿，腰痛，吐血，崩漏，带下，瘿瘤。

【用法用量】煎汤，15～30g；或入丸、散。

【宜忌】久服令人发脱，令肠结。

2. 牡蛎　为牡蛎科牡蛎属动物近江牡蛎、长牡蛎及大连湾牡蛎等的贝壳。

【别名】海蛎子壳等。

【性味归经】味咸，性微寒。归肝、肾经。

【功能】平肝潜阳，重镇安神，软坚散结，收敛固涩。

【主治】眩晕耳鸣，惊悸失眠，瘰疬瘿瘤，癥瘕痞块，自汗盗汗，遗精，崩漏，带下。

【用法用量】煎汤，15～30g，先煎；或入丸、散。

【宜忌】本品多服久服易引起便秘和消化不良。

3. 蟹壳　为方蟹科绒螯蟹属动物中华绒螯蟹和日本绒螯蟹的甲壳。

【性味归经】味咸，性寒。

【功能】散瘀止血，解毒消肿。

【主治】蓄血发黄，血瘀崩漏，痈疮肿毒，走马牙疳，毒虫螫伤。

【用法用量】煅存性，研末，5～10g。

4. 龟甲胶　为龟科乌龟属动物乌龟等的甲壳熬成的固体胶块。

【别名】龟板胶等。

【性味归经】味甘、咸，性凉。归肝、肾、心经。

【功能】滋阴，补血。

【主治】阴虚血亏，劳热骨蒸，盗汗，心悸，肾虚腰痛，脚膝痿弱，吐血，衄血，崩漏，带下。

【用法用量】烊化，3～15g。

【宜忌】恶人参；恶沙参；脾胃虚寒、真精冷滑者禁用；阳虚胃弱及消化不良者忌用。

5. 莲子　为睡莲科莲属植物莲的成熟种子。

【别名】藕实、水芝丹、莲实、莲蓬子、莲肉。

【性味归经】味甘、涩，性平。归脾、肾、心经。

【功能】补脾止泻，益肾固精。

【主治】脾虚久泻，久痢，肾虚遗精，滑泄，小便不禁，妇人崩漏带下，心神不宁，惊悸，不眠。

【用法用量】煎汤，6～15g；或入丸、散。

【宜忌】中满痞胀、大便燥结者禁服。

6. 鳖肉　为鳖科鳖属动物中华鳖的肉。

【性味归经】味甘，性平。归肝经。

【功能】滋阴补肾，清退虚热。

【主治】虚劳羸瘦，骨蒸劳热，久疟久痢，崩漏，带下，癥瘕，瘰疬。

【用法用量】煮食，250～500g；或入丸剂。

【宜忌】脾胃阳虚及孕妇慎用。

7. 鱼鳔　为石首鱼科黄鱼属动物大黄鱼等的鱼鳔。

【别名】鱼白、鱼泡等。

【性味归经】味甘，性平。归肾、肝经。

【功能】补肾，养血，止血，消肿。

【主治】肾虚遗精滑精，带下清稀，滑胎，血虚筋挛，产后风痉，破伤风，吐血，崩漏，外伤出血，痈肿，溃疡，痔疮。

【用法用量】煎汤，10～30g；研末，3～6g。

【宜忌】胃呆痰多者禁服。

（六）水果

1. 山莓根　为蔷薇科悬钩子属植物山莓的根。

【性味归经】味苦、涩，性平。归肝、脾经。

【功能】止血，调经，清热利湿。

【主治】咯血，崩漏，热淋血淋，痔疮出血，痢疾，泄泻，丝虫病所致下肢淋巴管炎，经闭，痛经，腰痛，疟疾，跌打损伤，蛇毒咬伤，疮疡肿毒，湿疹。

【用法用量】煎汤，10～30g。

【宜忌】孕妇慎服。

2. 杨梅树皮　为杨梅科杨梅属植物杨梅的树皮、根皮或根。

【别名】杨梅皮等。

【性味归经】味苦、辛、微涩，性温。

【功能】行气活血，止痛，止血，解毒。

【主治】脘腹疼痛，胁痛，牙痛，疝气，跌打损伤，骨折，吐血，衄血，痔血，崩漏，外伤出血，疮疡肿痛，痄腮，牙疳，汤火烫伤，臁疮，湿疹，疥癣，感冒，泄泻，痢疾。

【用法用量】煎汤，9~15g；或浸酒；或入丸、散。

【宜忌】孕妇忌服。

3. 矮杨梅皮 为杨梅科杨梅属植物云南杨梅的根皮、茎皮或根。

【性味归经】味酸、涩，性凉。

【功能】止泻，止血，通络止痛。

【主治】痢疾，泄泻，脱肛，崩漏，消化道出血，风湿疼痛，跌打伤痛，外伤出血，黄水疮，疥癣，水火烫伤。

【用法用量】煎汤或泡酒，9~15g。

4. 酸石榴 为石榴科石榴属植物石榴一种味酸的果实。

【别名】醋石榴。

【性味归经】味酸，性温。

【功能】止渴，涩肠，止血。

【主治】津伤燥渴，滑泄，久痢，崩漏，带下。

【用法用量】煎汤，6~9g；捣汁；或烧存性研末。

【宜忌】不宜过量服用。

（七）其他

1. 阿胶 为马科动物驴的皮去毛后熬制而成的胶块。

【别名】驴皮胶等。

【性味归经】味甘，性平。归肝、肺、肾经。

【功能】补血止血，滋阴润肺。

【主治】血虚眩晕，吐血，衄血，便血，血痢，妊娠下血，崩漏，虚烦失眠，肺虚燥咳。

【用法用量】烊化兑服，5~10g；炒阿胶可入汤剂或丸、散。

【宜忌】脾胃虚弱、消化不良者慎服。

2. 牛奶子 为胡颓子科胡颓子属植物牛奶子的根、叶和果实。

【别名】甜枣等。

【性味归经】味苦、酸，性凉。

【功能】清热止咳，解毒利湿。

【主治】肺热咳嗽，泄泻，痢疾，淋证，带下，乳痈，崩漏。

【用法用量】煎汤，根或叶15~30g，果实3~9g。

3. 人参 为五加科人参属植物人参的根。

【别名】鬼盖、地精等。

【性味归经】味甘、微苦，性微温。归肺、脾、心、肾经。

【功能】大补元气，固脱，生津，安神。

【主治】气虚欲脱，劳伤虚损，倦怠，纳呆，呕吐，大便滑泄，气短，自汗，久咳虚喘，消渴，失眠，惊悸，健忘，阳痿，尿频，崩漏等一切气虚津伤之证。

【用法用量】煎汤，食用量1天≤3g；宜另煎兑入；或研末，1~2g；或煎膏；或泡酒；或入丸、散。

【宜忌】实证、热证、湿热内盛证及正气不虚者禁服。不宜与茶同服。反藜芦。

4. 乌榄叶　为橄榄科橄榄属植物乌榄的叶。

【性味归经】味微苦、涩，性凉。

【功能】清热解毒，止血。

【主治】感冒发热，肺热咳嗽，丹毒，疖肿，崩漏。

【用法用量】煎汤。

5. 鸡血李　为蔷薇科梅属植物杏李的根或叶。

【别名】红李等。

【性味归经】味苦，性寒。

【功能】清热除烦，利水通淋，止血散瘀。

【主治】消渴，心烦，白浊，水肿，吐血，崩漏，闭经，跌打损伤。

【用法用量】煎汤，9~20g。

6. 芭蕉根　为芭蕉科芭蕉属植物芭蕉的根茎。

【别名】芭蕉头。

【性味归经】味甘，性寒。归胃、脾、肝经。

【功能】清热解毒，止渴，利尿。

【主治】热病，烦闷，消渴，痈肿疔毒，丹毒，崩漏，淋浊，水肿，脚气。

【用法用量】煎汤，15~30g；鲜品，30~60g；或捣汁。

【宜忌】阳虚脾弱无实热者，忌用。

7. 蒲黄　为香蒲科香蒲属植物狭叶香蒲、宽叶香蒲、东方香蒲和长苞香蒲的花粉。

【别名】蒲花等。

【性味归经】味甘、微辛，性平。归肝、心、脾经。

【功能】止血，祛瘀，利尿。

【主治】吐血，咯血，衄血，血痢，便血，崩漏，外伤出血，心腹疼痛，经闭腹痛，产后瘀痛，痛经，跌仆肿痛，血淋涩痛，带下，重舌，口疮，聤耳，阴下湿痒。

【用法用量】煎汤，5~10g，须包煎；或入丸、散。

【宜忌】孕妇慎服。

三、推荐食方

1. 痢带灵

【方剂来源】《中药制剂汇编》。

【组成】牛、羊角及蹄甲（炭）1000g，白及50g。

【用法】将牛、羊角及蹄甲洗刷干净，晾干，置密闭容器内，加热闷6~8小时，至全部角质炭化，放冷取出，制成极细粉，白及亦制成细粉，合并混匀，水泛为丸，干燥，包红色糖衣，每500粒758g，口服每次20粒，1日3次。

【适应证】赤白痢疾，崩漏带下。

2. 四物汤

【方剂来源】《理伤续断方》。

【组成】白芍药、川当归、熟地黄、川芎各等份。

【用法】每服三钱，水一盏半，煎至七分，空腹热服。

【适应证】血虚，面色萎黄，眩晕失眠，唇淡，舌淡脉弱；妇女营血虚滞，月经不调，痛经，闭经，崩漏；妊娠胎动不安，产后恶露不下；以及各科疾病属于血虚或血行不畅者。

3. 生地黄汤

【方剂来源】方出《备急千金要方》，名见《普济方》。

【组成】地黄汁五合。

【用法】煮取四合，空腹服之，且服粳米饮。

【适应证】鼻衄，崩漏，小儿热病。

4. 香附散

【方剂来源】方出《普济本事方》卷十引徐朝奉方，名见《本事方释义》卷十。

【组成】香附子（春去皮毛，中断之，略炒）。

【用法】上为末。每服二钱，用清米饮调下。

【适应证】下血不止，崩漏，产后腹痛，吐血。

5. 香附一物丸

【方剂来源】《医学正传》卷七引《产宝》。

【组成】香附子（杵去皮毛，米醋浸一日夜，用瓦铫煮令熟，焙干）不拘多少。

【用法】上为细末，醋糊为丸，如梧桐子大，晒干。每服五十丸，淡醋汤送下。

【适应证】经候不调，血气刺痛，腹胁膨胀，头眩恶心，崩漏带下，便血瘕痕。

6. 济阴返魂丹

【方剂来源】《本草纲目》卷十五引《产宝》。

【组成】野天麻（即茺蔚子也。花正开时，连根收采，阴干，用叶及花子，忌铁器）。

【用法】以石器研为细末，炼蜜为丸，如弹子大。随证嚼服，用汤使；其根烧存性为末，酒服。

【适应证】妇人胎前产后诸疾危证。

7. 平补固真丹

【方剂来源】《本草纲目》卷十二引《乾坤生意》。

【组成】金州苍术（刮净）一斤（分作四份：一份川椒一两炒，一份破故纸一两炒，一份茴香、食盐各一两炒，一份川楝肉一两炒，取净术为末），白茯苓末二两，酒洗当归末二两。

【用法】酒煮面糊为丸，如梧桐子大。每服五十丸，空腹盐、酒送下。

【适应证】元脏久虚，遗精白浊；妇人赤白带下，崩漏。

8. 补中养胃丸

【方剂来源】《竹林女科》。

【组成】人参、白术（蜜炙）、当归头、侧柏叶（炒）、生地黄各一钱，炙甘草五分，茯苓、川芎、苏叶各八分。

【用法】水二盅，煎至一盅，食前服。

【适应证】崩漏不止，气血皆虚。

9. 固阴煎

【方剂来源】《景岳全书》。

【组成】人参适量，熟地黄三五钱，山药（炒）二钱，山茱萸一钱半，远志（炒）七分，炙甘草一二钱，五味子十四粒，菟丝子（炒香）二三钱。

【用法】水二盅，煎至七分，食远温服。

【适应证】肝肾两亏，遗精滑泄，带下崩漏，胎动不安，产后恶露不止，妇人阴挺。

10. 椒朴丸

【方剂来源】《医方类聚》卷二一〇引《施圆端效方》。

【组成】川椒（去目，炒出汗）二两，苍术（去皮，酒浸，晒干）、干姜（切）各四两，厚朴（切细，与姜同炒）二两。

【用法】上为细末，酒糊为丸，如梧桐子大。每服三十丸，食前温酒送下。

【适应证】妇人血海虚冷，脐腹痛，崩漏，赤白带下；男子肾虚，下元久弱。

11. 益气止血方

【方剂来源】《中医症状鉴别诊断学》。

【组成】党参、白术、黄精、三七粉。

【适应证】脾虚崩漏。

12. 竹皮汤

【方剂来源】《肘后备急方》。

【组成】青竹茹二升。

【用法】以水三升，煮令五六沸，然后绞去滓温服之。

【适应证】时病交接劳复，瘅气，妊娠心痛，胎动不安，妇人月水不断。

第二节　痛经

痛经是指妇女正值经期或经行前后，出现周期性小腹疼痛，或伴腰骶酸痛，甚至剧痛晕厥，影响正常工作及生活的疾病，亦称"经行腹痛"。痛经的记载最早见于《金匮要略·妇人杂病脉证并治》："带下，经水不利，少腹满痛，经一月再见者，土瓜根散主之。"《诸病源候论·妇人杂病诸候》首立"月水来腹痛候"，认为："妇人月水来腹痛者，由劳伤气血，以致体虚，受风冷之气，客于胞络，损冲任之脉……其经血虚，受风冷，故月水将来之际，血气动于风冷，风冷与血气相击，故令痛也。"本病的病因病机可概括为"不通则痛"或"不荣则痛"，其证重在明辨虚实寒热。若由于肝郁气滞、寒邪凝滞、湿热郁结等因素导致的瘀血阻络，客于胞宫，损伤冲任，气血运行不畅，故"不通而痛"；若素体肝肾亏损，气血虚弱，经期前后，血海满而溢泄，气血骤虚，冲任、胞宫失养，故"不荣而痛"。本病的临床特征是伴随月经周期而发作，表现为小腹疼痛，或伴腰骶酸痛。

西医学原发性痛经、子宫内膜异位症、子宫腺肌病、盆腔炎性疾病或宫颈狭窄等引起的继发性痛经可参照本病辨证施食。

一、辨证分型

1. 寒凝血瘀证　经前或经期小腹冷痛拒按，得热痛减，或周期延后，经血量少、色暗有块；畏寒肢冷，面色青白；舌暗，苔白，脉沉紧。饮食以温经散寒、化瘀止痛为主。

2. 气滞血瘀证　经前或经期小腹胀痛拒按，月经量少、经行不畅、色紫暗有块，块下痛减，胸胁、乳房胀痛；舌紫暗，或有瘀点，脉弦涩。饮食以行气活血、化瘀止痛为主。

3. 湿热蕴结证　经前或经期小腹疼痛或胀痛不适，有灼热感，或痛连腰骶，或平时小腹痛、经前加剧，月经量多或经期长、色暗红、质稠或有血块；平素带下量多、色黄稠臭秽，或伴低热，小便黄赤；舌红，苔黄腻，脉滑数或濡数。饮食以清热除湿、化瘀止痛为主。

4. 气血虚弱证　经期或经后小腹隐痛喜按，月经量少、色淡质稀；神疲乏力，头晕心悸，面色苍白，失眠多梦；舌质淡，苔薄，脉细弱。饮食以益气养血、调经止痛为主。

5. 肝肾亏损证　经期或经后小腹绵绵作痛，喜按，伴腰骶酸痛，月经量少、色淡暗、质稀；头晕耳鸣，面色晦暗，失眠健忘，或伴潮热；舌质淡红，苔薄白，脉沉细。饮食以补养肝肾、调经止痛为主。

二、推荐食材

（一）菜类

1. 小茴香　为伞形科茴香属植物茴香的果实。

【别名】香子等。

【性味归经】味辛，性温。归肝、肾、膀胱、胃经。

【功能】温肾暖肝，行气止痛，和胃。

【主治】寒疝腹痛，睾丸偏坠，脘腹冷痛，食少吐泻，胁痛，肾虚腰痛，痛经。

【用法用量】煎汤，3~6g；或入丸、散。

【宜忌】阴虚火旺者禁服。

2. 西番莲　为西番莲科西番莲属植物西番莲的全草。

【别名】王蕊花等。

【性味归经】味苦，性温。

【功能】祛风，除湿，活血，止痛。

【主治】感冒头痛，外感风热咳嗽，风湿关节痹痛，疝痛，痛经，失眠。

【用法用量】煎汤，15~20g。

3. 梳篦叶　为蹄盖蕨科双盖蕨属植物双盖蕨的全草。

【别名】金鸡尾、大克蕨、山花蕨。

【性味归经】味微苦，性寒。

【功能】清热利湿，凉血解毒。

【主治】湿热黄疸，蛇咬伤，外伤出血，痛经。

【用法用量】煎汤，15～30g。

4. 芸薹子　为十字花科芸薹属植物油菜的种子。

【别名】油菜籽。

【性味归经】味辛、甘，性平。归肝、肾经。

【功能】活血化瘀，消肿散结，润肠通便。

【主治】产后恶露不尽，瘀血腹痛，痛经，肠风下血，血痢，风湿关节肿痛，痈肿丹毒，乳痈，便秘，粘连性肠梗阻。

【用法用量】煎汤，5～10g；或入丸、散。

【宜忌】血虚者禁用；无瘀滞及肠滑者忌用。

（二）干果

1. 向日葵花盘　为菊科向日葵属植物向日葵的花盘。

【别名】向日葵花托等。

【性味归经】味甘，性寒。归肝经。

【功能】清热平肝，止痛，止血。

【主治】高血压病，头痛，头晕，耳鸣，脘腹痛，痛经，子宫出血，疮疹。

【用法用量】煎汤，15～60g。

2. 胡桃壳　详见本章第一节。

3. 野牡丹子　详见本章第一节。

4. 桃仁　为蔷薇科桃属植物桃或山桃的种子。

【别名】核桃仁、苦杏仁。

【性味归经】味苦、甘；有小毒。归心、肝、大肠经。

【功能】活血祛瘀，润肠通便。

【主治】痛经，血滞经闭，产后瘀滞腹痛，癥瘕结块，跌打损伤，瘀血肿痛，肺痈，肠痈，肠燥便秘。

【用法用量】煎汤，6～10g，用时打碎；或入丸、散。制霜用需包煎。

【宜忌】无瘀滞者及孕妇禁服。过量服用可引起中毒，轻者可见头晕恶心、精神不振、虚弱乏力等，严重者可因呼吸麻痹而死亡。

（三）花、茶类

1. 月季花　为蔷薇科蔷薇属植物月季花的花。

【别名】四季花等。

【性味归经】味甘、微苦，性温。归肝经。

【功能】活血调经，解毒消肿。

【主治】月经不调，痛经，闭经，铁打损伤，瘀血肿痛，瘰疬，痈肿，烫伤。

【用法用量】煎汤或开水泡服，3～6g；鲜品，9～15g。

【宜忌】脾胃虚弱者慎用；孕妇忌服。

2. 刺玫花　详见本章第一节。

3. 红花　为菊科红花属植物红花的花。

【别名】红蓝花等。

【性味归经】味辛，性温。归心、肝经。

【功能】活血通经，祛瘀止痛。

【主治】血瘀经闭，痛经，产后瘀阻腹痛，胸痹心痛，癥瘕积聚，跌打损伤，关节疼痛，中风偏瘫，斑疹。

【用法用量】煎汤，3~10g；养血和血宜少用，活血祛瘀宜多用。

【宜忌】孕妇及月经过多者禁服。

4. 茶树根　为山茶科茶属植物茶的根。

【性味归经】味苦，性凉。归心、肾经。

【功能】强心利尿，活血调经，清热解毒。

【主治】心脏病，水肿，肝炎，痛经，疮疡肿毒，口疮，汤火灼伤，带状疱疹，牛皮癣。

【用法用量】煎汤，15~30g；大量可用至60g；水煎熏洗；或磨醋涂患处。

5. 苏铁花　为苏铁科苏铁属植物苏铁的花（大孢子叶）。

【别名】铁树花等。

【性味归经】味甘、淡，性平。

【功能】理气祛湿，活血止血，益肾固精。

【主治】胃痛，慢性肝炎，风湿疼痛，跌打损伤，咯血，吐血，痛经，遗精，带下。

【用法用量】煎汤，15~60g。

6. 桂花　为木犀科木犀属植物木犀的花。

【别名】木犀花。

【性味归经】味辛，性温。

【功能】化痰，散瘀。

【主治】痰饮咳喘，脘腹冷痛，肠风血痢，闭经，痛经，寒疝腹痛，牙痛，口臭。

【用法用量】煎汤，0.5~1钱；或泡茶；或浸酒。

（四）肉禽类

松鼠　为松鼠科松鼠属动物松鼠除去内脏的全体。

【别名】灰鼠等。

【性味归经】味甘、咸，性平。

【功能】理气调经，杀虫消积。

【主治】妇女月经不调，痛经，肺结核，胸膜炎，疳积，痔漏。

【用法用量】焙焦研末，5~10g。

（五）水果

1. 荔枝核　为无患子科荔枝属植物荔枝的种子。

【别名】荔核。

【性味归经】味甘、微苦，性温。归肝、肾、胃经。

【功能】理气止痛，祛寒散滞。

【主治】疝气痛，睾丸肿痛，胃脘痛，痛经及产后腹痛。

【用法用量】煎汤，6～10g；或研末，1.5～3g；或入丸、散。

2. 刺玫果　为蔷薇科蔷薇属植物山刺玫、光叶山刺玫的果实。

【别名】刺莓果等。

【性味归经】味酸、苦，性温。

【功能】健脾消食，理气活血。

【主治】消化不良，脘腹胀痛，腹泻，月经不调，痛经。

【用法用量】煎汤，6～10g。

3. 黄皮果核　为芸香科黄皮属植物黄皮的种子。

【别名】黄皮核。

【性味归经】味辛、微苦，性温。

【功能】行气止痛，解毒散结。

【主治】气滞脘腹疼痛，疝痛，睾丸肿痛，痛经，小儿头疮，蜈蚣咬伤。

【用法用量】煎汤，9～15g。

【宜忌】气虚者忌用。

4. 野木瓜　为木通科野木瓜属植物野木瓜的根、根皮及茎叶。

【别名】五爪金龙、假荔枝、沙藤等。

【性味归经】味甘，性温。

【功能】祛风，活络，止痛，消肿。

【主治】风湿痹痛，胃痛，跌打损伤，痛经，小便不利，水肿。

【用法用量】煎汤，9～15g；或浸酒。

【宜忌】孕妇慎用。

5. 山楂　为蔷薇科山楂属植物山里红、山楂的成熟果实。

【别名】酸枣、酸梅子等。

【性味归经】味酸、甘，性微温。归脾、胃、肝经。

【功能】消食健胃，行气散瘀。

【主治】饮食积滞，脘腹胀痛，泄泻痢疾，血瘀痛经、经闭，产后腹痛、恶露不尽，疝气或睾丸肿痛，高脂血症。

【用法用量】煎汤，3～10g；或入丸、散。

【宜忌】脾胃虚弱及孕妇慎服。生山楂慎用，焦山楂可用。

6. 山莓根　详见本章第一节。

（六）其他

1. 蒲黄　详见本章第一节。

2. 糯芋　为柳叶菜科柳兰属植物柳兰的根茎。

【别名】窄叶大救驾等。

【性味归经】味辛、苦，性平；有小毒。

【功能】活血祛瘀，接骨，止痛。

【主治】跌打伤肿，骨折，风湿痹痛，痛经。

【用法用量】煎汤，1~1.5g；或泡酒。

【宜忌】内服不可超过1.5g。

3. 补血薯　为薯蓣科薯蓣属植物七叶薯蓣的块茎。

【别名】血参等。

【性味归经】味辛、微甘，性凉。

【功能】凉血止血，消肿止痛。

【主治】产后腹痛，痛经，肺结核咯血，跌打损伤。

【用法用量】煎汤，6~15g。

三、推荐食方

1. 桃仁粥

【方剂来源】《证类本草》卷二十三引《食医心镜》，名见《太平圣惠方》卷九十七。

【组成】桃仁（去皮尖）三两。

【用法】桃仁以水一升，研取汁，与粳米二合煮粥食之。

【适应证】咳嗽气喘，胸膈痞满，痃癖血癥，血瘀所致的心腹疼痛；妇女血滞经闭、痛经，跌打损伤等。

2. 四物汤

【方剂来源】《理伤续断方》。

【组成】白芍药、川当归、熟地黄、川芎各等份。

【用法】每服三钱，水一盏半，煎至七分，空腹热服。

【适应证】血虚，面色萎黄，眩晕失眠，唇淡，舌淡脉弱；妇女营血虚滞，月经不调，痛经，闭经，崩漏；妊娠胎动不安，产后恶露不下；以及各科疾病属于血虚或血行不畅者。

3. 黑神散

【方剂来源】《妇人良方》。

【组成】熟地黄一斤，陈生姜半斤。

【用法】上拌，同炒干为末。每服二钱，产前乌梅汤调下；常服酒调；经脉不通乌梅、荆芥酒调下。

【适应证】产后血块，痛经，经行后腹痛，经脉不调。

第三节　闭经

闭经分为原发性闭经和继发性闭经。原发性闭经，是指女性年逾16岁，虽有第二性征发育但无月经来潮；或年逾14岁，尚无第二性征发育及月经。继发性闭经是指月经来潮后停止3个周期或6个月以上。闭经又称"经闭""月事不来""经水不通"

等。本病首见于《黄帝内经》。《素问·阴阳别论》中曰："二阳之病发心脾，有不得隐曲，女子不月。"《素问·评热病论》曰："月事不来者，胞脉闭也，胞脉者属心而络于胞中，今气上迫肺，心气不得下通，故月事不来也。"本病以持续性月经停闭为特征，临床常见，属于疑难性月经病，病程较长，病机复杂，治愈难度较大。本病的病因病机分为虚实两类，虚者多因精血匮乏，冲任不充，血海空虚，无血可下；实者多为邪气阻隔，冲任瘀滞，脉道不通，经不得下。

西医学的病理性闭经可参照本病辨证施食。

一、辨证分型

1. 肾虚证

（1）肾气虚证：月经初潮来迟，或月经后期量少，渐至闭经；头晕耳鸣，腰膝酸软，小便频数，性欲降低；舌淡红，苔薄白，脉沉细。饮食以补肾益气、养血调经为主。

（2）肾阴虚证：月经初潮来迟，或月经后期量少，渐至闭经；头晕耳鸣，腰膝酸软，或足跟痛，手足心热，甚则潮热盗汗，心烦少寐，颧红唇赤；舌红，苔少或无苔，脉细数。饮食以滋肾益阴、养血调经为主。

（3）肾阳虚证：月经初潮来迟，或月经后期量少，渐至闭经；头晕耳鸣，腰痛如折，畏寒肢冷，小便清长，夜尿多，大便溏薄，面色晦暗，或目眶暗黑；舌淡，苔白，脉沉弱。饮食以温肾助阳、养血调经为主。

2. 脾虚证 月经停闭数月；神疲肢倦，食少纳呆，脘腹胀满，大便溏薄，面色淡黄；舌淡胖有齿痕，苔白腻，脉缓弱。饮食以健脾益气、养血调经为主。

3. 精血亏虚证 月经停闭数月；头晕目花，心悸少寐，面色萎黄，阴道干涩，皮肤干枯，毛发脱落，生殖器官萎缩；舌淡，苔少，脉沉细弱。饮食以填精益气、养血调经为主。

4. 气滞血瘀证 月经停闭数月，小腹胀痛拒按；精神抑郁，烦躁易怒，胸胁胀满，嗳气叹息；舌紫暗或有瘀点，脉沉弦或涩而有力。饮食以行气活血、祛瘀通经为主。

5. 寒凝血瘀证 月经停闭数月，小腹冷痛拒按，得热则痛缓；形寒肢冷，面色青白；舌紫暗，苔白，脉沉紧。饮食以温经散寒、活血通经为主。

6. 痰湿阻滞证 月经停闭数月，带下量多、色白质稠；形体肥胖，胸脘满闷，神疲肢倦，头晕目眩；舌淡胖，苔白腻，脉滑。饮食以豁痰除湿、活血通经为主。

二、推荐食材

（一）菜类

1. 水茄 为茄科茄属植物水茄的根或老茎。

【别名】天茄子等。

【性味归经】味辛，性平；有小毒。

【功能】活血消肿止痛。

【主治】胃痛，闭经，跌打损伤，腰肌劳损，疖肿疔疮。

【用法用量】煎汤。

【宜忌】青光眼病人忌内服，以免增加眼压而使病情恶化。

2. 鹿耳翎根　为菊科六棱菊属植物六棱菊的根。

【性味归经】味辛，性凉。

【功能】祛风，解毒，散瘀。

【主治】头痛，毒蛇咬伤，肝硬化，妇女闭经。

【用法用量】煎汤，15～30g；鲜品可用60g。

3. 小红蒜　为鸢尾科红葱属植物红葱的全草。

【性味归经】味苦、辛，性凉。

【功能】清热解毒，散瘀消肿。

【主治】风湿关节痛，吐血，咯血，痢疾，闭经腹痛。

【用法用量】煎汤，6～15g；鲜品，15～30g。

4. 刀豆壳　为豆科刀豆属植物刀豆的果壳。

【性味归经】味甘，性平。

【功能】下气，活血。

【主治】反胃，呃逆，久痢，闭经，喉痹，喉癣。

【用法用量】煎汤，9～15g。

5. 刀豆根　为豆科刀豆属植物刀豆的根。

【性味归经】味苦，性温。

【功能】祛风，活血，通经，止痛。

【主治】头风，跌打损伤，风湿腰痛，心痛，牙痛，久痢，疝气，经闭。

【用法用量】煎汤，9～15g。

【宜忌】胃火盛者忌用。

6. 银线草　为金粟兰科金粟兰属植物银线草的全草或根及根茎。

【别名】四叶草、四块瓦等。

【性味归经】味辛、苦，性温；有毒。

【功能】祛风散寒，活血解毒。

【主治】风寒感冒，风湿痹痛，腰腿痛，跌打损伤，寒瘀经闭，无名肿毒，皮肤瘙痒，毒蛇咬伤。

【用法用量】煎汤，3～6g；或浸酒。

【宜忌】全株有毒，内服宜慎；孕妇忌服。

7. 芥子　为十字花科芸薹属植物芥菜及油芥菜的种子。

【别名】青菜子。

【性味归经】味辛，性热；有小毒。归胃、肺经。

【功能】温中散寒，豁痰开窍，通络消肿。

【主治】胃寒呕吐，心腹冷痛，咳喘痰多，口噤，耳聋，喉痹，风湿痹痛，肢体麻木，妇人经闭，痈肿，瘰疬。

【用法用量】煎汤，3～9g；或入丸、散。

【宜忌】肺虚咳嗽、阴虚火旺者忌服。

（二）干果

1. 野牡丹子　为野牡丹科野牡丹属植物野牡丹的果实或种子。

【别名】豹牙郎子。

【性味归经】味苦，性平。

【功能】活血止血，通经下乳。

【主治】崩漏，痛经，经闭，难产，产后腹痛，乳汁不通。

【用法用量】煎汤，6～15g；或研末泡酒。

【宜忌】孕妇禁忌。

2. 桃仁　详见本章第二节。

（三）花、茶类

1. 芦荟叶　为百合科芦荟属植物斑纹芦荟或库拉索芦荟等的叶。

【性味归经】味苦、涩，性寒。归肝、大肠经。

【功能】泻火，解毒，化瘀，杀虫。

【主治】目赤，便秘，白浊，尿血，小儿惊痫，疳积，烧烫伤，妇女经闭，痔疮，疥疮，痈疖肿毒，跌打损伤。

【用法用量】煎汤，15～30g；或捣汁。

【宜忌】孕妇忌服本品。水液有毒，服量过多可引起剧烈腹泻，盆腔充血，甚至堕胎。

2. 月季花　详见本章第二节。

3. 红花　详见本章第二节。

4. 柳花　为杨柳科柳属植物垂柳的花序。

【别名】杨花等。

【性味归经】味苦，性寒。

【功能】祛风利湿，止血散瘀。

【主治】风水，黄疸，咳嗽，吐血，便血，血淋，经闭，疮疥，齿痛。

【用法用量】煎汤，6～12g；或研末，3～6g；或捣汁。

5. 桂花　为木犀科木犀属植物木犀的花。

【别名】木犀花。

【性味归经】味辛，性温。

【功能】化痰，散瘀。

【主治】痰饮咳喘，脘腹冷痛，肠风血痢，闭经，痛经，寒疝腹痛，牙痛，口臭。

【用法用量】煎汤，0.5～1钱；或泡茶；或浸酒。

（四）肉禽类

1. 麝香　为鹿科麝属动物林麝、马麝、原麝成熟雄体香囊中的干燥分泌物。近年来，人工麝香已研制成功并推广应用。

【别名】遗香等。

【性味归经】味辛，性温。归心、肝、脾经。

【功能】开窍醒神，活血散瘀，消肿止痛。

【主治】热病神昏，中风痰厥，气郁暴厥，中恶昏迷，血瘀经闭，癥瘕积聚，心腹急痛，跌打损伤，痹痛麻木，痈疽恶疮，喉痹，牙疳，牙疳，脓耳。

【用法用量】入丸、散，0.03~0.1g，一般不入汤剂。

【宜忌】虚脱证禁用。本品无论内服或外用均能堕胎，故孕妇禁用。

2. 乌贼鱼肉　详见本章第一节。

3. 鸡内金　为雉科雉属动物家鸡的砂囊内膜。

【别名】鸡食皮等。

【性味归经】味甘、涩，性平。归脾、胃、膀胱经。

【功能】健脾胃，消食积，化石。

【主治】食积，泄泻，小儿疳积，胆石症，石淋，砂淋，癥瘕经闭，喉痹乳蛾，牙疳口疮。

【用法用量】煎汤，3~10g；研末，1.5~3g；或入丸、散。

【宜忌】脾虚无积者慎服。

4. 鸽　为鸠鸽科鸽属动物原鸽、家鸽的肉。

【别名】鹁鸽、飞奴。

【性味归经】味咸，性平。归肺、肝、肾经。

【功能】滋肾益气，祛风解毒。

【主治】虚羸，消渴，妇女血虚经闭，久疟，恶疮，疥癣。

【用法用量】煮食，适量。

【宜忌】多食减药力，气壅。

5. 人乳汁　为人科健康哺乳期妇女的乳汁。

【别名】奶汁。

【性味归经】味甘、咸，性平。归心、肺、胃经。

【功能】滋阴养血，润燥止渴。

【主治】虚劳羸瘦，精神衰乏，中风瘫痪，痨嗽，骨蒸盗汗，噎膈，消渴，血虚经闭，大便燥结，目赤昏暗。

【用法用量】新鲜乳趁热。

【宜忌】脏器虚寒、滑泄不禁、胃弱不思食、脾虚不磨食者不宜服。

（五）水产品

1. 梭子蟹　为梭子蟹科梭子蟹属动物三疣梭子蟹的全体。

【别名】海蟹、海螃蟹、枪蟹。

【性味归经】味咸，性寒。

【功能】滋阴养血，解毒疗伤。

【主治】血枯闭经，漆疮，关节扭伤。

【用法用量】适量，煅存性研末。

【宜忌】味浊性重，动风，伤胃尤甚，孕妇当禁忌。

2. 龟血　为龟科乌龟属动物乌龟的血液。

【性味归经】味咸，性寒。

【功能】养血和络。

【主治】闭经，跌打损伤，脱肛。

【用法用量】适量，和酒饮或煮食。

【宜忌】孕妇禁服。

3. 蟛蜞　为梭子蟹科蟳属动物日本蟳或其近缘动物的全体。

【别名】拨棹子。

【性味归经】味咸、微辛，性温。

【功能】活血化瘀，消食，通乳。

【主治】血瘀经闭，产后瘀滞腹痛，消化不良，食积痞满，乳汁不足。

【用法用量】煮食，5～15g；或焙干研末。

【宜忌】孕妇慎用。

4. 鳖甲　为鳖科鳖属动物中华鳖和山瑞鳖的背甲。

【别名】上甲等。

【性味归经】味咸，性微寒。归肝、肾经。

【功能】滋阴清热，潜阳息风，软坚散结。

【主治】阴虚发热，劳热骨蒸，热病伤阴，虚风内动，小儿惊痫，久疟，疟母，癥瘕，经闭。

【用法用量】煎汤，10～30g；先煎；或入丸、散。

【宜忌】脾胃虚寒、食少便溏及孕妇禁用。

5. 鳖甲胶　为鳖科鳖属动物中华鳖和山瑞鳖的背甲煎熬而成的胶块。

【性味归经】味咸，性微寒。

【功能】滋阴退热，软坚散结。

【主治】阴虚潮热，虚劳咯血，久疟，疟母，痔核肿痛，血虚经闭。

【用法用量】开水或黄酒化服，3～9g；或入丸剂。

【宜忌】脾胃虚寒、食少便溏及孕妇慎用。

（六）水果

1. 桃子　为蔷薇科桃属植物桃或山桃的果实。

【别名】桃实等。

【性味归经】味甘、酸，性温。归肺、大肠经。

【功能】生津，润肠，活血，消积。

【主治】津少口渴，肠燥便秘，闭经，积聚。

【用法用量】适量，鲜食；或作脯食。

【宜忌】不宜多食。

2. 沙棘　为胡颓子科沙棘属植物中国沙棘和云南沙棘的果实。

【别名】醋柳果等。

【性味归经】味酸、涩，性温。

【功能】止咳化痰，健胃消食，活血散瘀。

【主治】咳嗽痰多，肺胀肿，消化不良，食积腹痛，胃痛，肠炎，闭经，跌打瘀肿。

【用法用量】煎汤，3～9g；或入丸、散。

3. 山楂　详见本章第二节。

4. 山莓根　详见本章第一节。

5. 樱桃根　为蔷薇科樱属植物樱桃的根。

【性味归经】味甘，性平。

【功能】杀虫，调气活血。

【主治】绦虫、蛔虫、蛲虫病，经闭，劳倦内伤。

【用法用量】煎汤，9～15g；鲜品，30～60g。

（七）其他

1. 鸡血李　详见本章第一节。

2. 蒲黄　详见本章第一节。

3. 楼梯草　为荨麻科楼梯草属植物楼梯草的全草。

【别名】细水麻叶等。

【性味归经】味微苦，性微寒。

【功能】清热解毒，活血，消肿。

【主治】发热，赤白痢疾，黄疸，风湿痹痛，淋证，水肿，经闭，无名肿毒，疟腮，缠腰火丹，毒蛇咬伤，跌打损伤，骨折。

【用法用量】煎汤，6～9g。

【宜忌】孕妇忌服。

三、推荐食方

1. 桃仁粥

【方剂来源】《证类本草》卷二十三引《食医心镜》，名见《太平圣惠方》卷九十七。

【组成】桃仁（去皮尖）三两。

【用法】桃仁以水一升，研取汁，与粳米二合煮粥食之。

【适应证】咳嗽气喘，胸膈痞满，疟癖血癥，血瘀所致的心腹疼痛；妇女血滞经闭、痛经，跌打损伤等。

2. 黑糖散

【方剂来源】《仙拈集》。

【组成】陈米糖（即饧也，烧成炭）。

【用法】上为末。每服三钱，黄酒、童便下。

【适应证】经闭干血劳。

3. 女圣丸

【方剂来源】《扶寿精方》。

【组成】香附一斤。

【用法】上为细末，酒煮面糊，为丸，如梧桐子大，各疾随饮下。

【适应证】气盛闭经。

4. 四物汤

【方剂来源】《理伤续断方》。

【组成】白芍药、川当归、熟地黄、川芎各等份。

【用法】每服三钱，水一盏半，煎至七分，空腹热服。

【适应证】血虚，面色萎黄，眩晕失眠，唇淡，舌淡脉弱；妇女营血虚滞，月经不调，痛经，闭经，崩漏；妊娠胎动不安，产后恶露不下；以及各科疾病属于血虚或血行不畅者。

5. 四物益母丸

【方剂来源】《饲鹤亭集方》。

【组成】当归一两五钱，川芎、赤芍、木香各一两。

【用法】上为末，益母膏为丸，每重二钱五分。

【适应证】妇人经水不调，或经闭不通，干血内热，气滞腹痛；产后恶露未尽，血块作痛之症。

6. 地黄饮

【方剂来源】《圣济总录》。

【组成】生地黄。

【用法】捣取自然汁，每服半盏，煎令沸服之，未效再服。

【适应证】产后血晕，心闷气绝，衄血，吐血，经闭。

7. 归脾汤

【方剂来源】《种痘新书》。

【组成】人参、白术、茯神、黄芪、地骨皮各一钱二分，甘草三分，木香五分，远志（去心）、枣仁各一钱。

【用法】加生姜、大枣，水煎服。

【适应证】女子闭经，血海干涸，适产出痘。

8. 四制香附丸

【方剂来源】《罗氏会约医镜》。

【组成】净香附片（用酒、醋、童便、盐水各浸四两，三日，焙，研）一斤，山药（研末）八两。

【用法】开水泡糊为丸，白汤送下。

【适应证】气结经闭，脉实体旺者。

9. 益母丸

【方剂来源】《绛囊撮要》。

【组成】益母草（不犯铁器，摘、碎，风干，为末）八两，当归、川芎、赤芍、木香（忌火）、清陈阿胶（蛤粉炒）各一两。

【用法】上为末，炼蜜为丸，如弹子大。每服一丸，胎前腹痛，胎动下血不止，寒热往来，状如疟疾，米汤化下；胞衣不下，炒盐汤化下；产后中风，无灰酒化下；气喘恶心，两胁疼痛，温酒化下；身热，手足顽麻，百节疼痛，温米汤化下；眼黑血晕，青盐汤化下；腹有血块，童便酒化下；产后痢疾，米汤化下；泻血，枣酒化下；白带，胶艾汤化下；血崩，糯米汤化下。

【适应证】妇人经闭，胎前产后诸疾。

10. 资生通脉汤

【方剂来源】《医学衷中参西录》。

【组成】白术（炒）三钱，生淮山药一两，生鸡内金（黄色）二钱，龙眼肉六钱，山萸肉（去净核）四钱，枸杞果四钱，玄参三钱，生杭芍三钱，桃仁二钱，红花一钱半，甘草二钱。

【用法】水煎服。

【适应证】血枯经闭，饮食减少，灼热咳嗽。

11. 调经汤

【方剂来源】《女科秘要》。

【组成】川芎七分，当归、生地黄、益母草各一钱，白芍、香附、牡丹皮、茯苓各八分，甘草三分，姜三片，枣一个。

【用法】空腹温服。

【适应证】因经闭，败血停积五脏，流入四肢而作浮肿者。

12. 疏通饮

【方剂来源】《丹台玉案》。

【组成】青皮、官桂、木香各一钱，当归、香附、红花、山楂、桃仁各二钱。

【用法】酒煎，空腹服。

【适应证】因感暴怒以致经闭者。

第四节　月经过多

月经量较正常明显增多，或每次经行总量超过80mL，而周期、经期基本正常者，称为"月经过多"，亦称为"经水过多"或"月水过多"。最早在《金匮要略·妇人杂病脉证并治》温经汤方下即有"月水来过多"的记载。刘河间在《素问病机气宜保命集·妇人胎产论》中首先提出"经水过多"的病名，并对本病病机以阳盛实热立论，治法重在清热凉血，并辅以养血调经。其曰："治妇人经水过多，别无余证，四物内加黄芩、白术各一两。"本病的主要发病机制是冲任不固，经血失于制约。

西医学排卵障碍性异常子宫出血所引起的月经过多可参照本病辨证施食。

一、辨证分型

1. 气虚证　经量多，色淡红，质清稀；神疲体倦，气短懒言，小腹空坠，面色㿠白；舌淡，苔薄，脉细弱。饮食以补气摄血固冲为主。

2. 血热证　经行量多，色鲜红或深红，质黏稠，或有小血块；伴口渴心烦，尿黄便结；舌红，苔黄，脉滑数。饮食以清热凉血、固冲止血为主。

3. 血瘀证　经行量多，色紫暗，有血块；经行腹痛，或平时小腹胀痛；舌紫暗或有瘀点，脉涩。饮食以活血化瘀止血为主。

二、推荐食材

（一）菜类

鹿心草　为蛇菰科蛇菰属植物粗穗蛇菰的全草。

【别名】鹿仙草等。

【性味归经】味苦、涩，性温。

【功能】补肾健脾，止血生肌。

【主治】阳痿，痢疾，胃痛吐血，月经过多，外伤出血。

【用法用量】煎汤，9～15g。

（二）花、茶类

1. 温大青　为爵床科马蓝属植物圆苞金足草的地上部分或根。

【别名】马蓝等。

【性味归经】味苦、辛，性微寒。

【功能】清热解毒，凉血消斑。

【主治】温病烦渴，发斑，吐衄，肺热咳嗽，咽喉肿痛，口疮，丹毒，痄腮，痈肿，疮毒，湿热泻痢，夏季热，热痹，肝炎，钩端螺旋体病，蛇咬伤，月经过多。

【用法用量】煎汤，10～30g；或代茶饮。

【宜忌】孕妇忌服。

2. 滇山茶　为山茶科山茶属植物滇山茶的叶和花。

【别名】南山茶、云南茶花。

【性味归经】味苦，性凉。归胃、大肠、肝经。

【功能】凉血止血，解毒止痢。

【主治】吐血，便血，月经过多，刀伤出血，泄泻，痢疾，烫火伤。

【用法用量】煎汤，10～30g。

（三）肉禽类

羊骨　为牛科山羊属动物山羊或绵羊属动物绵羊的骨骼。

【性味归经】味甘，性温。归肾经。

【功能】补肾，强筋骨，止血。

【主治】虚劳羸弱，腰膝无力，筋骨挛痛，耳聋，齿摇，膏淋，白浊，久泻，久痢，月经过多，鼻衄，便血。

【用法用量】煎汤，煮粥，1具。或浸酒；或煅存性入丸、散。

【宜忌】有热者不可食。

（四）水产品

龟甲　为龟科乌龟属动物乌龟的甲壳。

【别名】神屋等。

【性味归经】味咸、甘，性微寒。归肝、肾、心经。

【功能】滋阴潜阳，补肾健骨，补心安神，固经止血。

【主治】阴虚潮热，骨蒸盗汗，头晕目眩，虚风内动，手足蠕动，筋骨痿弱，小儿囟门不合，惊悸失眠，健忘，月经过多，崩中漏下。

【用法用量】煎汤，10～30g，先煎或熬膏；或入丸、散。

【宜忌】脾胃虚寒及孕妇禁服。

（五）其他

1. 湖广草　为唇形科鼠尾草属植物佛光草的全草。

【别名】盐咳药等。

【性味归经】味微苦，性平。

【功能】清肺化痰，调经，止血。

【主治】肺热咳嗽，痰多气喘，吐血，劳伤咳嗽，肾虚腰酸，小便频数，带下，月经过多，或淋沥不断。

【用法用量】煎汤，15～30g；或炖肉服。

2. 大叶花椒　为芸香科花椒属植物蚬壳花椒的果实。

【别名】大花椒、公麒麟、大牛王刺等。

【性味归经】味辛，性温；有小毒。

【功能】散寒止痛，调经。

【主治】疝气痛，月经过多。

【用法用量】煎汤，3～9g。

第五节　带下病

带下有广义与狭义之分。广义带下是由于一些疾病都发生在带脉之下，故称为"带下病"，泛指女性经、带、胎、产、杂病而言。狭义带下又分为生理性带下和病理性带下。生理性带下属于妇女体内的一种阴液，是由胞宫渗润于阴道的色白或透明、无特殊气味的黏液，氤氲之时增多。病理性带下即带下病。带下病是指带下量明显增多或减少，色、质、气味发生异常，或伴全身或局部症状者。带下病分为带下过多、带下过少。带下明显减少者，称为带下过少。

一、带下过多

带下量过多，色、质、气味异常，或伴全身、局部症状者，称为带下过多，又称"下白物""流秽物"等。本病始见于《素问·骨空论》。书中云："任脉为病……女子带下痕聚。"《诸病源候论》明确提出了"带下病"之名，并分"带五色俱下候"。《傅青主女科》认为"带下俱是湿证"，并以五色带下论述其病机及治法。其病因系湿邪为患，而脾肾功能失常是发生的内在条件，感受湿热、湿毒之邪是重要的外在病因。核心病机是任脉不固，带脉失约。

西医妇科疾病如阴道炎、宫颈炎、盆腔炎性疾病等引起的阴道分泌物异常与带下过多临床表现类似者，可参照本病辨证施食。

1. 脾虚证　带下量多，色白，质地稀薄，如涕如唾，无臭味；伴面色萎黄或白，神疲乏力，少气懒言，倦怠嗜睡，纳少便溏；舌体胖质淡，边有齿痕，苔薄白或白腻，脉细缓。饮食以健脾益气、升阳除湿为主。

2. 肾阳虚证　带下量多，色淡，质清稀如水，绵绵不断；面色晦暗，畏寒肢冷，腰背冷痛，小腹冷感，夜尿频，小便清长，大便溏薄；舌质淡，苔白润，脉沉迟。饮食以温肾助阳、涩精止带为主。

3. 阴虚夹湿热证　带下量较多，质稍稠，色黄或赤白相兼，有臭味，阴部灼热或瘙痒；伴五心烦热，失眠多梦，咽干口燥，头晕耳鸣，腰酸腿软；舌质红，苔薄黄或黄腻，脉细数。饮食以滋阴益肾、清热祛湿为主。

4. 湿热下注证　带下量多，色黄或呈脓性，气味臭秽，外阴瘙痒或阴中灼热；伴全身困重乏力，胸闷纳呆，小腹作痛，口苦口腻；小便黄少，大便黏滞难解；舌质红，舌苔黄腻，脉滑数。饮食以清热利湿止带为主。

5. 湿毒蕴结证　带下量多，色黄绿如脓，或五色杂下，质黏稠，臭秽难闻；伴小腹或腰骶胀痛，烦热头昏，口苦咽干，小便短赤或色黄，大便干结；舌质红，苔黄腻，脉滑数。饮食以清热解毒、利湿止带为主。

二、带下过少

带下量少，甚或全无，阴道干涩，伴有全身、局部症状者，称为带下过少。本病首见于《女科证治准绳·赤白带下门》。书中云："带下久而枯涸者濡之。凡大补气血，皆所以濡之。"本病古代记载甚少，今时较为多见。本病的特点为阴道分泌物极少，甚或全无，阴道干涩，影响性生活，严重者外阴、阴道萎缩。其病因多为肝肾亏损，阴精津液亏少，不能润泽阴户；或是瘀血阻滞冲任，阴液不能运达阴窍，导致带下过少。

西医学卵巢早衰、双侧卵巢切除术后、绝经综合征、席汉综合征、盆腔放射治疗后、长期服用某些药物抑制卵巢功能等引起的阴道分泌物过少，可参照本病辨证施食。

1. 肝肾亏损证　带下量少，甚至全无，无臭味，阴部干涩或瘙痒，甚则阴部萎缩，性交涩痛；头晕耳鸣，腰膝酸软，烘热汗出，夜寐不安，小便黄，大便干结；舌红少津，少苔，脉沉细。饮食以滋补肝肾、益精养血为主。

2. 血瘀津亏证　带下量少，阴道干涩，性交疼痛；精神抑郁，烦躁易怒，小腹或少腹疼痛拒按，胸胁、乳房胀痛，经量少或闭经；舌质紫暗，或舌边瘀斑，脉弦涩。饮食以补血益精、活血化瘀为主。

三、推荐食材

（一）菜类

1. 韭子　为百合科葱属植物韭的种子。

【别名】韭菜子。

【性味归经】味辛、甘，性温。归肝、肾经。

【功能】补益肝肾，壮阳固精。

【主治】肾虚阳痿，腰膝酸软，遗精，尿频，尿浊，带下清稀，顽固性呃逆。

【用法用量】煎汤，6~12g；或入丸、散。

【宜忌】阴虚火旺者禁服。

2. 韭根　为百合科葱属植物韭的根。

【别名】韭菜根。

【性味归经】味辛，性温。

【功能】温中，行气，散瘀，解毒。

【主治】里寒腹痛，食积腹胀，蛔虫腹痛，胸痹疼痛，赤白带下，衄血，吐血，漆疮，疮癣，犬咬伤，跌打损伤，盗汗，自汗。

【用法用量】煎汤，鲜者30～60g；或捣汁。

【宜忌】阴虚内热者慎服。

3. 麻叶绣球　为蔷薇科绣线菊属植物绣球绣线菊的根及根皮。

【别名】山茴香。

【性味归经】味辛，性微温。

【功能】活血止痛，解毒祛湿。

【主治】跌打损伤，咽喉肿痛，风湿关节痛，带下，疮毒，湿疹。

【用法用量】煎汤，15～30g；或浸酒。

4. 眼子菜　详见本章第一节。

5. 马齿苋　详见本章第一节。

6. 冬瓜子　为葫芦科冬瓜属植物冬瓜的种子。

【别名】白瓜子等。

【性味归经】味甘，性微寒。归肺、大肠经。

【功能】清肺化痰，消痈排脓，利湿。

【主治】痰热咳嗽，肺痈，肠痈，带下，水肿，淋证。

【用法用量】煎汤，10～15g；或研末服。

【宜忌】脾胃虚寒者慎服。

7. 苋根　详见本章第一节。

8. 狗肝菜　为爵床科狗肝菜属植物狗肝菜的全草。

【别名】天青菜等。

【性味归经】味甘、微苦，性寒。归心、肝、肺经。

【功能】清热，凉血，利湿，解毒。

【主治】感冒发热，热病发斑，吐衄，便血，尿血，崩漏，肺热咳嗽，咽喉肿痛，肝热目赤，小儿惊风，小便淋沥，带下，带状疱疹，痈肿疔疮，蛇犬咬伤。

【用法用量】煎汤，30～60g；或鲜品捣汁。

【宜忌】寒证忌用。

9. 椿白皮　详见本章第一节。

10. 箣苋菜　为苋科苋属植物刺苋的全草或根。

【别名】刺苋。

【性味归经】味甘，性微寒。

【功能】凉血止血，清热利湿，解毒消痈。

【主治】胃出血，便血，痔血，胆囊炎，胆石症，痢疾，湿热泄泻，带下，小便涩痛，咽喉肿痛，湿疹，痈肿，牙龈糜烂，蛇咬伤。

【用法用量】煎汤，9～15g；鲜品，30～60g。

【宜忌】虚痢日久及孕妇忌用。

11. 旱芹　详见本章第一节。

12. 红木耳　详见本章第一节。

13. 山药　为薯蓣科薯蓣属植物山药的块茎。

【别名】山芋、薯蓣等。

【性味归经】味甘，性平。归脾、肺、肾经。

【功能】补脾，养肺，固肾，益精。

【主治】脾虚泄泻，食少浮肿，肺虚咳喘，消渴，遗精，带下，肾虚尿频。外用治痈肿，瘰疬。

【用法用量】煎汤，15～30g，大剂量60～250g；或入丸、散。补阴益肺宜生用，健脾止泻宜炒黄用。

【宜忌】湿盛中满或有实邪、积滞者禁服。

14. 枸杞叶　详见本章第一节。

15. 荠菜花　详见本章第一节。

16. 野花生　为豆科决明属植物决明和小决明的全草或叶。

【别名】决明子、草决明。

【性味归经】味微苦、咸，性平。

【功能】清热明目，解毒利湿。

【主治】急性结膜炎，流感，湿热黄疸，急性、慢性肾炎，带下，瘰疬。

【用法用量】煎汤，9～15g。

17. 盘龙参　为兰科植物盘龙参的根或全草。

【别名】一线香、猪鞭草等。

【性味归经】味甘、苦，性平。归肺、心经。

【功能】益气养阴，润肺止咳，清热解毒。

【主治】病后虚弱，少气乏力，热病，津伤口渴，阴虚内热，咳嗽吐血，头晕，腰痛，遗精，淋浊带下，咽喉肿痛，疮疡痈肿，烫火伤，毒蛇咬伤。

【用法用量】煎汤，9～15g；鲜全草，15～30g。

【宜忌】有湿热瘀滞者忌服。

18. 猪苓　为多孔菌科多孔菌属真菌猪苓的菌核。

【别名】猪茯苓等。

【性味归经】味甘、淡，性平。归脾、肾、膀胱经。

【功能】利水渗湿。

【主治】小便不利，水肿胀满，泄泻，淋浊，带下，脚气浮肿。

【用法用量】煎汤，10～15g；或入丸、散。

【宜忌】无水湿者禁用，以免伤阴。

19. 土瓜　为旋花科鱼黄草属植物土山瓜的块根。

【别名】滇土瓜、红土瓜、土蛋、山土瓜、山红苕、野红苕、山萝卜等。

【性味归经】味甘，性平。红土瓜入脾、胃二经，白者入肺经。

【功能】清热，除湿，止咳，健脾。

【主治】黄疸，肺热咳嗽，便血，乳少，带下，小儿疳积，水火烫伤。

【用法用量】煎汤，12～15g；或生啖。

20. 大脚菇　为牛肝菌科牛肝菌属真菌美味牛肝菌的子实体。

【别名】白牛肝、白牛头等。

【性味归经】味淡，性温。

【功能】祛风散寒，补虚止带。

【主治】风湿痹痛，手足麻木，白带，不孕症。

【用法用量】煎汤，10～30g；鲜品，30～90g。

（二）干果

1. 向日葵根　为菊科向日葵属植物向日葵的根。

【别名】葵花根等。

【性味归经】味甘、淡，性微寒。归胃、膀胱经。

【功能】清热利湿，行气止痛。

【主治】淋浊，水肿，疝气，脘腹胀痛，带下，跌打损伤。

【用法用量】煎汤，9～15g，鲜者加倍；或研末。

2. 龙眼根　为无患子科龙眼属植物龙眼的根或根皮。

【性味归经】味微苦、涩，性平。

【功能】清热利湿，化浊。

【主治】乳糜尿，带下病，湿热痹痛。

【用法用量】煎汤，熬膏。

3. 橡实壳　为壳斗科栎属植物麻栎或辽东栎的壳。

【别名】橡斗壳。

【性味归经】味涩，性温。

【功能】涩肠止泻，止带，敛疮止血。

【主治】赤白下痢，肠风下血，脱肛，带下，崩中，牙疳，疮疡。

【用法用量】煎汤，3～10g；或炒焦研末，每次3～6g。

4. 胡桃叶　为胡桃科核桃属植物胡桃的叶。

【性味归经】味苦、涩，性平。

【功能】收敛止带，杀虫，消肿。

【主治】妇女白带，疥癣，象皮腿。

（三）谷物

1. 荞麦　为蓼科荞麦属植物荞麦的种子。

【别名】花麦等。

【性味归经】味甘、微酸，性寒。归脾、胃、大肠经。

【功能】健脾消积，下气宽肠，解毒敛疮。

【主治】肠胃积滞，泄泻，痢疾，绞肠痧，白浊，带下，自汗，盗汗，疱疹，丹毒，痈疽，发背，瘰疬，烫火伤。

【用法用量】入丸、散；或制面食服。

【宜忌】不宜久服；脾胃虚寒者禁服。

2. 薏苡仁　为禾本科薏苡属植物薏苡的种仁。

【别名】薏仁等。

【性味归经】味甘、淡，性微寒。归脾、胃、肺经。

【功能】利湿健脾，舒筋除痹，清热排脓。

【主治】水肿，脚气，小便淋沥，湿温病，泄泻，带下，风湿痹痛，筋脉拘挛，肺痈，肠痈，扁平疣。

【用法用量】煎汤，10～30g；或入丸、散；浸酒、煮粥、做羹健脾益胃宜炒用；利水渗湿、清热排脓、舒筋除痹均宜生用。

【宜忌】脾虚无湿、大便燥结及孕妇慎用。

3. 薏苡根　为禾本科薏苡属植物薏苡的根。

【别名】五谷根。

【性味归经】味苦、甘，性微寒。

【功能】清热通淋，利湿杀虫。

【主治】热淋，血淋，石淋，黄疸，水肿，白带过多，脚气，风湿痹痛，蛔虫病。

【用法用量】煎汤，15～30g。

【宜忌】孕妇禁服。

（四）花、茶类

1. 鸡冠花　为苋科青葙属植物鸡冠花的花序。

【别名】老来少等。

【性味归经】味甘、涩，性凉。归肝、肾经。

【功能】凉血止血，止带，止泻。

【主治】出血诸证，带下，泄泻，痢疾。

【用法用量】煎汤，9～15g；或入丸、散。

【宜忌】忌鱼腥猪肉。湿滞未尽者，不宜早用。

2. 雪莲花　为菊科风毛菊属植物绵头雪莲花、鼠曲雪莲花、水母雪莲花、三指雪莲花、槲叶雪莲花的带根全草。

【别名】雪莲等。

【性味归经】味甘、微苦，性温。归肝、肾经。

【功能】温肾壮阳，调经止血。

【主治】阳痿，腰膝酸软，女子带下，月经不调，风湿痹证，外伤出血。

【用法用量】煎汤，6～12g；或浸酒。

【宜忌】孕妇忌服；过量可致大汗淋漓。

3. 玫瑰花　为蔷薇科蔷薇属植物玫瑰和重瓣玫瑰的花。

【别名】徘徊花等。

【性味归经】味甘、微苦，性温。归肝、脾经。

【功能】理气解郁，和血调经。

【主治】肝气郁结，脘胁胀痛，乳房作胀，月经不调，痢疾，泄泻，带下，跌打损伤，痈肿。

【用法用量】温饮，30～60g；或浸酒；或熬膏。

【宜忌】阴虚有火者勿用。

4. 冰草　为禾本科赖草属植物赖草的根或全草。

【性味归经】味甘、微苦，性寒。

【功能】清热，利湿，止血。

【主治】感冒，淋病，赤白带下，哮喘，咳嗽带血，鼻衄。

【用法用量】煎汤，30～60g；或作茶饮。

5. 杜鹃花　详见本章第一节。

6. 苏铁花　详见本章第二节。

7. 胡枝子根　为豆科胡枝子属植物胡枝子的根。

【别名】野山豆根。

【性味归经】味甘，性平。

【功能】祛风除湿，活血止痛，止血下带，清热解毒。

【主治】感冒发热，风湿痹痛，跌打损伤，鼻衄，赤白带下，流注肿毒。

【用法用量】煎汤，9～15g；鲜品，30～60g；或炖肉；或浸酒。

8. 槐枝　详见本章第一节。

9. 夜合花　为木兰科木兰属植物夜合花的花。

【别名】合欢花等。

【性味归经】味辛，性温。

【功能】行气祛瘀，止咳止带。

【主治】胁肋胀痛，乳房胀痛，疝气痛，癥瘕，跌打损伤，失眠，咳嗽气喘，白带过多。

【用法用量】煎汤，3～9g。

10. 榆荚仁　为榆科榆属植物榆树的果实或种子。

【别名】榆子、榆钱等。

【性味归经】味苦、微辛，性平。

【功能】健脾安神，清热利水，消肿杀虫。

【主治】失眠，妇女白带，小儿疳瘦，小便不利，水肿，疮癣。

【用法用量】煎汤，10～15g。

（五）肉禽类

1. 雀　详见本章第一节。

2. 鸡肉　详见本章第一节。

3. 猪肝　为猪科猪属动物猪的肝脏。

【性味归经】味甘、苦，性温。归脾、胃、肝经。

【功能】补肝明目，养血健脾。

【主治】肝虚目昏，夜盲，血虚萎黄，小儿疳积，脚气浮肿，水肿，久痢，脱肛，带下。

【用法用量】煮食或煎汤，60~150g；或入丸、散。

4. 牛髓　详见本章第一节。

5. 乌骨鸡　为雉科雉属动物乌骨鸡去羽毛及内脏的全体。

【别名】乌鸡等。

【性味归经】味甘，性平。归肝、肾、肺经。

【功能】补肝肾，益气血，退虚热。

【主治】虚劳羸瘦，骨蒸劳热，消渴，遗精，滑精，久泄久痢，崩中，带下。

【用法用量】煮食适量；或入丸、散。

6. 乌贼鱼肉　详见本章第一节。

7. 蚌肉　为蚌科冠蚌属动物褶纹冠蚌、帆蚌属三角帆蚌和无齿蚌属背角无齿蚌等蚌类的肉。

【别名】含浆、河歪、河蛤蜊。

【性味归经】味甘、咸，性寒。归肝、肾经。

【功能】清热解毒，滋阴明目。

【主治】烦热，消渴，血崩，带下，痔瘘，目赤。

【用法用量】煮食，90~150g。

【宜忌】脾胃虚寒者慎服。

8. 蛤蜊粉　为蛤蜊科蛤蜊属动物四角蛤蜊等的贝壳，经加工制成的粉。

【别名】蛤粉等。

【性味归经】味咸，性寒。归肺、肾、肝经。

【功能】清热，化痰，利湿，软坚。

【主治】胃痛，痰饮喘咳，浮肿，小便不通，遗精，白浊，崩中，带下，痈肿，瘿瘤，烫伤。

【用法用量】煎汤，50~100g；或入丸、散，3~10g。

【宜忌】脾胃虚寒者宜少用，或加益脾胃药同用为宜。

9. 狗骨　详见本章第一节。

10. 猪肚　为猪科猪属动物猪的胃。

【性味归经】味甘，性温。

【功能】补虚损，健脾胃。

【主治】虚劳，咳嗽，脾虚食少，消渴，小便频数，泄泻，遗精，带下，小儿疳积。

【用法用量】煮食，适量；或入丸剂。

【宜忌】外感未清、胸腹痞胀者均忌。

（六）水产品

1. 鳆鱼　为鲍科鲍属动物杂色鲍、皱纹盘鲍、耳鲍、羊鲍的肉。

【别名】鲍鱼。

【性味归经】味甘、咸，性平。

【功能】滋阴清热，益精明目，调经润肠。

【主治】劳热骨蒸，咳嗽，青盲内障，月经不调，带下，小便频数，大便燥结。

【用法用量】煮食或煎汤，适量。

【宜忌】本品体坚难化，脾弱者饮汁为宜。

2. 鱼鳔　详见本章第一节。

3. 牡蛎　详见本章第一节。

4. 龟甲胶　为龟科乌龟属动物乌龟等的甲壳熬成的固体胶块。

【别名】龟板胶等。

【性味归经】味甘、咸，性凉。归肝、肾、心经。

【功能】滋阴，补血。

【主治】阴虚血亏，劳热骨蒸，盗汗，心悸，肾虚腰痛，脚膝痿弱，吐血，衄血，崩漏，带下。

【用法用量】烊化，3～15g。

【宜忌】恶人参；恶沙参；脾胃虚寒、真精冷滑者禁用；阳虚胃弱及消化不良者忌用。

5. 莲子　为睡莲科莲属植物莲的成熟种子。

【别名】藕实、水芝丹、莲实、莲蓬子、莲肉。

【性味归经】味甘、涩，性平。归脾、肾、心经。

【功能】补脾止泻，益肾固精。

【主治】久泻久痢，遗精滑泄，小便不禁，崩漏带下，心神不宁，惊悸，不眠。

【用法用量】煎汤，6～15g；或入丸、散。

【宜忌】中满痞胀、大便燥结者禁服。

6. 鳖肉　详见本章第一节。

7. 淡菜　详见本章第一节。

（七）水果

1. 沙枣　为胡颓子科胡颓子属植物沙枣、东方沙枣和坚果沙枣的成熟果实。

【别名】四味果等。

【性味归经】味酸、微甘，性凉。

【功能】养肝益肾，健脾调经。

【主治】肝虚目眩，肾虚腰痛，脾虚腹泻，消化不良，带下，月经不调。

【用法用量】煎汤，15～30g。

2. 酸石榴　详见本章第一节。

3. 阳桃根　为酢浆草科阳桃属植物阳桃的根或根皮。

【性味归经】味酸、涩，性平。

【功能】祛风除湿，行气止痛，涩精止带。

【主治】风湿痹痛，骨节风，瘫痪不遂，慢性头风，心胃气痛，遗精，白带。

【用法用量】煎汤，15～30g（鲜品加倍）；或浸酒。

（八）其他

1. 牛至　为唇形科牛至属植物牛至的全草。

【别名】小叶薄荷等。

【**性味归经**】味辛、微苦，性凉。

【**功能**】解表，理气，清暑，利湿。

【**主治**】感冒发热，中暑，胸膈胀满，腹痛吐泻，痢疾，黄疸，水肿，带下，小儿疳积，麻疹，皮肤瘙痒，疮疡肿痛，跌打损伤。

【**用法用量**】煎汤，3～9g，大剂量用至15～30g；或泡茶。

【**宜忌**】表虚汗多者禁服。

2. 牛奶子　详见本章第一节。

3. 蛇婆子　为梧桐科蛇婆子属植物蛇婆子的根和茎。

【**别名**】满地毯、仙人撒网等。

【**性味归经**】味辛、微甘，性平。

【**功能**】祛风利湿，解毒消肿。

【**主治**】风湿痹痛，咽喉肿痛，带下，乳痈，痈疽，瘰疬。

【**用法用量**】煎汤，10～30g；或炖肉服。

4. 芡实　为睡莲科芡属植物芡的种仁。

【**别名**】鸡头实等。

【**性味归经**】味甘、涩，性平。归脾、肾经。

【**功能**】固肾涩精，补脾止泻。

【**主治**】遗精，白浊，带下，小便不禁，大便泄泻。

【**用法用量**】煎汤，15～30g；或入丸、散，亦可适量煮粥食。

【**宜忌**】大小便不利者禁服；食滞不化者慎服。

5. 芡实根　为睡莲科芡属植物芡的根。

【**别名**】鸡头根等。

【**性味归经**】味咸、甘，性平。

【**功能**】散结止痛，止带。

【**主治**】疝气疼痛，无名肿毒，白带。

【**用法用量**】煎汤，30～60g；或煮熟食。

6. 咸秋石　为食盐的人工锻制品。

【**性味归经**】味苦、咸。

【**功能**】滋阴涩精，清心降火。

【**主治**】骨蒸劳热，虚劳咳嗽，遗精，赤白带下，暑热心烦，口疮，咽喉肿痛。

【**用法用量**】研末，每次1.5～4.5g，每日两次；或入丸、散。

【**宜忌**】水肿患者慎服。

四、推荐食方

1. 玉粉丹

【**方剂来源**】《小儿卫生总微论方》。

【**组成**】牡蛎粉（研）四两，干姜粉末（炮）二两。

【**用法**】上为末，面糊为丸，如麻子大。每服一二十丸，米饮送下，不拘时候。

【**适应证**】寒淋，膏淋，下痢；妇人带下。

2. 猪膏煎

【方剂来源】《普济方》。

【组成】清酒五合，煎成猪膏三合。

【用法】上以缓火煎汁沸，适寒温，顿服。

【适应证】赤白带下。

3. 地黄益母汤

【方剂来源】《圣济总录》。

【组成】生地黄汁、益母草汁。

【用法】上药各取半盏，同煎至七分，每三五次。

【适应证】妇人血伤不止，兼赤白带下。

4. 韭子丸

【方剂来源】《圣济总录》。

【组成】韭子（净拣）七升。

【用法】上以醋汤煮千百沸，取出焙干，旋炒令作油麻香，为末，炼蜜为丸，如梧桐子大。每服二十丸，加至三十丸，空腹温酒送下。

【适应证】肾脏虚冷，腰胯酸疼，腿膝冷痹，夜多小便，梦寐遗泄，日渐羸弱，面无颜色；女人恶露，赤白带下。

5. 神仙服蒺藜子延年方

【方剂来源】《太平圣惠方》。

【组成】蒺藜子三斗。

【用法】上不限州土，不问黑白，但取坚实者，舂去刺，净簸采拣，蒸一炊久，晒干，捣为细散。每服三钱，以酒水或清水调下，服后以三五匙饭压之，每日两次。

【适应证】一切风气，野鸡痔恶疮癣，男子阴汗疝气，妇人发乳带下。

6. 益母丸

【方剂来源】《惠直堂经验方》。

【组成】益母草四十斤（熬成膏约三斤），真龟胶（蛤粉炒）一斤，白当归二斤，川芎一斤（俱蒸熟）。

【用法】上药三味为末，入益母膏为丸，每丸重三钱，晒干，瓷瓶收贮。胎动不安，蕲艾汤送下；催生，砂仁三钱煎汤送下；产后血块痛，红花汤送下；血晕，山楂汤送下；虚脱及血崩，人参汤送下；产后痰多，昏乱不知人事，醋炒红花汤送下；月水先期，或一月两次，或恹恹不息，人参、条芩、杜仲汤送下；月水过期，非红非紫，桃仁红花汤送下；赤带用赤鸡冠花，白带用白鸡冠花煎汤送下；血枯，红花汤送下；膏淋，黄连、人参汤送下；吐血，黄芩、侧柏汤送下；便血，地榆汤送下；虚损，熟地黄、白芍、陈皮汤送下；阴虚，潮热往来，沙参汤送下；骨痛，地骨皮汤送下；男人白浊，三角酸煎汤送下；梦遗，茯神、杜仲、白鸡冠汤送下；脚跟肿，皮脱出水，牛膝汤送下；心痛，桃仁汤送下；血虚头痛，川芎、白芍汤送下；腰痛，杜仲汤送下；腰痛胁胀，气冲胸塞，芍药、杜仲汤送下。

【适应证】难产，产后血气痛，血晕，血崩虚脱，产后痰多，昏乱不知人事，月经先期或过期，赤白带下，血枯，膏淋，吐血，便血，虚损，阴虚潮热，骨痛，白浊，梦遗，足跟痛，心痛，血虚头痛，腰痛胁胀，气冲胸塞。

7. 菟丝子粥

【方剂来源】《药粥疗法》。

【组成】菟丝子30～60g（新鲜者可用60～120g），粳米二两，白糖适量。

【用法】先将菟丝子洗净后捣碎，或用新鲜菟丝子捣烂，加水煎取汁，去清后，入米煮粥，粥将成时加入白糖，稍煮即可。分早晚两次服食，7～10天为1个疗程。

【适应证】肝肾不足所致的腰膝酸痛，腿脚软弱无力，阳痿，遗精，早泄，小便频数，尿有余沥，头晕眼花，视物不清，耳鸣耳聋；妇人带下病，习惯性流产。

8. 解带散

【方剂来源】《医略六书》。

【组成】当归二两，苍术（炒）一两，白芍（炒）一两半，香附（醋炒）二两，茯苓、牡丹皮各一两，白术（炒）二两，川芎一两，甘草五钱。

【用法】上为散。每服三钱，空腹米饮调下。

【适应证】湿热白带。

9. 平补固真丹

【方剂来源】《本草纲目》卷十二引《乾坤生意》。

【组成】金州苍术（刮净），一斤（分作四份：一份川椒一两炒，一份破故纸一两炒，一份茴香、食盐各一两炒，一份川楝肉一两炒，取净术为末），白茯苓末二两，酒洗当归末二两。

【用法】酒煮面糊为丸，如梧桐子大。每服五十丸，空腹盐、酒送下。

【适应证】元脏久虚，遗精白浊；妇人赤白带下，崩漏。

10. 玉仙散

【方剂来源】《古今医鉴》。

【组成】干姜（炒）一两，香附（炒）一两，白芍（炒）一两，甘草（生）五钱。

【用法】上为末。每服三钱，空腹黄酒送下。

【适应证】赤白带下，属寒者。

11. 石脂散

【方剂来源】《朱氏集验方》。

【组成】赤芍药（炒）四两，干姜、香附子各二两。

【用法】上为细末。每服三钱，空腹酒下；如带赤冷，用陈米饮下，煎阿胶艾汤尤妙。

【适应证】白冷精带下，阴挺脱出，或青黑黄白，腹下攻痛，胸闷，头旋眼晕，耳聋，痰上壅。

12. 归脾汤

【方剂来源】《正体类要》。

【组成】白术、当归、白茯苓、黄芪（炒）、龙眼肉、远志、酸枣仁（炒）各一钱，木香五分，甘草（炙）三分，人参一钱。

【用法】加生姜、大枣，水煎服。

【适应证】思虑伤脾，发热体倦，失眠少食，怔忡惊悸，自汗盗汗，吐血下血，妇女月经不调，赤白带下，以及虚劳、中风、厥逆、癫狂、眩晕等见有心脾血虚者。血小板减少性紫癜、神经衰弱、脑外伤综合征、子宫功能性出血等属于心脾血虚者。

13. 地骨皮汤

【方剂来源】《女科秘要》。

【组成】地骨皮、当归、川芎、知母、麦冬各一钱，甘草五分。

【用法】空腹服。

【适应证】妇人肥盛，肠胃多痰，壅滞经络，血闭带下。

14. 芎䓖汤

【方剂来源】《备急千金要方》。

【组成】芎䓖、干地黄、黄芪、芍药、吴茱萸、甘草各二两，当归、干姜各三两。

【用法】上㕮咀，以水一斗，煮取三升，分三服。

【适应证】带下、漏血不止；月水不调，崩中暴下，腰重里急，淋沥不断。

15. 解带利湿汤

【方剂来源】《辨证录》。

【组成】白果、茯苓各一两，泽泻、车前子、炒栀子各二钱。

【用法】水煎服。

【适应证】妇人任脉湿热，带下色黄。

16. 固阴煎

【方剂来源】《景岳全书》。

【组成】人参适量，熟地黄三五钱，山药（炒）二钱，山茱萸一钱半，远志（炒）七分，炙甘草一二钱，五味子十四粒，菟丝子（炒香）二三钱。

【用法】水二盅，煎至七分，食远温服。

【适应证】肝肾两亏，遗精滑泄，带下崩漏，胎动不安，产后恶露不止，妇人阴挺。

17. 和经汤

【方剂来源】《元和纪用经》。

【组成】白芍药二两，赤芍药一两，干姜半两，当归七钱半。

【用法】上为末，若豆米粒。每服三方寸匕，水二升，以文火煎至半，取清汁，温服，每日四次。

【适应证】妇人赤白带下。

18. 姜芍散

【方剂来源】《仙拈集》。

【组成】干姜（炒黑）五钱，白芍（酒炒）二两。

【用法】上为末。每服二钱，空腹米饮调下。

【适应证】赤白带下，不论新久。

19. 椒朴丸

【方剂来源】《医方类聚》卷二一〇引《施圆端效方》。

【组成】川椒（去目，炒出汗）二两，苍术（去皮，酒浸，晒干）、干姜（切）各四两，厚朴（切细，与姜同炒）二两。

【用法】上为细末，酒糊为丸，如梧桐子大。每服三十丸，食前温酒送下。

【适应证】妇人血海虚冷，脐腹痛，崩漏，赤白带下；男子肾虚，下元久弱。

20. 锁精丸

【方剂来源】《女科指掌》。

【组成】补骨脂、白茯苓、五味子、青盐各等份。

【用法】上为末，酒糊为丸，每服五十丸，空腹服。

【适应证】妇人带下。

21. 滋血疏肝汤

【方剂来源】《中医妇科治疗学》。

【组成】当归二钱，白芍三钱，熟地黄二钱，山萸肉二钱，青皮一钱半，生麦芽五钱，郁李仁四钱。

【用法】水煎，温服。

【适应证】带下色青，日久不愈，肝肾两虚，月经延后、量少质薄，头晕，目眩耳鸣，时有盗汗，咽喉燥痛，腰膝酸软，大便干燥。

第六节　妊娠恶阻

妊娠恶阻是指妊娠早期出现严重的恶心呕吐，头晕厌食，甚则食入即吐，又称"妊娠呕吐""子病""病儿""阻病"等。本病是妊娠早期常见的病证之一，以恶心呕吐、头重眩晕、厌食为特点，若仅见恶心择食，偶有吐涎等，不作病论。治疗及时，护理得法，多数患者可迅速康复，预后大多良好。本病最早见于《金匮要略·妇人妊娠病脉证并治》："妇人得平脉，阴脉小弱，其人渴，不能食，无寒热，名妊娠，桂枝汤主之。"《诸病源候论·妊娠恶阻候》首次提出恶阻病名。本病的主要发病机制是冲气上逆，胃失和降。

西医学妊娠剧吐可参照本病辨证施食。

一、辨证分型

1. 胃虚证　妊娠早期，恶心呕吐，甚则食入即吐；脘腹胀闷，不思饮食，头晕体倦，怠惰思睡；舌淡，苔白，脉缓滑无力。饮食以健胃和中、降逆止呕为主。

2. 肝热证　妊娠早期，呕吐酸水或苦水；胸胁满闷，嗳气叹息，头晕目眩，口苦咽干，渴喜冷饮，便秘溲赤；舌红，苔黄燥，脉弦滑数。饮食以清肝和胃、降逆止呕为主。

3. 痰滞证　妊娠早期，呕吐痰涎；胸膈满闷，不思饮食，口中淡腻，头晕目眩，心悸气短；舌淡胖，苔白腻，脉滑。饮食以化痰除湿、降逆止呕为主。

二、推荐食材

（一）菜类

紫苏叶　为唇形科紫苏属植物紫苏和野紫苏的叶或嫩枝叶。

【**别名**】苏叶等。

【**性味归经**】味辛，性温。归肺、脾、胃经。

【**功能**】散寒解表，行气化痰，安胎，解鱼蟹毒。

【**主治**】风寒表证，咳嗽痰多，胸脘胀满，恶心呕吐，腹痛吐泻，胎气不和，妊娠恶阻，食鱼蟹中毒。

【**用法用量**】煎汤，5~10g。

【**宜忌**】阴虚、气虚及温病者慎服。

（二）花、茶类

梅花　为蔷薇科杏属植物绿萼梅的花蕾。

【**别名**】白梅花、绿萼梅、绿梅花。

【**性味归经**】味苦、微甘、微酸，性凉。归肝、胃、肺经。

【**功能**】疏肝解郁，开胃生津，化痰。

【**主治**】肝胃气痛，胸闷，梅核气，暑热烦渴，食欲不振，妊娠呕吐，瘰疬痰核，痘疹。

【**用法用量**】煎汤，2~6g；或入丸、散。

（三）水果

1. 柠檬　为芸香科柑橘属植物黎檬或柠檬的果实。

【**别名**】柠果等。

【**性味归经**】味酸、甘，性凉。归胃、肺经。

【**功能**】生津解暑，和胃安胎。

【**主治**】胃热伤津，肺燥咳嗽，中暑烦渴，食欲不振，脘腹痞胀，妊娠呕吐。

【**用法用量**】绞汁饮或生食。

2. 酸角　为豆科酸豆属植物酸豆的果实。

【**别名**】酸饺等。

【**性味归经**】味甘、酸，性凉。

【**功能**】清热解暑，和胃消积。

【**主治**】中暑，食欲不振，小儿疳积，妊娠呕吐，便秘。

【**用法用量**】煎汤，15~30g；或熬膏。

三、推荐食方

1. 芦根汤

【**方剂来源**】方出《备急千金要方》卷二，名见《活人书》卷十九。

【**组成**】生芦根一升，知母四两，青竹茹三两，粳米五合。

【**用法**】上㕮咀。以水五升，煮取二升半，稍稍饮之。

【**适应证**】妊娠头痛壮热，心烦呕吐，不下食。

2. 人参白术散

【方剂来源】《全生指迷方》。

【组成】白术一两，人参半两，丁香一分，炙甘草一分。

【用法】上为末。每服三钱，水一盏，加生姜三片，同煎至七分，去滓，食前温服。

【适应证】妊娠恶阻，恶闻食臭，但嗜一物，或大吐，时吐清水。

3. 木香丸

【方剂来源】《校注妇人良方》。

【组成】木香二钱，白术（炒）、人参、白茯苓各等份。

【用法】上为末，面糊为丸，如绿豆大，每服三四十丸，热水送下。

【适应证】妊娠脾胃虚弱，饮食不消，肚腹膨胀，或呕吐泄泻。

4. 生姜散

【方剂来源】《圣济总录》。

【组成】干生姜一分，姜黄、陈橘皮（去白，焙）、白芷、白术、甘草（炙）各半两。

【用法】上为散。每服二钱匕，用粥饮调下，不拘时候。

【适应证】妊娠呕逆，不下食。

5. 安胎和气饮

【方剂来源】《女科切要》。

【组成】白芍、木香、益智仁、砂仁、香附、紫苏、甘草。

【用法】加葱，水煎服。

【适应证】妊娠头晕恶心，不喜饮食，六脉浮紧。

6. 麦门冬粥

【方剂来源】《圣济总录》。

【组成】生麦门冬（去心，净洗，切碎，研烂，绞取汁）一合，白粳米（净淘）二合，薏苡仁（拣净，去土）一合，生地黄（肥者四两，净洗切碎研烂，绞汁）三合，生姜汁一合。

【用法】以水三盏，先煮煎粳米、薏苡仁二味，令百沸，次下地黄、麦门冬、生姜三汁相和，煎成稀粥，空腹温服。如呕逆未定，晚后更煮食之。

【适应证】妊娠胃反，呕逆不下食。

7. 理中汤

【方剂来源】《广嗣纪要》。

【组成】人参、白术各一钱，炙甘草三分，干姜五分，藿香叶五分。

【用法】水一盏半，加姜汁一匙服。

【适应证】妊娠吐清水，同食物出者。

8. 苦梗散

【方剂来源】方出《太平圣惠方》卷七十七，名见《女科秘旨》。

【组成】桔梗一两。

【用法】上锉细。以水一中盏，加生姜半分，煎至六分，去渣温服，不拘时候。

【适应证】妊娠中恶，心腹痛。

第七节　胎漏、胎动不安

胎漏是指妊娠期阴道少量流血，时出时止，或淋沥不断，而无腰酸、腹痛、小腹坠胀者，亦称"漏胎"或"胞漏"。胎动不安是指妊娠期间出现腰酸、腹痛、小腹下坠，或伴有阴道少量流血者，又称"胎气不安"。"胞漏"之名首载于晋代《脉经·平妊娠胎动血分水分吐下腹痛证》，其指出"妇人有漏下者……有妊娠下血者，假令妊娠腹中痛，为胞漏……"胎动不安之名最早见于《诸病源候论》。胎漏、胎动不安主要发病机理是冲任气血失调，胎元不固。而胎漏以气虚、血虚兼见血热、肾虚、血瘀更多见。胎漏、胎动不安虽病名不同，但临床难以截然分开，更由于两者病因、治则、转归、预后等基本相同，故一并论述。

西医学妊娠早期的先兆流产、妊娠中晚期的前置胎盘出血可参照本病辨证施食。

一、辨证分型

1. 肾虚证　妊娠期腰膝酸软，腹痛下坠，或伴有阴道少量流血，色淡暗，或曾屡孕屡堕；或伴头晕耳鸣，小便频数，夜尿多；舌淡，苔白，脉沉滑尺弱。饮食以固肾安胎、佐以益气为主。

2. 气血虚弱证　妊娠期阴道少量下血，腰酸，小腹空坠而痛，或伴有阴道少量流血，色淡红，质稀薄；或神疲肢倦，面色㿠白，心悸气短；舌质淡，苔薄白，脉滑无力。饮食以益气养血、固冲安胎为主。

3. 血热证

（1）实热证　妊娠期腰酸、小腹灼痛，或伴有阴道少量流血，色鲜红或深红，质稠；渴喜冷饮，小便短黄，大便秘结；舌红，苔黄而干，脉滑数或弦数。饮食以清热凉血、固冲止血为主。

（2）虚热证　妊娠期腰酸、小腹灼痛，或伴有阴道少量流血，色鲜红，质稀；或伴心烦不安，五心烦热，咽干少津，便结溺黄；舌红少苔，脉细数。饮食以滋阴清热、养血安胎为主。

4. 血瘀证　宿有癥积，孕后常有腰酸，下腹刺痛，阴道不时流血，色暗红，或妊娠期不慎跌仆闪挫，或劳力过度，或妊娠期手术创伤，继之腰酸腹痛，胎动下坠或阴道少量流血；大小便正常；舌暗红，或有瘀斑，苔薄，脉弦滑或沉弦。饮食以活血化瘀、补肾安胎为主。

5. 湿热证　妊娠期腰酸腹痛，阴道少量流血，或淋沥不尽，色暗红；或伴有低热起伏，小便黄赤，大便黏；舌质红，苔黄腻，脉滑数或弦数。饮食以清热利湿、补肾安胎为主。

二、推荐食材

（一）菜类

1. 菟丝子　为旋花科菟丝子属植物菟丝子的种子。

【别名】菟丝实等。

【性味归经】味辛、甘，性平。归肝、肾、脾经。

【功能】补肾益精，养肝明目，固胎止泻。

【主治】腰膝酸痛，遗精，阳痿，早泄，不育，消渴，淋浊，遗尿，目昏耳鸣，胎动不安，流产，泄泻。

【用法用量】煎汤，6～15g；或入丸、散。

【宜忌】阴虚火旺、强阳不痿及大便燥结者禁服。

2. 南瓜蒂　为葫芦科南瓜属植物南瓜的瓜蒂。

【性味归经】味苦、微甘，性平。

【功能】解毒，利水，安胎。

【主治】痈疽肿毒，疔疮，烫伤，疮溃不敛，水肿腹水，胎动不安。

【用法用量】煎汤，15～30g；或研末。

3. 紫苏叶　为唇形科紫苏属植物紫苏和野紫苏的叶或嫩枝叶。

【别名】苏叶等。

【性味归经】味辛，性温。归肺、脾、胃经。

【功能】散寒解表，行气化痰，安胎，解鱼蟹毒。

【主治】风寒表证，咳嗽痰多，胸脘胀满，恶心呕吐，腹痛吐泻，胎气不和，妊娠恶阻，食鱼蟹中毒。

【用法用量】煎汤，5～10g。

【宜忌】阴虚、气虚及温病者慎服。

（二）谷物

赤小豆芽　为豆科豇豆属植物赤小豆或赤豆的芽。

【性味归经】味甘，性微凉。

【功能】清热解毒，止血，安胎。

【主治】肠风便血，肠痈，赤白痢疾，妊娠胎漏。

【用法用量】煎汤，9～15g；或入散剂；或鲜品炒熟食用。

（三）肉禽类

1. 鸡子　为雉科雉属动物家鸡的卵。

【别名】鸡卵、鸡蛋。

【性味归经】味甘，性平。

【功能】滋阴润燥，养血安胎。

【主治】热病烦闷，燥咳声哑，目赤咽痛，胎动不安，产后口渴，小儿疳痢，疟疾，烫伤，皮肤瘙痒，虚人赢弱。

【用法用量】煮、炒，1～3枚；或生服；或沸水冲；或入丸剂。

【宜忌】性质凝滞，如胃中有冷痰积饮者，脾脏冷滑、常泄泻者，胸中有宿食、积滞未清者俱勿宜用。

2. 鸡肝　为雉科雉属动物家鸡的肝脏。

【性味归经】味甘，性温。归肝、肾、脾经。

【功能】补肝肾，明目，消疳，杀虫。

【主治】肝虚目暗，目翳，夜盲，小儿疳积，妊娠胎漏，小儿遗尿，妇人阴蚀。

【用法用量】煎汤，适量；或入丸、散。

（四）水产品

1. 鳢鱼　为鳢科鳢属动物乌鳢的肉。

【别名】黑鱼。

【性味归经】味甘，性凉。归脾、胃、肺、肾经。

【功能】补脾益胃，利水消肿。

【主治】身面浮肿，妊娠水肿，湿痹，脚气，产后乳少，习惯性流产，肺痨体虚，胃脘胀满，肠风及痔疮下血，疥癣。

【用法用量】煮食或火上烤熟食，250～500g；研末，每次10～15g。

【宜忌】有疮者不可食。

2. 鲈鱼　为鮨科真鲈属动物鲈鱼的肉。

【别名】花鲈。

【性味归经】味甘，性平。

【功能】益脾胃，补肝肾。

【主治】脾虚泻痢，消化不良，疳积，百日咳，水肿，筋骨萎弱，胎动不安，疮疡久不愈合。

【用法用量】煮食，60～240g；或作鲙食。

【宜忌】多食发疟癣及疮肿，不可与乳酪同食。

3. 鲤鱼皮　为鲤科鲤属动物鲤的皮。

【性味归经】味甘，性平。

【功能】安胎，止血。

【主治】胎动不安，胎漏，骨鲠。

【用法用量】煎汤；或烧灰，适量。

（五）其他

1. 碧桃干　为蔷薇科桃属植物桃或山桃的幼果。

【别名】桃干。

【性味归经】味酸、苦，性平。归肺、肝经。

【功能】敛汗涩精，活血止血，止痛。

【主治】盗汗，遗精，心腹痛，吐血，妊娠下血。

【用法用量】煎汤，6～9g；或入丸、散。

2. 蜂蜡　为蜜蜂科蜜蜂属动物中华蜜蜂等分泌的蜡质，经人工精制而成的块状物。

【别名】蜜蜡。

【性味归经】味甘、淡，性平。归脾、胃、大肠经。

【功能】解毒，生肌，止痢，止血。

【主治】痈疽发背，疮疡，痢疾，胎动漏下。

【用法用量】熔化和服，5～10g；或入丸剂。

【宜忌】湿热痢初起者禁服。

3. 阿胶 为马科动物驴的皮去毛后熬制而成的胶块。

【别名】驴皮胶等。

【性味归经】味甘，性平。归肝、肺、肾经。

【功能】补血止血，滋阴润肺。

【主治】血虚眩晕，吐血，衄血，便血，血痢，妊娠下血，崩漏，虚烦失眠，肺虚燥咳。

【用法用量】烊化兑服，5～10g；炒阿胶可入汤剂或丸、散。

【宜忌】脾胃虚弱、消化不良者慎服。

三、推荐食方

1. 葱豉安胎汤

【方剂来源】《外台秘要》卷三十三引《删繁方》。

【组成】香豉（熬）一升，葱白（切）一升，阿胶（炙）二两。

【用法】上切，以水三升，煮二物，取一升，去滓，下阿胶更煎，胶烊服，一日一夕可服三四剂。

【适应证】妇人妊娠，胎动不安。

2. 神效散

【方剂来源】《是斋百一选方》卷十八引钱季毅方，名见《医方类聚》卷二二四引《胎产救急方》。

【组成】缩砂仁（去膜，熨斗内略炒）。

【用法】上为细末。每服二钱，温酒调下；不饮酒人，米饮调下，或盐汤亦得。

【适应证】伤损胎动，痛不可忍，漏胎下血，崩暴下血。

3. 养胎饮

【方剂来源】《医学类聚》卷二二七引《吴氏集验方》。

【组成】熟地黄。

【用法】上为末。每服二钱，食后温酒调下。

【适应证】胎漏。

4. 养胎饮

【方剂来源】《不知医必要》。

【组成】当归三钱，白芍（酒炒）一钱五分，白术（饭蒸）、杜仲（盐水炒）各三钱，熟地黄四钱。

【用法】水煎服。

【适应证】血不养胎，胎动不安。

5. 菟丝子粥

【方剂来源】《药粥疗法》。

【组成】菟丝子30～60g（新鲜者可用60～120g），粳米二两，白糖适量。

【用法】先将菟丝子洗净后捣碎，或用新鲜菟丝子捣烂，加水煎取汁，去清后，入米煮粥，粥将成时加入白糖，稍煮即可。分早晚两次服食，7～10天为1个疗程。

【适应证】肝肾不足所致的腰膝酸痛，腿脚软弱无力，阳痿，遗精，早泄，小便频数，尿有余沥，头晕眼花，视物不清，耳鸣耳聋；妇人带下病，习惯性流产。

6. 一母丸

【方剂来源】《医方类聚》卷二二四引《管见良方》。

【组成】知母。

【用法】上为细末，炼蜜为丸，如鸡头子大，温酒嚼下。

【适应证】妊娠腹痛，如欲产；难产及子烦，妊娠胎动不安，产后小户痛不可忍。

7. 万安丸

【方剂来源】《普济方》。

【组成】知母。

【用法】上为细末，以枣肉为丸，每服一丸，细嚼。

【适应证】妊娠因服药致胎动不安，有似虚损，不得卧者。

8. 竹皮汤

【方剂来源】《肘后备急方》。

【组成】青竹茹二升。

【用法】以水三升，煮令五六沸，然后绞去滓温服之。

【适应证】时病交接劳复，瘴气，妊娠心痛，胎动不安，妇人月水不断。

9. 二黄散

【方剂来源】《保命集》。

【组成】生地黄、熟地黄各等份。

【用法】上为细末。

【适应证】胎漏下血，内热晡热，头疼头晕，烦躁作渴，胁肋胀痛。

10. 芎归汤

【方剂来源】《万病回春》。

【组成】当归尾、川芎各五钱。

【用法】上锉一剂，好酒煎，入童便一盏，同煎服。

【适应证】胎漏下血不止，或心腹痛。

11. 地黄散

【方剂来源】《备急千金要方》。

【组成】干地黄四两，干姜二两。

【用法】上药治下筛，每服方寸匕，酒送下，一日二三次。

【适应证】妇人血少气寒，胎漏腹痛。

12. 朱砂散

【方剂来源】《郑氏家传女科万金方》。

【组成】白术、砂仁（炒）、阿胶（蛤粉炒成珠）各三两。

【用法】加条芩五钱，蒲黄斟酌加。每服二钱，艾汤调下。

【适应证】胎漏下血。

13. 止漏散

【方剂来源】《女科百问》。

【组成】熟地黄四两，干姜二两。

【用法】上为细末。每服二钱，空腹米饮调下。

【适应证】妊娠胞漏。

14. 当归散

【方剂来源】《太平圣惠方》。

【组成】当归、阿胶、甘草、人参各一两。

【用法】上为散，每服四钱，以水一中盏，加葱白七寸，煎至六分，去滓温服，不拘时候。

【适应证】妊娠血气不调，胎上逼心，烦闷疲劳，或心腹疼痛，胎动不安。

15. 安奠二天汤

【方剂来源】《傅青主女科》。

【组成】人参（去芦）、熟地黄（酒蒸）、白术（土炒）各一两，芍药（炒）五钱，炙甘草一钱，山茱萸（蒸，去核）五钱，杜仲（炒黑）三钱，枸杞子二钱，扁豆（炒，去皮）五钱。

【用法】水煎服。

【适应证】妊娠脾肾亏损，带脉无力，小腹作痛，胎动不安，如有下坠之状。

16. 固阴煎

【方剂来源】《景岳全书》。

【组成】人参适量，熟地黄三五钱，山药（炒）二钱，山茱萸一钱半，远志（炒）七分，炙甘草一二钱，五味子十四粒，菟丝子（炒香）二三钱。

【用法】水二盅，煎至七分，食远温服。

【适应证】肝肾两亏，遗精滑泄，带下崩漏，胎动不安，产后恶露不止，妇人阴挺。

17. 娱亲汤

【方剂来源】《辨证录》。

【组成】熟地黄、白术各一两，甘草一钱，人参、杜仲、山药各五钱。

【用法】水煎服。

【适应证】妇人脾肾两亏，小腹作痛，胎动不安，如下坠之状。

18. 解悬汤

【方剂来源】《辨证录》。

【组成】白芍、当归各一两，炒栀子三两，枳壳五分，砂仁三粒，白术五钱，人参一钱，茯苓、薄荷各三钱。

【用法】水煎服。一剂闷痛除，二剂子悬定，三剂全安。去栀子多服数剂，尤妙。

【适应证】妇人怀抱忧郁，肝气不通，以至胎动不安，两胁闷痛，如子上悬。

19. 甘草汤

【方剂来源】《圣济总录》。

【组成】甘草（炙令赤）、阿胶（炙令燥）各一两，生干地黄（焙）半两。

【用法】上为粗末。每服三钱匕，水一盏，煎至七分，去滓温服。

【适应证】妊娠猝下血，胎动不安，或连腰腹痛。

20. 四君归芍汤

【方剂来源】《叶氏女科》。

【组成】人参、白术（蜜炙）、茯苓、炙甘草、当归、白芍（炒）各一钱。

【用法】加生姜三片、大枣两枚，水煎服。

【适应证】妊娠血少，不能养胎，腹痛喜按，脉无力。

21. 阿胶粥

【方剂来源】《圣济总录》。

【组成】阿胶（捣碎，炒令黄燥，捣为末）一两，糯米半斤。

【用法】上两味，先取糯米煮作粥，令熟，下阿胶搅匀，温食。

【适应证】妊娠胎动不安。

22. 地黄散

【方剂来源】《备急千金要方》。

【组成】干地黄。

【用法】以三指撮，酒送下，不过三服。

【适应证】漏胞，妊娠血下不止。

23. 四物汤

【方剂来源】《理伤续断方》。

【组成】白芍药、川当归、熟地黄、川芎各等份。

【用法】每服三钱，水一盏半，煎至七分，空腹热服。

【适应证】血虚，面色萎黄，眩晕失眠，唇淡，舌淡脉弱；妇女营血虚滞，月经不调，痛经，闭经，崩漏；妊娠胎动不安，产后恶露不下；各科疾病属于血虚或血行不畅者。

24. 神验胎动方

【方剂来源】《张文仲方》引《徐王药方》（见《外台秘要》卷三十三）。

【组成】当归六分，川芎四分。

【用法】上切，以水四升，酒三升半，煮取三升，分三服。若胎死即出。血上心腹满者，如汤沃雪。

【适应证】妊娠伤胎，胎动不安，腹痛出血，或子死腹中；产后血虚，恶露不绝，血崩，发热；金疮跌打损伤失血过多，血晕。

25. 芎归人参散

【方剂来源】《外台秘要》。

【组成】川芎、川当归、人参、阿胶（炒）各等份，大枣（掰）十二个。

【用法】上切，以水三升，酒四升，合煮取二升米，分三服。五日一剂，频服三四剂。

【适应证】胎漏腹痛。

第八节 子肿、子晕、子痫

子肿是指妊娠中晚期，面目、肢体发生肿胀者，亦称"妊娠肿胀"。若出现头目晕眩，状若眩冒，甚至眩晕欲厥者，称为"子晕""妊娠眩晕""子眩"。若妊娠晚期、临产时，或新产后，突然发生眩晕倒仆，昏不知人，两目上视，牙关紧闭，四肢抽搐，全身强直，须臾醒，醒后复发，甚或昏迷不醒者，称为"子痫"，亦称"妊娠痫证""子冒"。子肿、子晕、子痫虽为不同病证，但三者在病因病机及疾病演变上有相互内在的联系，故归属一类疾病进行论述。本病的主要病机为脾虚、肾虚或气滞，导致水湿痰聚发为子肿；阴虚阳亢，或痰浊上扰，发为子晕；若子肿、子晕进一步发展，肝风内动，痰火上扰，发为子痫。

西医学的妊娠期高血压疾病根据不同阶段的临床表现，可参照本类疾病进行辨证施食。

一、子肿

子肿始见于《金匮要略方论·妇人妊娠病脉证并治》。书中云"妊娠有水气，身重小便不利，洒淅恶寒，起即头眩，葵子茯苓散主之。"

西医学之妊娠期高血压疾病出现水肿，可参照本病辨证施食。子肿辨证时需辨明水病和气病，病在有形之水，皮薄，色白而光亮，按之凹陷难起；病在无形之气，皮厚而色不变，随按随起。病在脾者，以四肢、面目浮肿为主；病在肾者，面浮肢肿，下肢尤甚。

1. 脾虚证　妊娠数月，面浮肢肿，甚则遍身俱肿，皮薄光亮，按之凹陷；脘腹胀满，气短懒言，口中淡腻，食欲不振，小便短少，大便溏薄；舌体胖嫩，边有齿痕，苔白润，脉沉缓。饮食以健脾除湿、行水消肿为主。

2. 肾阳虚证　妊娠数月，面浮肢肿，下肢尤甚，按之没指；头晕耳鸣，腰酸无力，下肢逆冷，心悸气短，小便不利，面色晦暗；舌淡，苔白润，脉沉迟。饮食以补肾温阳、化气行水为主。

3. 气滞证　妊娠数月，肢体肿胀，始肿两足，渐及于腿，皮色不变，压痕不显；头晕胀痛，胸胁胀满，饮食减少；舌暗红，苔白滑或腻，脉弦或滑。饮食以理气行滞、化湿消肿为主。

二、子晕

子晕始见于《陈素庵妇科补解·胎前杂症门》。云："妊娠头眩目晕，忽然视物不明……风火相搏，伤血动胎，热甚则头旋目晕，视物不明。"

西医学的妊娠期高血压疾病等引起的眩晕，可参照本病辨证施食。

1. 阴虚肝旺证　妊娠中晚期，头目眩晕，视物模糊；心中烦闷，颧赤唇红，口燥咽干，手足心热，甚或猝然昏倒；舌红，苔少，脉弦细数。饮食以滋阴补肾、平肝潜阳为主。

2. 脾虚肝旺证　妊娠中晚期，头晕眼花；头胀而重，面浮肢肿，胸闷欲呕，胸胁胀满，纳差便溏；舌红，苔白腻，脉弦滑。饮食以健脾利湿、平肝潜阳为主。

三、子痫

子痫始见于《诸病源候论·妇人妊娠诸候》。云："体虚受风，而伤太阳之经，停滞经络，后复遇寒湿相搏，发则口噤背强，名之为痉。妊娠而发者闷冒不识人，须臾醒，醒复发，亦是风伤太阳之经作痉也。亦名子痫，亦名子冒也。"

西医学的妊娠高血压疾病中的子痫可参照本病辨证施食。

1. 肝风内动证　妊娠晚期，或临产时及新产后头痛眩晕，突然昏仆不知人，两目上吊，牙关紧闭，四肢抽搐，腰背反张，时作时止，或良久不醒；手足心热，颧赤息粗；舌红或绛，苔无或花剥，脉弦细而数或弦劲有力。饮食以养阴清热、平肝息风为主。

2. 痰火上扰证　妊娠晚期，或临产时及新产后头痛胸闷，突然昏仆不知人，两目上吊，牙关紧闭，口流涎沫，面浮肢肿，息粗痰鸣，四肢抽搐，腰背反张，时作时止；舌红，苔黄腻，脉弦滑而数。饮食以清热开窍、豁痰息风为主。

四、推荐食材

钩藤　为茜草科钩藤属植物钩藤、华钩藤、大叶钩藤的带钩茎枝。

【别名】钓藤、吊藤、钩藤钩子。

【性味归经】味甘、微苦，性微寒。归肝、心包经。

【功能】息风止痉，清热平肝。

【主治】小儿惊风、夜啼，热盛动风，子痫，肝阳眩晕，肝火头胀痛，伤寒头痛壮热，鼻衄不止。

【用法用量】煎汤，6～30g；不宜久煎；或散剂。

【宜忌】脾胃虚寒者慎服。

五、推荐食方

1. 全生白术散

【方剂来源】《胎产秘书》。

【组成】人参一钱，白术二钱，茯苓皮八分，甘草三分，当归二钱，川芎六分，紫苏、陈皮各四分，生姜三片。

【用法】水煎服。

【适应证】妊娠脾胃虚弱所致子肿，面目虚浮，四肢有水气。

2. 清神汤

【方剂来源】《万氏妇人科》。

【组成】人参、白术、茯苓、炙黄芪、炙甘草、麦冬、当归身各等份。

【用法】生姜、大枣为引，水煎，食远服。兼服寿星丸。

【备注】《胎产心法》有白芍。

【适应证】子痫，气虚夹痰夹火；孕妇忽然眩晕猝倒，口噤不能言，状如中风，须臾即醒，醒而复发。

3. 乌梅四物汤

【方剂来源】《医门八法》。

【组成】大乌梅（去骨）五个，当归身（炒）五钱，白芍（醋炒）三钱，生地黄、熟地黄各三钱。

【用法】水煎服。

【适应证】痢后阴虚，或潮热，或自汗者；噎证服独梅汤，噎减而怒亦减，阴血津液不足者；头痛阴亏血虚，烦热内热，遇热痛甚者；妊娠子烦、子悬、子痫、子嗽、子淋阴血不足，肝气不调者。

第九节　产后缺乳

产后缺乳是指哺乳期内产妇乳汁甚少，甚或无乳可下，又称"乳汁不足""乳汁不行"。本病的特点是产妇哺乳期完全无乳或乳汁甚少，不足以喂养婴儿。《诸病源候论》最早列有"产后乳无汁候"，书云："妇人手太阳、少阴之脉，下为月水，上为乳汁……既产则水血俱下，津液暴竭，经血不足者，故无乳汁也。"本病的特点是产妇哺乳期完全无乳或乳汁甚少，不足以喂养婴儿。其病机是乳汁化源不足，无乳可下；或乳汁运行受阻，乳不得下。

西医学产后缺乳、泌乳过少等可参照本病辨证施食。

一、辨证分型

1. 气血虚弱证　产后乳少，甚或全无，乳汁清稀，乳房柔软，无胀感；面色少华，倦怠乏力，神疲食少；舌质淡，苔薄白，脉细弱。饮食以补气养血、佐以通乳为主。

2. 肝郁气滞证　产后乳少，甚或全无，乳汁浓稠，乳房胀硬、疼痛；胸胁胀满，情志抑郁，食欲不振；舌质正常，苔薄黄，脉弦或弦数。饮食以疏肝解郁、通络下乳为主。

二、推荐食材

（一）菜类

1. 南瓜子　为葫芦科南瓜属植物南瓜的种子。

【别名】南瓜仁。

【性味归经】味甘，性平。归大肠经。

【功能】杀虫，下乳，利水消肿。

【主治】绦虫，蛔虫，血吸虫，钩虫，蛲虫病，产后缺乳，产后手足浮肿，百日咳，痔疮。

【用法用量】煎汤，30~60g；研末或制成乳剂。

2. 土瓜　详见本章第五节。

3. 莱菔叶　为十字花科莱菔属植物莱菔的基生叶。

【别名】萝卜叶、莱菔菜、萝卜缨、莱菔甲、莱菔英。

【性味归经】味辛、苦，性平。

【功能】消食理气，清肺利咽，散瘀消肿。

【主治】食积气滞，脘腹痞满，呃逆，吐酸，泄泻，痢疾，咳痰，喑哑，咽喉肿痛，乳房胀痛，乳汁不通，外治损伤瘀肿。

【用法用量】煎汤，10~15g；或研末；或鲜叶捣汁。

4. 丝瓜根　为葫芦科丝瓜属植物丝瓜的根。

【性味归经】味甘、微苦，性寒。

【功能】活血通络，清热解毒。

【主治】偏头痛，腰痛，痹证，淋证，乳少，乳痈，鼻炎，鼻窦炎，喉风肿痛，肠风下血，痔漏。

【用法用量】煎汤，3~9g；鲜品，30~60g；或烧存性研末。

5. 野洋参 为报春花科报春花属植物滇北球花报春的根。

【别名】报春花根。

【性味归经】味甘、辛，性微温。

【功能】补虚，消疳，通乳。

【主治】虚劳咳嗽，病后体虚，小儿疳积，乳汁不下。

【用法用量】煎汤，9~30g。

6. 小鸦葱 为菊科鸦葱属植物矮鸦葱的根。

【别名】鸦葱。

【性味归经】味甘、微苦，性寒。

【功能】清热利湿，解毒消痈，下乳。

【主治】湿热泻痢，小便淋涩，痈肿疔毒，乳痈，乳汁不下。

【用法用量】煎汤，15~30g。

7. 莴苣 为菊科山莴苣的茎和叶。

【别名】莴苣菜、生菜、千金菜、莴笋、莴菜。

【性味归经】味苦、甘，性凉。归胃、小肠经。

【功能】利尿，通乳，清热解毒。

【主治】小便不利，尿血，乳汁不通，虫蛇咬伤，沙虱水肿毒。

【用法用量】煎汤，30~60g。

【宜忌】多食昏人眼，有目疾者忌服。

8. 丝瓜 详见本章第一节。

9. 玉米须 为禾本科玉蜀黍属植物玉蜀黍的花柱和柱头。

【别名】玉麦须等。

【性味归经】味甘、淡，性平。归肾、胃、肝、胆经。

【功能】利尿消肿，清肝利胆。

【主治】水肿，淋证，白浊，消渴，黄疸，胆囊炎，胆石症，高血压病，乳汁不通。

【用法用量】适量，煎汤。

10. 地梢瓜 为萝藦科白前属植物地梢瓜或细叶白前的全草。

【别名】女青等。

【性味归经】味甘，性平。

【功能】清虚火，益气，生津，下乳。

【主治】虚火上炎，咽喉疼痛，气阴不足，神疲健忘，虚烦口渴，头昏失眠，产后体虚，乳汁不足。

【用法用量】煎汤，15～30g；或鲜果嚼服。

11. 南瓜根　为葫芦科南瓜属植物南瓜的根。

【性味归经】味甘、淡，性平。

【功能】利湿热，通乳汁。

【主治】湿热淋证，黄疸，痢疾，乳汁不通。

【用法用量】煎汤，15～30g；鲜品加倍。

12. 蘑菇　为伞菌科伞菌属（黑伞属）真菌双孢蘑菇及四孢蘑菇的子实体，尤以菌蕾为佳。

【别名】蘑菰。

【性味归经】味甘，性平。归肠、胃、肺经。

【功能】健脾开胃，平肝提神。

【主治】饮食不消，纳呆，乳汁不足，高血压病，神倦欲眠。

【用法用量】煎汤，6～9g；鲜品，150～180g。

【宜忌】气滞者慎服；脾虚较甚者需注意用量。

13. 丝瓜络　为葫芦科丝瓜属植物丝瓜成熟果实的维管束。

【性味归经】味甘，性凉。归肺、肝、胃经。

【功能】通经活络，解毒消肿。

【主治】胸胁肿痛，热痹，筋脉拘挛，乳汁不通，肺热咳嗽，水肿腹水，痈肿疮毒，乳痈，湿疹。

【用法用量】煎汤，5～15g；或烧存性研末，每次1.5～3g。

14. 刺瓜　为萝藦科鹅绒藤属植物刺瓜的全草或果实。

【别名】山苦瓜等。

【性味归经】味甘、淡，性平。

【功能】益气，下乳，解毒。

【主治】神经衰弱，慢性胃炎，慢性肾炎，乳汁不足，疮疖。

【用法用量】煎汤，15～30g。

（二）干果

野牡丹子　详见本章第一节。

（三）谷物

1. 凉薯　为豆科豆属植物豆薯的块根。

【别名】地瓜、凉瓜、草瓜茹、葛瓜、葛薯、土萝卜、沙葛、地萝卜。

【性味归经】味甘，性微凉。

【功能】清肺生津，利尿通乳，解酒毒。

【主治】肺热咳嗽，肺痈，中暑烦渴，消渴，乳少，小便不利。

【用法用量】生吃，120～250g；或煮食；或绞汁。

2. 豌豆　为豆科豌豆属植物豌豆的种子。

【别名】寒豆、青豆、雪豆等。

【性味归经】味甘，性平。归脾、胃经。

【功能】和中下气，通乳利水，解毒。

【主治】消渴，吐逆，泻痢腹胀，霍乱转筋，乳少，脚气水肿，疮痈。

【用法用量】煎汤，60~125g；或煮食。

【宜忌】多食发气痰。

（四）肉禽类

1. 驴阴茎　为马科驴属动物驴的雄性外生殖器。

【别名】驴鞭。

【性味归经】味甘、咸，性温。

【功能】补肾壮阳，强筋壮骨。

【主治】阳痿阴冷，筋骨酸软，骨结核，骨髓炎，妇女乳汁不通。

【用法用量】煎汤，9~15g；或入丸、散。

2. 猪胰　为猪科猪属动物猪的胰脏。

【性味归经】味甘，性平。

【功能】益肺，补脾，润燥。

【主治】肺痿咳嗽，肺胀喘急，咯血，脾虚下痢，乳汁不通，手足皲裂，糖尿病。

【用法用量】适量煮食或煎汤。

【宜忌】多食损阳。

3. 鸡肉　详见本章第一节。

4. 猪蹄　为猪科猪属动物猪的蹄。

【别名】猪四足。

【性味归经】味甘、咸，性平。归胃经。

【功能】补血，润肤，通乳，托疮。

【主治】虚劳羸瘦，产后乳少，面皱少华，痈疽疮毒。

【用法用量】煎汤或煮食，适量。

5. 獐肉　为鹿科獐属动物獐的肉。

【性味归经】味甘，性温。

【功能】补虚，祛风。

【主治】久病虚损，消渴，乳少，口僻，腰腿痹痛。

【用法用量】煮食，100~200g。

【宜忌】不可与虾、生菜、梅、李果食之，皆病人。

6. 狗蹄　为犬科犬属动物狗的蹄。

【别名】狗四足。

【性味归经】味酸，性平。

【功能】补虚通乳。

【主治】妇女产后乳少。

【用法用量】适量，煮食。

7. 羊肉　为牛科山羊属动物山羊或绵羊属动物绵羊的肉。

【性味归经】味甘，性热。归脾、胃、肾经。

【功能】温中暖肾，益气补虚。

【主治】虚寒泻痢。

【用法用量】煮食或煎汤，125～250g；或入丸剂。

【宜忌】外感时邪或有宿热者禁服；孕妇不宜多食。

（五）水产品

1. 章鱼　为章鱼科蛸属动物真蛸、长蛸等的肉。

【别名】章举、络蹄等。

【性味归经】味甘、咸，性平。

【功能】养血通乳，解毒，生肌。

【主治】血虚经行不畅，产后缺乳，疮疡久溃。

【用法用量】煎汤，30～60g；鲜品150g。

【宜忌】荨麻疹史者不宜服。

2. 虾　为长臂虾科沼虾属动物日本沼虾等的全体或肉。

【性味归经】味甘，性微温。归肝、胃、肾经。

【功能】补肾壮阳，通乳，托毒。

【主治】肾虚阳痿，产妇乳少，麻疹透发不畅，阴疽，恶核，丹毒，臁疮。

【用法用量】煮食或炒食。

【宜忌】湿热泻痢、痈肿热痛、疥癣瘙痒者慎服。

3. 荡皮参　为海参科海参属动物玉足海参（去内脏）的全体。

【别名】乌参。

【性味归经】味甘、咸，性温。

【功能】补肾养血，催乳，止血。

【主治】虚弱劳怯，产后乳少，肠燥便秘，外伤出血。

【用法用量】煮食，适量。

4. 鳢鱼　详见本章第七节。

5. 鮧鱼　为鲇科鲇属动物鲇鱼的全体或肉。

【别名】鳀、鲶鱼、粘鱼等。

【性味归经】味甘，性平。

【功能】滋阴补虚，健脾开胃，下乳，利尿。

【主治】虚损羸弱，脾胃不健，消化不良，产后乳少，水肿，小便不利。

【用法用量】煮食，250g。

【宜忌】不可与牛肝合食，令人患风多噎；不可多食；不可与荆芥同食。

6. 鲫鱼　为鲤科鲫鱼属动物鲫鱼的肉。

【别名】鲋鱼、鲫瓜子等。

【性味归经】味甘，性平。归脾、胃、大肠经。

【功能】健脾和胃，利水消肿，通血脉。

【主治】脾胃虚弱，纳少反胃，产后乳汁不行，痢疾，便血，水肿，痈肿，瘰疬，牙疳。

【用法用量】适量，煮食；或煅研入丸、散。

【宜忌】忌猪肝，泻痢忌之，多食动火。

7. 石首鱼　为石首鱼科黄鱼属动物大黄鱼和小黄鱼的肉。

【别名】黄花鱼等。

【性味归经】味甘、咸，性平。归胃、肝、肾经。

【功能】益气养胃，补肾明目。

【主治】病后、产后体虚，乳汁不足，肾虚腰痛，水肿，视物昏花。

【用法用量】煮食或炖食。

【宜忌】患风疾、痰疾、疮疡者慎用。

8. 青蟹　为梭子蟹科青蟹属动物锯缘青蟹的全体。

【别名】朝蟹。

【性味归经】味咸，性寒。

【功能】化瘀，利尿，补虚。

【主治】产后腹痛，乳汁不足，体虚水肿。

【用法用量】蟹肉煮食，每次 1 只；壳研末。

9. 蛸蛑　详见本章第三节。

10. 带鱼　为带鱼科带鱼属动物带鱼的肉、鳞、油。

【别名】海刀鱼等。

【性味归经】味甘，性平。

【功能】补虚，解毒，止血。

【主治】病后体虚，产后乳汁不足，疮疖痈肿，外伤出血。

【用法用量】鱼肉煎汤或炖服，150～250g；或蒸食其油；或烧存性研末。

【宜忌】不宜多食。

11. 鲤鱼　为鲤科鲤属动物鲤的肉或全体。

【别名】赤鲤鱼。

【性味归经】味甘，性平。归脾、肾、胃、胆经。

【功能】健脾和胃，下气利水，通乳，安胎。

【主治】胃痛，泄泻，水湿肿满，小便不利，脚气，黄疸，止渴；生者主水肿脚满，下气。

【用法用量】蒸汤或煮食，100～240g。

【宜忌】风热者慎用。

（六）水果

1. 波罗蜜核中仁　为桑科波罗蜜属植物木波罗的种仁。

【别名】木波罗果仁。

【性味归经】味甘、香、微酸，性平。

【功能】益气，通乳。

【主治】产后脾虚气弱，乳少或乳汁不行。

【用法用量】煎汤，60～120g。

2. 无花果　为桑科无花果属植物无花果的果实。

【别名】蜜果。

【性味归经】味甘，性凉。归肺、胃、大肠经。

【功能】清热生津，健脾开胃，解毒消肿。

【主治】咽喉肿痛，燥咳声嘶，乳汁稀少，肠热便秘，食欲不振，消化不良，泄泻，痢疾，痈肿，癣疾。

【用法用量】煎汤，9～15g，大剂量可用至30～60g；或生食鲜果1～2枚。

【宜忌】中寒者忌食。

3. 甜橙　为芸香科柑橘属植物甜橙的果实。

【别名】黄果、橙子等。

【性味归经】味辛、微苦，性微温。归厥阴肝经。

【功能】疏肝行气，散结能乳，解酒。

【主治】肝气郁结致胁肋疼痛，脘腹胀满，产妇乳汁不通，乳房结块，醉酒。

【用法用量】干品研细末，6g；或鲜品适量，捣汁。

4. 椰子　为棕榈科椰子属植物椰子的种子。

【性味归经】味微甘、辛，性平。

【功能】补脾益肾，催乳。

【主治】脾虚水肿，腰膝酸软，产妇乳汁缺少。

【用法用量】煎汤，6～15g。

5. 番木瓜　为番木瓜科番木瓜属植物番木瓜的果实。

【别名】木瓜、石瓜等。

【性味归经】味甘，性平。

【功能】消食，下乳，除湿通络。

【主治】消化不良，胃及十二指肠溃疡疼痛，乳汁稀少，风湿痹痛，肢体麻木，湿疹，烂疮，肠道寄生虫病，蜈蚣咬伤。

【用法用量】煎汤，9～15g；或鲜品生食。

6. 黄蜀葵子　为锦葵科秋葵属植物黄蜀葵的种子。

【性味归经】味甘，性寒、滑。

【功能】利水通淋，消肿解毒，下乳。

【主治】淋证，水肿，便秘，痈肿，跌打损伤，乳汁不通。

【用法用量】煎汤，10～15g；或研末，2～5g。

【宜忌】孕妇忌服。

7. 八爪瓜　为木通科牛姆瓜属植物五风藤、宽叶八月瓜和小花八月瓜的果实。

【别名】牛腰子果、八月果等。

【性味归经】味苦，性寒。

【功能】清热利湿，行气活血。

【主治】小便短赤，淋浊，水肿，风湿痹痛，跌打损伤，乳汁不通，疝气痛，睾丸炎。

【用法用量】煎汤，3～9g。

（七）其他

1. 黑脂麻　为胡麻科胡麻属植物芝麻的黑色种子。

【别名】脂麻、黑芝麻等。

【性味归经】味甘，性平。归肝、脾、肾经。

【功能】养血益精，润肠通便。

【主治】肝肾精血不足所致的头晕耳鸣，腰脚痿软，须发早白，肌肤干燥，肠燥便秘，妇人乳少，痈疮湿疹，瘰疬，烫火伤，痔疮。

【用法用量】煎汤，9～15g；或入丸、散。

【宜忌】便溏者慎服。

2. 鸡蛋参　为桔梗科党参属植物鸡蛋参和松叶鸡蛋参的根。

【别名】鸡嗉子等。

【性味归经】味甘、微苦，性微温。

【功能】补气养血，润肺生津。

【主治】贫血，自汗，乳汁稀少，肺虚咳嗽，神经衰弱，疝气。

【用法用量】煎汤，15～30g；或炖肉服。

三、推荐食方

1. 麦蘖散

【方剂来源】《妇人良方》。

【组成】大麦芽（炒黄）不拘多少。

【用法】上为末。每服三钱，沸汤调下，与粥间服。

【适应证】产后五七日不大便；产后发热，乳汁不通及膨，无子当消者。

2. 茴香粥

【方剂来源】《寿世青编》。

【组成】小茴香（炒）。

【用法】煎汤，去滓，入米煮粥食之。

【宜忌】茴香粥属散寒止痛性药粥，一切实热病证及阴虚火旺者，不可选食。

【适应证】疝气，脘腹胀满，睾丸肿胀偏坠，胃寒呕吐，食欲减退，鞘膜积液，阴囊象皮肿，乳汁缺乏。

3. 独胜散

【方剂来源】《证类本草》卷十九引《简要济众方》。

【组成】白丁香半两。

【用法】上为散。每服一钱匕，温酒调下，不拘时候。

【适应证】吹乳初觉，身热头痛寒热，胸乳肿硬。

4. 猪肝羹

【方剂来源】《医方类聚》卷二三八引《食医心鉴》。

【组成】猪肝（切）一具，红米一合。

【用法】上加葱白、盐、豉等，以肝如常法做羹食，或做粥。

【**适应证**】妇女产后乳汁不下。

5. 猪蹄粥

【**方剂来源**】《医方类聚》卷二三八引《食医心鉴》。

【**组成**】猪蹄一具，白米半升。

【**用法**】上煮令烂，取肉切，投米煮粥，着盐、酱、葱白、椒、姜，和食之。

【**适应证**】产后虚损，乳汁不下。

6. 落花生粥

【**方剂来源**】《药粥疗法》引《粥谱》。

【**组成**】落花生（不去红衣）45g，米二两，冰糖适量，也可加入怀山药30g，或加百合15g。

【**用法**】先将花生洗净后捣碎，加入粳米、山药片或百合片，同煮为粥，待粥将成时，放入冰糖稍煮即可。

【**适应证**】肺燥干咳，少痰或无痰，脾虚反胃，贫血，产后乳汁不足。

7. 地黄膏

【**方剂来源**】《济阳纲目》。

【**组成**】生地黄（酒洗净）。

【**用法**】上用水五六碗，入铜砂锅内慢火煮干三分之二，用布绞去汁，将滓捣烂，又用水三碗再熬减大半，又以布绞尽，如此三次，将汁通和一处，入好蜜以甘苦得中为度，用文武火熬至滴水不散，似稀糊样，取起置冷地上一些，出火毒，以瓷罐收贮，或加当归等份。

【**适应证**】血虚生疮，肌肤燥痒，自汗，遗精便多，妇人乳少。

8. 润燥饮

【**方剂来源**】《医略六书》。

【**组成**】麦门冬（去心）一斤。

【**用法**】蒸晒为末。每服二钱。

【**适应证**】乳汁不出，脉涩洪者。

9. 通脉汤

【**方剂来源**】《达生篇》。

【**组成**】黄芪（生用）一两，当归五钱，白芷五钱。

【**用法**】七孔猪蹄一对，煮汤，吹去浮油，煎药一大碗服之。覆面睡，即有乳。或未效，再一服，无不通矣。新产无乳者，不用猪蹄，只用水一半，酒一半煎服。

【**适应证**】乳少或无乳。

10. 四物白通汤

【**方剂来源**】《医方简义》。

【**组成**】生地黄四钱，当归（酒洗）五钱，川芎三钱，赤芍二钱，白芷一钱，生香附二钱。

【**用法**】加葱管三茎，水、酒各半煎服，或加通草三钱。

【**适应证**】乳汁不通。

第十节　产后恶露不绝

产后血性恶露持续 10 天以上，仍淋沥不尽者，称为"产后恶露不绝"，又称"产后恶露不尽""产后恶露不止"。本病始见于《金匮要略·妇人产后病脉证并治》。《诸病源候论·产后崩中恶露不尽候》明确了本病的病因病机为"风冷搏于血""虚损""内有瘀血"所致，对瘀血治疗提出"不可断之，断之终不断"的观点。《医宗金鉴·妇科心法要诀》提出根据恶露的色、质、气味辨虚实的原则。产后恶露不绝的发病机制主要为胞宫藏泻失度，冲任不固，气血运行失常。

西医学因产后子宫复旧不全、胎盘胎膜残留、子宫内膜炎所致晚期产后出血及中期妊娠引产、人工流产、药物流产后表现为恶露不尽者，均可参照本病辨证施食。

一、辨证分型

1. 气虚证　产后恶露过期不止，量多，色淡红，质稀，无臭味；面色㿠白，精神倦怠，四肢无力，气短懒言，小腹空坠；舌淡，苔薄白，脉缓弱。饮食以益气摄血固冲为主。

2. 血热证　产后恶露过期不止，量较多，色鲜红，质黏稠；口燥咽干，面色潮红；舌红苔少，脉细数无力。饮食以养阴清热、凉血止血为主。

3. 血瘀证　产后恶露过期不止，淋沥量少，或突然量多，色暗有块，或伴小腹疼痛拒按，块下痛减；舌紫暗，或有瘀点，苔薄，脉弦涩。饮食以活血化瘀、理血归经为主。

二、推荐食材

（一）菜类

芸薹子　为十字花科芸薹属植物油菜的种子。

【别名】油菜籽。

【性味归经】味辛、甘，性平。归肝、肾经。

【功能】活血化瘀，消肿散结，润肠通便。

【主治】产后恶露不尽，瘀血腹痛，痛经，肠风下血，血痢，风湿关节肿痛，痈肿丹毒，乳痈，便秘，粘连性肠梗阻。

【用法用量】煎汤，5～10g；或入丸、散。

【宜忌】血虚者禁用；无瘀滞及肠滑者忌用。

（二）谷物

1. 红曲　为曲霉科红曲霉属真菌红曲霉寄生在粳米上而成的红曲米。

【别名】红米等。

【性味归经】味甘，性温。归肝、脾、大肠经。

【功能】活血化瘀，健脾消食。

【主治】产后恶露不尽，瘀滞腹痛，跌打损伤，食积饱胀，赤白下痢。

【用法用量】煎汤，6~15g；或入丸、散。

【宜忌】脾阴不足、内无瘀血者慎服。

2. 木豆　为豆科木豆属植物木豆的种子。

【别名】观音豆、三叶豆、豆蓉等。

【性味归经】味辛、涩，性平。

【功能】利湿，消肿，散瘀，止血。

【主治】风湿痹痛，跌打肿痛，衄血，便血，产后恶露不尽，水肿，黄疸型肝炎。

【用法用量】煎汤，10~15g；或研末。

（三）水果

山楂　详见本章第二节。

（四）其他

赤沙糖　为禾本科甘蔗属植物甘蔗茎中的液汁，经精制而成的赤色结晶体。

【别名】红糖等。

【性味归经】味甘，性温。归肝、脾、胃经。

【功能】补脾缓肝，活血散瘀。

【主治】产后恶露不行，口干呕哕，虚羸寒热。

【用法用量】开水、酒或药汁冲，10~15g。

【宜忌】湿热中满者及儿童慎服。

三、推荐食方

1. 归术保产汤

【方剂来源】《寿世保元》。

【组成】当归（酒洗）一钱五分，川芎、白芍（酒洗）、熟地黄（酒蒸）、白术（去芦，炒）各一钱，甘草（炙）三分，白茯苓（去皮）一钱，陈皮八分，干姜（炒黑）八分，香附米（童便炒）一钱。

【用法】上锉一剂。加生姜三片、大枣一枚，水煎，温服。

【适应证】产后气血虚损，脾胃怯弱，或恶露不行，或去血过多，或饮食失节，或怒气相冲，以致发热恶寒，自汗口干，心烦喘急，心腹疼痛，头眩眼黑，耳鸣，及不语昏愦，不省人事。

2. 四物汤

【方剂来源】《理伤续断方》。

【组成】白芍药、川当归、熟地黄、川芎各等份。

【用法】每服三钱，水一盏半，煎至七分，空腹热服。

【适应证】血虚，面色萎黄，眩晕失眠，唇淡，舌淡脉弱；妇女营血虚滞，月经不调，痛经，闭经，崩漏；妊娠胎动不安，产后恶露不下；以及各科疾病属于血虚或血行不畅者。

3. 生化汤

【方剂来源】《景岳全书》卷六十一引《钱氏方》。

【组成】当归五钱，川芎二钱，甘草（炙）五分，焦姜三分，桃仁（去皮尖双仁）

十粒，熟地黄（一方无熟地黄）三钱。

【用法】上㕮咀。水二盅，加大枣两枚，煎八分，温服。

【适应证】产后恶露不行，小腹冷痛。现用于产后子宫复旧不良，产后子宫收缩痛，小产后胎盘残留，人工流产后出血不止，子宫肌瘤，子宫肥大症，宫外孕等。

4. 生地黄饮

【方剂来源】《圣济总录》。

【组成】生地黄汁半大盏，桂（去粗皮）半两，黄芪（锉）三分，麦门冬（去心，微炒）三分，当归（切，焙）半两，甘草（炙）半两。

【用法】上药除地黄外，粗捣筛。每服三钱匕，水一盏，煎至六分，去滓，入地黄汁一合，更煎数沸，温服。

【适应证】产后有热，恶露未尽。

5. 加味生化汤

【方剂来源】《冯氏锦囊·杂症》。

【组成】当归（去芦）三钱，川芎一钱，桃仁（不去皮尖，捣）十三粒，干姜（炒）一钱，牛膝二钱，炙甘草六分，红花（酒洗）三分，肉桂（去皮）六分。

【用法】加枣一枚，水煎服。

【适应证】产后腹痛甚而恶露不行者。

6. 芎桂散

【方剂来源】《产宝诸方》。

【组成】生地黄（竹刀切）、生姜各四两，川芎、肉桂、芍药各半两。

【用法】上为末，每服一钱，温酒调下，每日三次。

【适应证】妇人月娠恶露不止。

7. 芎归安心汤

【方剂来源】《顾氏医经》。

【组成】当归、川芎、生地黄、人参、牡丹皮、生蒲黄各适量，干荷叶一片。

【用法】水煎服。

【适应证】正产败血攻心，发热，恶露不行，狂言呼叫，甚则奔走登高。

8. 固阴煎

【方剂来源】《景岳全书》。

【组成】人参适量，熟地黄三五钱，山药（炒）二钱，山茱萸一钱半，远志（炒）七分，炙甘草一二钱，五味子十四粒，菟丝子（炒香）二三钱。

【用法】水二盅，煎至七分，食远温服。

【适应证】遗精滑泄，带下崩漏，胎动不安，产后恶露不止，妇人阴挺。

9. 桃仁煎

【方剂来源】《医略六书》。

【组成】桃仁三钱，当归三钱，赤芍钱半，桂心钱半，砂糖（炒黑）三钱。

【用法】水煎，去滓温服。

【适应证】产后恶露不尽，脉弦滞涩。

10. 益母草汤

【方剂来源】《古今医彻》。

【组成】益母草一钱五分，川芎五分，山楂一钱半，当归、杜仲（盐水炒）、牛膝、牡丹皮、香附（醋炒）、茯苓、广皮、炒熟砂仁末各一钱。

【用法】加生姜一片，水煎服。

【适应证】产后恶露未尽，腹疼痛者。

11. 清热通瘀汤

【方剂来源】《中医妇科治疗学》。

【组成】生地黄四钱，赤芍、当归尾、牡丹皮、桃仁各二钱，郁李仁三钱。

【用法】水煎服。

【适应证】产后恶露甚少，或点滴俱无，腹痛拒按，兼见面赤唇红，口干舌燥，便秘，脉弦数。

12. 益母草散

【方剂来源】《妇人良方》。

【组成】益母草（开花时采，阴干）。

【用法】上为细末。每服二钱，空腹温酒调下，1日3次。

【适应证】妇人赤白恶露下不止，久不愈。

13. 益母草膏

【别名】坤膏、坤草膏。

【方剂来源】《全国中药成药处方集》（吉林方）。

【组成】益母草若干。

【用法】于端午日采紫花方茎之益母草，连根洗净，于石臼内捣烂，以布滤取浓汁，入砂锅中，文武火熬成膏，如砂糖色为度。用遮光瓶装或瓷缸存贮。每服一匙，用红糖水冲下；或用黄酒冲下。

【适应证】经血不调，恶露不尽。

14. 一味通瘀饮

【方剂来源】《古方汇精》。

【组成】丹参六钱。

【用法】每取两钱，煎减一小盏，和入童便、淡酒各半小杯，更加姜汁一滴，每早服一次，三次为度。

【适应证】小产后恶露不行，小腹胀痛。

15. 蒲醋丸

【方剂来源】《女科指掌》。

【组成】真蒲黄（炒）。

【用法】上为末，熬米醋为丸。每服五十丸，米饮送下。

【适应证】产后恶露不绝；产后污血未尽，新血又虚，腹痛尪羸。

16. 蒲醋引子

【方剂来源】《普济方》。

【组成】真蒲黄不拘多少。

【用法】熬米醋令稠，和药成膏。每服一弹子大，食前醋汤化开服，月内每日一二服。

【适应证】新产及一切恶露与血积。

17. 芎归汤

【方剂来源】《普济方》。

【组成】川芎、当归各等份。

【用法】上将芎、归各半斤哎咀，于瓦器内用水浓煎，不拘时候多少温服。余芎、归各一斤半，锉作大块，用香炉慢火逐旋烧烟，安在患者面桌子下，要烟气直上不绝，令患者低头伏在桌子上，将口鼻及病乳常吸烟气，直候用此一料药尽，看病证如何。或未全安，或略缩减，再用一料，如前法煎服及烧烟熏吸必安，如此二料已尽，虽两乳略缩上而不能复旧者，用冷水磨蓖麻子一粒，于头顶心上涂，片时即洗去，则全安矣。

【适应证】乳悬，产后恶露不下，腹痛；或下血太多，眩晕；或妊娠胎动，腹痛下血。

18. 神验胎动方

【方剂来源】《张文仲方》引《徐王药方》（见《外台秘要》卷三十三）。

【组成】当归六分，川芎四分。

【用法】上切，以水四升，酒三升半，煮取三升，分三服。若胎死即出。血上心腹满者，如汤沃雪。

【适应证】妊娠伤胎，胎动不安，腹痛出血，或子死腹中；产后血虚，恶露不绝，血崩，发热；金疮跌打损伤失血过多，血晕。

第八章　中医儿科常见疾病饮食调护

第一节　积滞

积滞是小儿内伤乳食，停聚中焦，积而不化，气滞不行所形成的一种胃肠疾病，以不思乳食、食而不化、脘腹胀满或疼痛、嗳气酸腐或呕吐、大便酸臭溏薄或秘结为临床特征。积滞的主要病因为喂养不当、乳食不节，损伤脾胃，致脾胃运化功能失调，或脾胃虚弱，腐熟运化不及，乳食停滞不化。病位在脾胃，基本病机为乳食停聚不消，积而不化，气滞不行。

西医学功能性消化不良可参照本病辨证施食。

一、辨证分型

1. 乳食内积　不思乳食，嗳腐酸馊或呕吐食物、乳片，脘腹胀满，疼痛拒按，大便酸臭，哭闹不宁，夜眠不安，舌质淡红，苔白垢腻，脉象弦滑，指纹紫滞。饮食以消乳化食、和中导滞为主。

2. 食积化热　不思乳食，口干，脘腹胀满，腹部灼热，手足心热，心烦易怒，夜寐不安，小便黄，大便臭秽或秘结，舌质红，苔黄腻，脉滑数，指纹紫。饮食以清热导滞、消积和中为主。

3. 脾虚夹积　面色萎黄，形体消瘦，神疲肢倦，不思乳食，食则饱胀，腹满喜按，大便稀溏酸腥，夹有乳片或不消化食物残渣，舌质淡，苔白腻，脉细滑，指纹淡滞。饮食以健脾助运、消食化滞为主。

二、推荐食材

（一）菜类

1. 韭根　为百合科葱属植物韭的根。

【别名】韭菜根。

【性味归经】味辛，性温。

【功能】温中，行气，散瘀，解毒。

【主治】里寒腹痛，食积腹胀，蛔虫腹痛，胸痹疼痛，赤白带下，衄血，吐血，漆疮，疮癣，犬咬伤，跌打损伤，盗汗，自汗。

【用法用量】煎汤，鲜者30～60g；或捣汁。

【宜忌】阴虚内热者慎服。

2. 野芫荽　为伞形科刺芹属植物刺芹的全草。

【别名】番香茜、假芫茜等。

【性味归经】味微苦、辛，性温。

【功能】发表透疹，理气消肿。

【主治】感冒，麻疹不透，咽痛，胸痛，食积，呕逆，脘腹胀痛，泻痢，肠痈，疮疖，烫伤，跌打伤肿，蛇咬伤。

【用法用量】煎汤，6～15g。

3. 野厚朴　为木兰科木兰属植物山玉兰的树皮。

【别名】土厚朴。

【性味归经】味苦、辛，性温。

【功能】温中理气，消食健胃。

【主治】消化不良，气积痞痛，腹胀腹泻，慢性胃炎。

【用法用量】煎汤，6～15g。

4. 野胡萝卜根　为伞形科胡萝卜属植物野胡萝卜的根。

【别名】鹤虱风根。

【性味归经】味甘、微辛，性凉。

【功能】解毒，凉血，消食。

【主治】咽喉肿痛，急慢惊风，血淋，消化不良。

【用法用量】煎汤，15～30g。

5. 毛笋　为禾本科刚竹属植物毛竹的嫩苗。

【别名】茅竹笋。

【性味归经】味甘，性微寒。

【功能】消胀。

【主治】食积腹胀。

【用法用量】煎汤或煮食。

【宜忌】小儿脾虚者，多食难化。

6. 莱菔　为十字花科莱菔属植物莱菔的鲜根。

【别名】葖、芦萉、茇根、紫花菘、温菘、苞葖、紫菘、萝卜、楚菘。

【性味归经】味辛、甘，性凉、熟者平。归脾、胃、肺、大肠经。

【功能】消食，下气，化痰，止血。

【主治】消化不良，食积胀满，吞酸，吐食，肠风，泄泻，便秘，痰热咳嗽，咽喉不利，咯血，衄血，便血，消渴，淋浊，外治疮疡，损伤瘀肿，烫伤及冻疮。

【用法用量】生食、捣汁饮，30～100g；或煎汤、煮食。

【宜忌】脾胃虚寒者不宜生食。

7. 莱菔子　为十字花科莱菔属植物莱菔的成熟种子。

【别名】萝卜子、芦菔子。

【性味归经】味辛、甘，性平。归脾、胃、肺、大肠经。

【功能】消食导滞，降气化痰。

【主治】食积气滞，脘腹胀满，腹泻，下痢后重，咳嗽多痰，气逆喘满。

【用法用量】煎汤，5～10g；或入丸、散，宜炒用。

【宜忌】无食积痰滞及中气虚弱者慎服。

8. **菘菜** 为十字花科芸薹属植物青菜的叶子。

【别名】白菜、青菜、夏菘。

【性味归经】味甘，性凉。归肺、胃、大肠经。

【功能】清热除烦，生津止渴，通利肠胃。

【主治】肺热咳嗽，消渴，便秘，食积。

【用法用量】适量，煮食或捣汁饮。

【宜忌】脾胃虚寒、大便溏薄者慎服。

9. **玉米轴** 为禾本科玉蜀黍属植物玉蜀黍的穗。

【性味归经】味甘，性平。

【功能】健脾利湿。

【主治】泄泻，小便不利，水肿，脚气，小儿夏季热，消化不良，口舌糜烂。

【用法用量】煎汤；煅存性，研末冲。

10. **地骷髅** 为十字花科萝卜属植物莱菔开花结实后的老根。

【别名】仙人骨等。

【性味归经】味甘、微辛，性平。归脾、胃、肺经。

【功能】行气消积，化痰，解渴，利水。

【主治】食积气滞，腹胀痞满，痢疾，咳嗽痰多，消渴，脚气，水肿。

【用法用量】煎汤，10～30g；或入丸、散。

11. **羊肚菌** 为羊肚菌科羊肚菌属真菌羊肚菌、小顶羊肚菌、尖顶羊肚菌等的子实体。

【别名】羊肚菜等。

【性味归经】味甘，性平。

【功能】益肠胃，化痰理气。

【主治】消化不良，痰多气短。

【用法用量】煎汤，30～60g。

12. **野木耳菜** 为菊科三七草属植物野茼蒿的全草。

【别名】假茼蒿、冬风菜、飞机菜。

【性味归经】味微苦、辛，性平。

【功能】清热解毒，调和脾胃。

【主治】感冒，腹泻，痢疾，口腔炎，乳腺炎，消化不良。

【用法用量】煎汤，30～60g；或绞汁。

13. **猪仔笠** 为豆科鸡头薯属植物猪仔笠的块根。

【别名】山葛。

【性味归经】味甘，性平。

【功能】清肺化痰，消积，消肿。

【主治】肺热咳嗽，肺痈，痢疾，食积不消，阴囊积水，跌打肿痛。

【用法用量】煎汤，10～15g；或炖肉。

【宜忌】虚寒忌用。

14. 黑石耳　为皮果衣科皮果衣属植物皮果衣的地衣体。

【别名】岩菇等。

【性味归经】味淡、微苦，性平。归胃经。

【功能】消食，利水，降压。

【主治】消化不良，腹胀，痢疾，疳积，高血压病。

【用法用量】煎汤，9～15g。

15. 蒙自水芹　为伞形科水芹属植物蒙自水芹的全草。

【别名】水芹菜等。

【性味归经】味辛、微甘，性平。归胃、脾、膀胱经。

【功能】健胃消积，利尿，消肿。

【主治】慢性胃炎，食积胃痛，白浊，淋痛，跌打肿痛，血虚风毒。

【用法用量】煎汤，10～20g；或捣汁。

16. 猴头菌　为齿菌科猴头菌属真菌猴头菌、珊瑚状猴头菌的子实体。

【别名】猴头菇等。

【性味归经】味甘，性平。

【功能】健脾养胃，安神，抗癌。

【主治】体虚乏力，消化不良，失眠，胃及十二指肠溃疡，慢性胃炎，消化道肿瘤。

【用法用量】煎汤，10～30g；鲜品，30～100g；或与鸡共煮食。

17. 雷蘑　为白蘑科白桩菇属真菌大白桩菇和白桩菇的子实体。

【别名】雷菌、大青蘑等。

【性味归经】味甘，性平。

【功能】清热，透疹，消食，抗炎。

【主治】感冒咳嗽，麻疹，食积脘痞，肺痨。

【用法用量】煎汤，9～15g。

18. 芜菁　为十字花科芸薹属植物芜菁的根或叶。

【别名】大头菜等。

【性味归经】味辛、甘、苦，性温。归胃、肝经。

【功能】消食下气，解毒消肿。

【主治】宿食不化，心腹冷痛，咳嗽，疔毒痈肿。

【用法用量】煮食或捣汁饮。

【宜忌】不可多食，令人胀气。

19. 蘑菇　为伞菌科伞菌属（黑伞属）真菌双孢蘑菇及四孢蘑菇的子实体，尤以菌蕾为佳。

【别名】蘑菰。

【性味归经】味甘，性平。归肠、胃、肺经。

【功能】健脾开胃，平肝提神。

【主治】饮食不消，纳呆，乳汁不足，高血压病，神倦欲眠。

【用法用量】煎汤，6~9g；鲜品，150~180g。

【宜忌】气滞者慎服；脾虚较甚者需注意用量。

20. 山药 为薯蓣科薯蓣属植物山药的块茎。

【别名】山芋、薯蓣等。

【性味归经】味甘，性平。归脾、肺、肾经。

【功能】补脾，养肺，固肾，益精。

【主治】脾虚泄泻，食少浮肿，肺虚咳喘，消渴，遗精，带下，肾虚尿频。外用治痈肿，瘰疬。

【用法用量】煎汤，15~30g，大剂量60~250g；或入丸、散。补阴益肺宜生用，健脾止泻宜炒黄用。

【宜忌】湿盛中满或有实邪、积滞者禁服。

21. 水茴香 为玄参科石龙尾属植物大叶石龙尾的全草。

【别名】水薄荷等。

【性味归经】味辛、甘，性温。

【功能】健脾利湿，理气化痰。

【主治】水肿，胃痛，胸腹胀满，咳嗽气喘，小儿乳积，疮疖。

【用法用量】煎汤，适量。

22. 荠菜花 为十字花科荠属植物荠菜的花序。

【别名】荠花等。

【性味归经】味甘，性凉。

【功能】凉血止血，清热利湿。

【主治】崩漏，尿血，吐血，咯血，衄血，小儿乳积，痢疾，赤白带下。

【用法用量】煎汤，10~15g；或研末。

（二）干果

1. 柿饼 为柿科柿树属植物柿的果实经加工而成的饼状食品，有白柿、乌柿两种。

【别名】干柿。

【性味归经】味甘，性微温、平。

【功能】润肺，止血，健脾，涩肠。

【主治】喉干音哑，咯血，吐血，便血，尿血，脾虚消化不良，反胃，泄泻，痢疾，颜面黑斑，热淋涩痛。

【用法用量】嚼食；或煎汤；或烧存性入散剂。

【宜忌】脾胃虚寒、痰湿内盛者慎服。

2. 南酸枣 为漆树科南酸枣属植物南酸枣的果实（鲜）或果核。

【别名】酸枣。

【性味归经】味甘、酸，性平。

【功能】行气活血，养心安神，消积，解毒。

【主治】气滞血瘀，胸痛，心悸气短，神经衰弱，失眠，支气管炎，食滞腹满，腹泻，疝气，烫火伤。

【用法用量】煎汤，30～60g；鲜果，2～3枚，嚼食。

3. 梧桐子　为梧桐科梧桐属植物梧桐的种子。

【别名】凤眼果、红花果、瓢儿果。

【性味归经】味甘，性平。归脾、肺、肾经。

【功能】健脾消食，益肺固肾，止血。

【主治】伤食腹痛腹泻，哮喘，疝气，须发早白，鼻衄。

【用法用量】煎汤，3～9g；或研末，2～3g。

【宜忌】炒作果，动风气；多食令人耳聋，素有耳病者不宜入口；生食无益；咳嗽痰多者勿食用。

（三）谷物

1. 红曲　为曲霉科红曲霉属真菌红曲霉寄生在粳米上而成的红曲米。

【别名】红米等。

【性味归经】味甘，性温。归肝、脾、大肠经。

【功能】活血化瘀，健脾消食。

【主治】产后恶露不尽，瘀滞腹痛，跌打损伤，食积饱胀，赤白下痢。

【用法用量】煎汤，6～15g；或入丸、散。

【宜忌】脾阴不足、内无瘀血者慎服。

2. 粟芽　为禾本科狗尾草属植物粱的发芽颖果。

【别名】谷芽等。

【性味归经】味苦，性微温。归脾、胃经。

【功能】健脾，消食。

【主治】食积胀满，不思饮食。

【用法用量】煎汤，10～15g；或研末入丸、散。

3. 荞麦　为蓼科荞麦属植物荞麦的种子。

【别名】花麦等。

【性味归经】味甘、微酸，性寒。归脾、胃、大肠经。

【功能】健脾消积，下气宽肠，解毒敛疮。

【主治】肠胃积滞，泄泻，痢疾，绞肠痧，白浊，带下，自汗，盗汗，疱疹，丹毒，痈疽，发背，瘰疬，烫火伤。

【用法用量】入丸、散；或制面食服。

【宜忌】不宜久服；脾胃虚寒者禁服。

4. 麦芽　为禾本科大麦属植物大麦的发芽颖果。

【别名】大麦芽等。

【性味归经】味甘，性平。归脾、胃经。

【功能】消食化积，回乳。

【主治】食积，腹满泄泻，恶心呕吐，食欲不振，乳汁淤积，乳房胀痛。

【用法用量】煎汤，10～15g；大剂量可用30～120g；或入丸、散。

【宜忌】妇女哺乳期禁服；无积滞者慎服。

5. 谷芽　为禾本科稻属植物稻的颖果经发芽而成。

【别名】稻芽、蘖米、谷蘖、稻蘖等。

【性味归经】味甘，性平。归脾、胃经。

【功能】消食化积，健脾开胃。

【主治】食积停滞，胀满泄泻，脾虚少食，脚气浮肿。

【用法用量】煎汤，10～15g；大剂量30g；或研末。

【宜忌】胃下垂者忌用。

6. 黄大豆　为豆科大豆属植物大豆的黄色表皮的种子。

【别名】黄豆。

【性味归经】味甘，性平。归脾、胃、大肠经。

【功能】健脾消积，利水消肿。

【主治】食积泻痢，腹胀纳呆，脾虚水肿，疮痈肿毒，外伤出血。

【用法用量】煎汤，30～90g；或研末。

【宜忌】内服不宜过量。

7. 大麦　为禾本科大麦属植物大麦的颖果。

【别名】稞麦、牟麦、饭麦等。

【性味归经】味甘，性凉。归脾、肾经。

【功能】健脾和胃，宽肠，利水。

【主治】腹胀，食滞泄泻，小便不利。

【用法用量】煎汤，30～60g；或研末。

【宜忌】朱丹溪："大麦初熟，人多炒食，此物有火，能生热病。"

（四）花、茶类

1. 厚朴果　为木兰科木兰属植物厚朴的果实。

【别名】厚实。

【性味归经】味甘，性温。

【功能】消食，理气，散结。

【主治】消化不良，胸脘胀闷，鼠瘘。

【用法用量】煎汤，2～5g。

【宜忌】大便干结慎用。

2. 普洱茶　为茶科山茶属植物普洱茶的嫩叶。

【别名】普茶等。

【性味归经】味苦、甘，性寒。归胃、肝、大肠经。

【功能】清热，辟秽，解酒，透疹。

【主治】暑热口渴，头痛目昏，痧气腹痛，痢疾，肉食积滞，酒毒，神疲多眠，麻疹透发不畅。

【用法用量】煎汤，3～10g。

【宜忌】体弱而中焦虚寒者慎服。

3. 茶叶　为山茶科茶属植物茶的嫩叶或嫩芽。

【别名】细茶等。

【性味归经】味苦、甘，性凉。归心、肺、胃、肾经。

【功能】清头目，除烦渴，消食，化痰，利尿，解毒。

【主治】头痛，目昏，目赤，多睡善寐，感冒，心烦口渴，食积，口臭，痰喘，癫痫，小便不利，泻痢，喉肿，疮疡疖肿，水火烫伤。

【用法用量】煎汤，3~10g；或入丸、散，沸水泡。

【宜忌】脾胃虚寒者慎服；失眠及习惯性便秘者禁服；服人参、土茯苓及含铁药物者禁服；服使君子饮茶易致呃；过量易致呕吐、失眠等。

4. 啤酒花　为桑科葎草属植物啤酒花的未成熟带花果穗。

【别名】忽布、香蛇麻。

【性味归经】味苦，性微凉。归肝、胃、肺经。

【功能】健胃消食，利尿安神。

【主治】消化不良，腹胀，肺结核，咳嗽，失眠，麻风病。

【用法用量】煎汤，3~9g。

5. 梁王茶　为五加科梁王茶属植物掌叶梁王茶的树皮或叶。

【别名】山槟榔、宝金刚等。

【性味归经】味甘、苦，性凉。

【功能】清热解毒，活血舒筋。

【主治】咽喉肿痛，目赤肿痛，消化不良，月经不调，风湿腰腿痛，跌打损伤，骨折。

【用法用量】煎汤，9~15g；或泡茶；或浸酒。

6. 湖北海棠　为蔷薇科苹果属植物湖北海棠的嫩叶及果实。

【别名】茶海棠。

【性味归经】味酸，性平。

【功能】消食化积，和胃健脾。

【主治】食积停滞，消化不良，痢疾，疳积。

【用法用量】煎汤，鲜果60~90g；或嫩叶泡茶饮。

（五）肉禽类

1. 牛脾　为牛科野牛属动物黄牛或水牛属动物水牛之脾脏。

【别名】牛连贴。

【性味归经】味甘、微酸，性温。

【功能】健脾消积。

【主治】脾胃虚弱，食积痞满。

【用法用量】适量，煮食；或研末1~3g。

2. 蚶　为蚶科魁蚶属动物魁蚶、泥蚶属动物泥蚶及魁蚶属动物毛蚶的肉。

【性味归经】味甘，性温。归脾、胃经。

【功能】补气养血，温中健胃。

【主治】痿痹，胃痛，消化不良，下痢脓血。

【用法用量】煎汤，10~30g。

【宜忌】不可多食；内有湿热者慎服。

3. 鸡子黄　为雉科雉属动物家鸡的蛋黄。

【别名】鸡蛋黄等。

【性味归经】味甘，性平。归心、肾、脾经。

【功能】滋阴润燥，养血息风。

【主治】心烦失眠，热病痉厥，虚劳吐血，呕逆，下痢，烫伤，热疮，肝炎，小儿消化不良。

【用法用量】煮食，1~3枚；或生服。

【宜忌】多食则滞。冠心病、高血压、动脉粥样硬化者慎用。

4. 鸡内金　为雉科雉属动物家鸡的砂囊内膜。

【别名】鸡食皮等。

【性味归经】味甘、涩，性平。归脾、胃、膀胱经。

【功能】健脾胃，消食积，化石。

【主治】食积，泄泻，小儿疳积，胆石症，石淋，砂淋，癥瘕经闭，喉痹乳蛾，牙疳口疮。

【用法用量】煎汤，3~10g；研末，1.5~3g；或入丸、散。

【宜忌】脾虚无积者慎服。

（六）水产品

1. 大马哈鱼　为鲑科大马哈鱼属动物大麻哈鱼的全体。

【别名】大马哈、秋鲑等。

【性味归经】味甘，性微温。

【功能】滋补，利水，健胃。

【主治】消化不良，胸腹胀满，水肿。

【用法用量】煮食，100~200g；或焙干研末。

2. 蟳蚄　为梭子蟹科鲟属动物日本鲟或其近缘动物的全体。

【别名】拨棹子。

【性味归经】味咸、微辛，性温。

【功能】活血化瘀，消食，通乳。

【主治】血瘀经闭，产后瘀滞腹痛，消化不良，食积痞满，乳汁不足。

【用法用量】煮食，5~15g；或焙干研末。

【宜忌】孕妇慎用。

3. 鳙鱼　为鲤科鳙属动物鳙鱼的全体。

【别名】鳟鱼。

【性味归经】味甘，性温。

【功能】温中健脾，壮筋骨。

【主治】脾胃虚弱，消化不良，肢体肿胀，腰膝酸痛，步履无力。

【用法用量】煎汤，适量。

【宜忌】多食动风热，发疮疥。

4. 比目鱼　为鲽科木叶鲽属动物木叶鲽、牙鲆科牙鲆属动物牙鲆、舌鳎科舌鳎属动物短吻舌鳎及其近缘种的肉。

【别名】版鱼等。

【性味归经】味甘，性平。

【功能】健脾益气，解毒。

【主治】脾胃虚弱，消化不良，急性胃肠炎。

【用法用量】煮食，100～200g。

【宜忌】不宜多服。

5. 勒鱼　为鲱科鳓鱼属动物鳓鱼的肉。

【别名】鳓、火鳞鱼、快鱼、力鱼、曹白鱼、白鳞鱼、白力鱼、鳓鱼。

【性味归经】味甘，性平。归脾、胃经。

【功能】健脾开胃，养心安神。

【主治】脾虚泄泻，消化不良，噤口不食，心悸怔忡。

【用法用量】焙干研末，每次5g；或煮食。

【宜忌】不宜多食。

6. 鲕鱼　为鲇科鲇属动物鲇鱼的全体或肉。

【别名】鳀、鲶鱼、粘鱼等。

【性味归经】味甘，性平。

【功能】滋阴补虚，健脾开胃，下乳，利尿。

【主治】虚损羸弱，脾胃不健，消化不良，产后乳少，水肿，小便不利。

【用法用量】煮食，250g。

【宜忌】不可与牛肝合食，令人患风多噎；不可多食；不可与荆芥同食。

7. 鲚鱼　为鳀科鲚属动物刀鲚及其近缘种的全体。

【别名】刀鱼。

【性味归经】味甘，性平。

【功能】健脾补气，泻火解毒。

【主治】慢性胃肠功能紊乱，消化不良，疮疖痈疽。

【用法用量】煎汤，30～60g。

【宜忌】不宜多食，湿邪内阻及疮疥、败疽、痔漏者慎服。

8. 鲳鱼　为鲳科鲳属动物银鲳及其近缘种的肉。

【别名】昌侯鱼。

【性味归经】味甘，性平。

【功能】益气养血，舒筋利骨。

【主治】脾胃虚弱，消化不良，血虚，病后体虚，筋骨酸痛，四肢麻木。

【用法用量】煮食或炖服，30～60g。

【宜忌】鲳鱼子慎服。

9. 鳎鱼 为鳎科鳎属动物黄斑鳎、鹿斑鳎及其他鳎鱼的肉。

【别名】仔花。

【性味归经】味甘，性平。

【功能】健脾益气。

【主治】小儿消化不良，黄疸型肝炎恢复期。

【用法用量】煮食，100～150g。

10. 鰕虎鱼 为鰕虎鱼科刺鰕虎鱼属动物刺鰕虎鱼的肉。

【别名】鲨。

【性味归经】味甘、咸，性平。归脾、胃经。

【功能】温中益气，补肾壮阳。

【主治】虚寒腹痛，胃痛，疳积，消化不良，阳痿，遗精，早泄，小便淋沥。

【用法用量】煎汤，30～90g。

【宜忌】不宜久食。

11. 鳝鱼头 为合鳃科鳝属动物黄鳝的头部。

【性味归经】味甘，性平。

【功能】健脾益胃，解毒杀虫。

【主治】消化不良，痢疾，消渴，痞积，脱肛，小肠痈，百虫入耳。

【用法用量】焙干研粉，黄酒冲服，每次5g，每日3次。

12. 鲂鱼 为鲤科鲂属动物三角鲂的肉。

【别名】鳊鱼等。

【性味归经】味甘，性平。归脾、胃经。

【功能】健脾益胃，消食中和。

【主治】消化不良，胸腹胀满。

【用法用量】煮食，100～200g。

【宜忌】患疳痢者不得食。

13. 白鱼 为鲤科动物翘嘴红鲌及红鳍鲌的肉。

【性味归经】味甘，性平。归脾、胃、肝经。

【功能】开胃消食，健脾行水。

【主治】食积不化，水肿。

【用法用量】煮食。

【宜忌】患疮疖者慎用。

（七）水果

1. 山楂 为蔷薇科山楂属植物山里红、山楂的成熟果实。

【别名】酸枣、酸梅子等。

【性味归经】味酸、甘，性微温。归脾、胃、肝经。

【功能】消食健胃，行气散瘀。

【主治】饮食积滞，脘腹胀痛，泄泻痢疾，血瘀痛经、经闭，产后腹痛、恶露不尽，疝气或睾丸肿痛，高脂血症。

【用法用量】煎汤，3～10g；或入丸、散。

【宜忌】脾胃虚弱及孕妇慎服。生山楂慎用，焦山楂可用。

2. 山楂根　为蔷薇科山楂属植物山里红或野山楂等的根。

【性味归经】味甘，性平。

【功能】消积，祛风，止血。

【主治】食积，反胃，痢疾，风湿痹痛，咯血，痔漏，水肿。

【用法用量】煎汤，10～15g。

3. 山橘　为芸香科金柑属植物山橘的果实。

【性味归经】味辛、酸、甘，性温。

【功能】行气宽中，止咳化痰。

【主治】胃气痛，食积胀满，疝气，风寒咳嗽，冷哮。

【用法用量】煎汤，9～15g。

4. 无漏子　为棕榈科刺葵属植物海枣的果实。

【别名】番枣等。

【性味归经】味甘，性温。

【功能】益气补虚，消食除痰。

【主治】气虚羸弱，食积不化，咳嗽有痰。

【用法用量】生食。

5. 杨梅　为杨梅科杨梅属植物杨梅的果实。

【别名】假梅等。

【性味归经】味甘、酸，性温。归脾、胃、肝经。

【功能】生津止渴，和中消食，解酒，涩肠，止血。

【主治】烦渴，呕吐，呃逆，胃痛，食欲不振，食积腹痛，饮酒过度，腹泻，痢疾，衄血，头痛，跌打损伤，骨折，烫火伤。

【用法用量】煎汤，15～30g；烧灰或盐藏。

【宜忌】多食损牙。

6. 沙棘　为胡颓子科沙棘属植物中国沙棘和云南沙棘的果实。

【别名】醋柳果等。

【性味归经】味酸、涩，性温。

【功能】止咳化痰，健胃消食，活血散瘀。

【主治】咳嗽痰多，肺脓肿，消化不良，食积腹痛，胃痛，肠炎，闭经，跌打瘀肿。

【用法用量】煎汤，3～9g；或入丸、散。

7. 柚　为芸香科柑橘属植物柚的果实。

【别名】柚子等。

【性味归经】味甘、酸，性寒。

【功能】消食，化痰，醒酒。

【主治】饮食积滞，食欲不振，醉酒。

【用法用量】生食。

8. 柚皮　为芸香科柑橘属植物柚的果皮。

【别名】柚子皮。

【性味归经】味辛、甘、苦，性温。归脾、肺、肾经。

【功能】宽中理气，消食，化痰，止咳平喘。

【主治】气郁胸闷，脘腹冷痛，食积，泻痢，咳喘，疝气。

【用法用量】煎汤，6～9g；或入散剂。

【宜忌】孕妇及气虚者忌用。

9. 榅桲　为蔷薇科榅桲属植物榅桲的果实。

【别名】木梨等。

【性味归经】味酸、甘，性微温。

【功能】消食下气，止泻，解酒。

【主治】食积，恶心，泛酸，泄泻。

【用法用量】生食1～2枚；或熟食。

【宜忌】不宜多食。

10. 刺玫果　为蔷薇科蔷薇属植物山刺玫、光叶山刺玫的果实。

【别名】刺莓果等。

【性味归经】味酸、苦，性温。

【功能】健脾消食，理气活血。

【主治】消化不良，脘腹胀痛，腹泻，月经不调，痛经。

【用法用量】煎汤，6～10g；或生食。

11. 橘饼　为芸香科柑橘属植物橘及其栽培变种的成熟果实，用蜜糖渍制而成。

【性味归经】味甘、辛，性温。归脾、肺经。

【功能】宽中下气，消积化痰。

【主治】饮食积滞，泻痢，胸膈满闷，咳喘。

【用法用量】煎汤，1～2个；或生食。

12. 橘红珠　为芸香科柑橘属植物化州柚的幼小果实。

【别名】橘珠。

【性味归经】味酸、苦，性温。

【功能】止渴，助消化，除胸中气滞。

【主治】食积，癥瘕。

【用法用量】煎汤，3～9g。

【宜忌】阴虚者慎用。

13. 棠梨　为蔷薇科梨属植物杜梨的果实。

【别名】野梨等。

【性味归经】味酸、甘、涩，性寒。归肺、胃、大肠经。

【功能】涩肠，敛肺，消食。

【主治】泻痢，咳嗽，食积。

【用法用量】煎汤，15~30g。

14. 猕猴桃　为猕猴桃科猕猴桃属植物猕猴桃的果实。

【别名】藤梨、木子等。

【性味归经】味酸、甘，性寒。归胃、肝、肾经。

【功能】清热，止渴，和胃，通淋。

【主治】烦热，消渴，消化不良，黄疸，石淋，痔疮。

【用法用量】煎汤，30~60g；或生食；或榨汁饮。

【宜忌】脾胃虚寒者慎服。

15. 无花果　为桑科无花果属植物无花果的果实。

【别名】蜜果。

【性味归经】味甘，性凉。归肺、胃、大肠经。

【功能】清热生津，健脾开胃，解毒消肿。

【主治】咽喉肿痛，燥咳声嘶，乳汁稀少，肠热便秘，食欲不振，消化不良，泄泻，痢疾，痈肿，癣疾。

【用法用量】煎汤，9~15g，大剂量可用至30~60g；或生食鲜果1~2枚。

【宜忌】中寒者忌食。

16. 沙枣　为胡颓子科胡颓子属植物沙枣、东方沙枣和坚果沙枣的成熟果实。

【别名】四味果等。

【性味归经】味酸、微甘，性凉。

【功能】养肝益肾，健脾调经。

【主治】肝虚目眩，肾虚腰痛，脾虚腹泻，消化不良，带下，月经不调。

【用法用量】煎汤，15~30g。

17. 酸楂果　为蔷薇科枵枸属植物云南枵枸的果实。

【别名】枵枸、酸枵枸、枵枸李皮等。

【性味归经】味酸，性凉。

【功能】祛风通络，消食健胃。

【主治】风湿性关节炎，消化不良。

【用法用量】煎汤，15~30g；浸酒，9~15g。

18. 梅花刺果　为蔷薇科扁核木属植物扁核木的果实。

【别名】打油果、狗奶子等。

【性味归经】味苦、酸，性凉。

【功能】消食，明目，解毒。

【主治】食积不化，目翳多泪，疮毒痈疽。

【用法用量】煎汤，15~30g；或浸酒。

19. 鹿梨　为蔷薇科梨属植物豆梨的果实。

【别名】赤萝、山梨等。

【性味归经】味酸、甘、涩，性凉。

【功能】健脾，消食，止痢。

【主治】食积，泻痢。

【用法用量】煎汤，15～30g。

20. 黄缅桂果 为木兰科含笑属植物黄兰的果实。

【性味归经】味苦，性凉。

【功能】健胃止痛。

【主治】消化不良，胃痛。

【用法用量】研粉，0.3～0.6g。

21. 山樱桃 为蔷薇科樱属植物山樱桃的果实。

【性味归经】味辛，性平。

【功能】健脾消积，固精。

【主治】食积泻痢，便秘，脚气，遗精滑泄。

【用法用量】煎汤，100～300g。

22. 杧果核 为漆树科杧果属植物杧果的果核。

【性味归经】味酸、涩，性平。

【功能】健胃消食，化痰行气。

【主治】饮食积滞，食欲不振，咳嗽，疝气，睾丸炎。

【用法用量】煎汤，6～12g；或研末。

23. 樱桃叶 为蔷薇科樱属植物樱桃的叶。

【性味归经】味甘，性平。

【功能】温中健脾，止咳止血，解毒杀虫。

【主治】胃寒食积，腹泻，咳嗽，吐血，疮疡肿痛。

【用法用量】煎汤，15～30g；或捣汁。

24. 刺梨 为蔷薇科蔷薇属植物缫丝花和单瓣缫丝花的果实。

【别名】油刺果等。

【性味归经】味甘、酸、涩，性平。

【功能】健胃，消食，止泻。

【主治】食积饱胀，泄泻。

【用法用量】煎汤，9～15g；或生食。

25. 番石榴叶 为桃金娘科番石榴属植物番石榴的叶。

【别名】番桃叶、鸡矢茶等。

【性味归经】味苦、涩，性平。

【功能】燥湿健脾，清热解毒。

【主治】泻痢腹痛，食积腹胀，齿龈肿痛，风湿痹痛，湿疹臁疮，疔疮肿毒，跌打肿痛，外伤出血，毒蛇咬伤。

【用法用量】煎汤，5～15g；鲜品可用至24～30g；或研末。

【宜忌】大便秘结、泻痢积滞未清者慎服。

26. 番木瓜 为番木瓜科番木瓜属植物番木瓜的果实。

【别名】木瓜、石瓜等。

【性味归经】味甘，性平。

【功能】消食，下乳，除湿通络。

【主治】消化不良，胃及十二指肠溃疡疼痛，乳汁稀少，风湿痹痛，肢体麻木，湿疹，烂疮，肠道寄生虫病，蜈蚣咬伤。

【用法用量】煎汤，9～15g；或鲜品生食。

27. 番石榴果 为桃金娘科番石榴属植物番石榴的成熟果实。

【别名】喇叭果。

【性味归经】味甘、涩，性平。

【功能】健脾消积，涩肠止泻。

【主治】食积饱胀，疳积，腹泻，痢疾，脱肛，血崩。

【用法用量】煎汤，3～9g；或研末；或生食，每次2～3枚，每日2～3次。

【宜忌】热毒血痢禁服。

28. 涩梨 为蔷薇科苹果属植物台湾林檎的果实。

【别名】山楂、山楂果、台湾苹果、山仙查等。

【性味归经】味甘、酸、涩，性微温。

【功能】消食导滞，理气健脾。

【主治】食积停滞，脘腹胀痛，泄泻。

【用法用量】煎汤，果9～15g；果炭6～15g。

（八）其他

1. 红豆蔻 为姜科山姜属植物大高良姜的果实。

【别名】良姜子等。

【性味归经】味辛，性温。归脾、胃、肺经。

【功能】温中燥湿，醒脾消食。

【主治】脘腹冷痛，食积腹胀，呕吐泄泻，噎膈反胃，痢疾。

【用法用量】煎汤，3～6g；或研末。

【宜忌】阴虚有热者禁服。

2. 胡荽 为伞形科芫荽属植物芫荽的带根全草。

【别名】香菜。

【性味归经】味辛，性温。归肺、脾、肝经。

【功能】发表透疹，消食开胃，止痛解毒。

【主治】风寒感冒，麻疹透发不畅，食积，脘腹胀痛，呕恶，头痛，牙痛，脱肛，丹毒，疮肿初起，蛇伤。

【用法用量】煎汤，9～15g；鲜品，15～30g；或捣汁。

【宜忌】疹出已透，或虽未透出而热毒壅滞，非风寒外束者禁服。

3. 胡荽子 为伞形科芫荽属植物芫荽的果实。

【别名】芫荽子。

【性味归经】味辛、酸，性平。归肺、胃、大肠经。

【功能】健胃消积，理气止痛，透疹解毒。

【主治】食积，食欲不振，胸膈满闷，脘腹胀痛，呕恶反胃，泻痢，肠风便血，脱肛，疝气，麻疹，痘疹不透，秃疮，头痛，牙痛，耳痛。

【用法用量】煎汤，6～12g；或入丸、散。

【宜忌】有火热者禁服。

4. 厚朴　为木兰科木兰属植物厚朴和庐山厚朴的树皮、根皮和枝皮。

【别名】厚皮、重皮、赤朴。

【性味归经】味辛、苦，性温。归胃、大肠经。

【功能】行气导滞，燥湿，降逆平喘。

【主治】食积气滞，腹胀便秘，湿阻中焦，脘痞吐泻，痰壅气逆，胸满喘咳。

【用法用量】煎汤，3～10g；或入丸、散。燥湿、泄满宜生用，止呕宜姜汁炒用。

【宜忌】气虚、津伤血枯者及孕妇慎用。

5. 粟奴　为黑粉菌科黑粉菌属真菌粟黑粉菌侵染粟的幼穗所产生的冬孢子粉。

【别名】粟黑粉等。

【性味归经】味淡、后微苦，性温。

【功能】利尿，消积，除烦。

【主治】小便不利，消化不良，胸中烦闷。

【用法用量】煎汤，1.5～3g；或研末。

6. 藏茴香　为伞形科葛缕子属植物葛缕子的果实。

【性味归经】味微辛，性温。

【功能】理气开胃，散寒止痛。

【主治】脘腹冷痛，呕逆，消化不良，疝气痛，寒湿腰痛。

【用法用量】煎汤，3～6g。

【宜忌】阴虚火旺者慎服。

7. 砂茴香子　为伞形科阿魏属植物硬阿魏的种子。

【别名】沙前胡子。

【性味归经】味苦、辛，性微寒。

【功能】理气健胃。

【主治】消化不良，急性、慢性胃炎。

【用法用量】研末，1～3g。

8. 魔芋　为天南星科魔芋属植物魔芋、疏毛魔芋、野魔芋、东川魔芋的茎块。

【别名】黑芋头。

【性味归经】味辛、苦，性寒；有毒。

【功能】化痰消积，解毒散结，行瘀止痛。

【主治】痰嗽，积滞，疟疾，瘰疬，癥瘕，跌打损伤，痈肿，疔疮，丹毒，烫火伤，蛇咬伤。

【用法用量】煎汤，9～15g（需久煎两小时以上）。

【宜忌】不宜生服。内服不宜过量。误食生品及炮制品，及过量服用易产生中毒症状：舌、咽喉灼热，痒痛，肿大。

9. **麻油**　为胡麻科芝麻属植物脂麻的种子榨取之脂肪油。

【别名】胡麻油等。

【性味归经】味甘，性凉。

【功能】润燥通便，解毒，生肌。

【主治】肠燥便秘，蛔虫病，食积腹痛，疮肿，溃疡，疥癣，皮肤皲裂。

【用法用量】生用；或熬熟。

【宜忌】脾虚便溏者忌服。

三、推荐食方

1. 平胃保和汤

【方剂来源】《嵩崖尊生》。

【组成】苍术、厚朴、枳实、陈皮、莱菔、山楂、香附各一钱，炙甘草五分。

【适应证】食积、心痛如有物不得下。

2. 白术茯苓汤

【方剂来源】《古今医统大全》卷三十五引《机要》。

【组成】白术、茯苓各五钱。

【用法】上作一服。水煎，食前服。

【适应证】湿泄；或食积、湿热作泄。

3. 香砂平胃散

【方剂来源】《片玉痘疹》。

【组成】木香、砂仁、苍术、厚朴、白茯苓、山楂肉、陈皮、炙甘草、麦芽、人参、白术。

【用法】生姜、大枣为引，水煎，空腹服。

【适应证】痘疮收靥，兼有食积，腹痛，屎臭，泄泻。

4. 香砂平胃散

【方剂来源】《症因脉治》。

【组成】藿香、苍术、厚朴、甘草、熟砂仁。

【注意事项】呕加葛根、半夏。

【适应证】食积胃家成疟，胸膈不利，噫气吞酸，临发胸前饱闷，呕吐不宁，多发午后未申之时。

5. 香砂枳术丸

【方剂来源】《景岳全书》。

【组成】木香、砂仁各五钱，枳实（麸炒）一两，白术（米泔浸，炒）二两。

【用法】上为末，荷叶裹烧饭为丸，如梧桐子大。每服五十丸，白术汤送下。

【适应证】食积停滞，腹痛不可进或泄泻或头痛。

6. 逐秽丹

【方剂来源】《辨证录》。

【组成】当归尾五钱，大黄三钱，甘草一钱，枳实一钱，牡丹皮三钱。

【用法】水煎服。

【适应证】多食生冷燔炙之物，或难化之品，食积于肠，闭结而不得出，有燥屎存于腹内作痛，手按之而痛甚者。

7. 温中汤

【方剂来源】《万病回春》。

【组成】良姜、官桂、益智仁、砂仁、木香（另研）、香附、厚朴、陈皮、茴香、当归、延胡索、甘草各等份。

【用法】上锉一剂。加生姜一片，水煎服。

【适应证】食积腹痛，其脉弦，其痛在上。以手重按愈痛，甚欲大便，利后其痛减退。

8. 白神丸

【方剂来源】《年氏集验良方》。

【组成】白酒药（愈陈愈佳）八两，南苍术（水泡，炒）一两，厚朴（姜炒）一两，生甘草一两，陈皮一两，木香五钱，砂仁五钱。

【用法】上为细末，神曲打糊为丸，如梧桐子大。每服三钱。

【适应证】一切饱胀，气不顺，停食积聚。

9. 疳积珍珠散

【方剂来源】《梅氏验方新编》。

【组成】肥厚左牡蛎五斤，好香醋七八斤。

【用法】上药将牡蛎用醋煅，以酥为度，放干净凉地上去火气，拣起净肉，为极细末，收贮听用。每岁一分，每服用弗落水鸡软肝一个，用银簪挑去筋膜，干布抹去血水，竹刀划开，将药掺上，放饭上蒸熟，不加盐，淡吃。轻者二三服，重者亦不过四五服。

【注意事项】挑鸡肝忌用铁器。

【适应证】小儿疳膨食积，面黄肌瘦，且生翳障。

10. 秋水丸

【方剂来源】《中药成方配本》。

【组成】大黄十斤。

【用法】制时应在夏秋两季，将大黄切片，用黄酒十斤拌透，日晒夜露，不时将药翻动，二十天左右几黑为度。最后晒干，研成细末，冷开水泛丸，如绿豆大，约成丸八斤。每次一钱，开水吞服，一日两次。

【禁忌】孕妇慎用。

【适应证】湿热积滞，赤痢腹痛。

11. 调中饮

【方剂来源】《伤寒绪论》。

【组成】苍术（泔浸麻油炒）二钱，白术（生）、厚朴（姜汁炒）。

【适应证】食积，类伤寒，但身不痛者。

第二节　肺炎喘嗽

肺炎喘嗽是小儿时期常见的肺系疾病之一，以发热、咳嗽、气促、痰鸣为主要临床特征。本病一年四季均可发生，但多见于冬春季节。任何年龄均可患病，年龄越小，发病率越高，病情越重。肺炎喘嗽的病因包括外因和内因两方面。外因责之于感受风邪，或由其他疾病传变而来；内因责之于小儿形气未充，肺脏娇嫩，卫外不固。病位在肺，常累及于脾，重者可内窜心肝。病机关键为肺气郁闭。本病俗称"马脾风"，西医学的小儿肺炎以上述症状为主要临床表现者可参照本病辨证施食。

一、辨证分型

（一）常证

1. 风寒闭肺　恶寒发热，无汗，呛咳气急，痰白而稀，口不渴，咽不红；舌质不红，舌苔薄白或白腻，脉浮紧，指纹浮红。饮食以辛温宣肺、化痰降逆为主。

2. 风热闭肺　发热恶风，微有汗出，咳嗽气急，痰多，痰黏稠或黄，口渴咽红；舌红，苔薄白或黄，脉浮数，指纹浮紫或紫滞。饮食以辛凉宣肺、降逆化痰为主。

3. 痰热闭肺　发热，烦躁，咳嗽喘促，气急鼻翕，喉间痰鸣，口唇青紫，面赤口渴，胸闷胀满，泛吐痰涎；舌质红，舌苔黄腻，脉滑数，指纹紫滞。饮食以清热涤痰、开肺定喘为主。

4. 毒热闭肺　高热持续，咳嗽剧烈，气急鼻翕，喘憋，涕泪俱无，鼻孔干燥，面赤唇红，烦躁口渴，小便短黄，大便秘结；舌红而干，舌苔黄燥，脉洪数，指纹紫滞。饮食以清热解毒、泻肺开闭为主。

5. 阴虚肺热　病程较长，干咳少痰，低热盗汗，面色潮红，五心烦热；舌质红乏津，舌苔花剥、少苔或无苔，脉细数，指纹淡红。饮食以养阴清肺、润肺止咳为主。

6. 肺脾气虚　咳嗽无力，喉中痰鸣，低热起伏不定，面白少华，动辄汗出，食欲不振，大便溏；舌质偏淡，舌苔薄白，脉细无力，指纹淡。饮食以补肺健脾、益气化痰为主。

（二）变证

1. 心阳虚衰　突然面色苍白，口唇青紫，呼吸困难，或呼吸浅促，额汗不温，四肢厥冷，烦躁不安，或神萎淡漠，肝脏迅速增大；舌质略紫，苔薄白，脉细弱而数，指纹青紫，可达命关。饮食以温补心阳、救逆固脱为主。

2. 邪陷厥阴　壮热烦躁，神昏谵语，四肢抽搐，口噤项强，两目窜视；舌质红绛，指纹青紫，可达命关，或透关射甲。饮食以平肝息风、清心开窍为主。

二、推荐食材

（一）菜类

1. 水茴香　详见本章第一节。

2. 紫苏子　为唇形科紫苏属植物紫苏和野紫苏的果实。

【别名】苏子等。

【性味归经】味辛，性温。归肺、大肠经。

【功能】降气，消痰，平喘，润肠。

【主治】痰壅气逆，咳嗽气喘，肠燥便秘。

【用法用量】煎汤，5～10g；或入丸、散。

【宜忌】肺虚咳喘、脾虚便溏者禁服。

3. 冬瓜　为葫芦科冬瓜属植物冬瓜的果实。

【别名】白瓜等。

【性味归经】味甘、淡，性微寒。归肺、大肠、小肠、膀胱经。

【功能】利尿，清热，化痰，生津，解毒。

【主治】水肿胀满，淋证，脚气，痰喘，暑热烦闷，消渴，痈肿痔漏；解丹石毒、鱼毒、酒毒。

【用法用量】煎汤，60～120g；或煨熟；或捣汁。

【宜忌】脾胃虚寒者不宜过食。

4. 冬瓜子　为葫芦科冬瓜属植物冬瓜的种子。

【别名】白瓜子等。

【性味归经】味甘，性微寒。归肺、大肠经。

【功能】清肺化痰，消痈排脓，利湿。

【主治】痰热咳嗽，肺痈，肠痈，带下，水肿，淋证。

【用法用量】煎汤，10～15g；或研末服。

【宜忌】脾胃虚寒者慎服。

5. 冬瓜藤　为葫芦科冬瓜属植物冬瓜的藤茎。

【性味归经】味苦，性寒。

【功能】清肺化痰，通经活络。

【主治】肺热咳痰，关节不利，脱肛，疮疥。

【用法用量】煎汤或捣汁，9～15g；鲜品加倍。

6. 丝瓜　为葫芦科丝瓜属植物丝瓜的鲜嫩果实，或霜后干枯的老熟果实（天骷髅）。

【别名】天丝瓜等。

【性味归经】味甘，性凉。归肺、肝、胃、大肠经。

【功能】清热解毒，凉血通络。

【主治】痘疮，热病身热烦渴，咳嗽痰喘，喉风，肠风下血，痔疮出血，血淋，崩漏，疮毒脓疱，手足冻疮，热痹，乳汁不通，无名肿毒，水肿。

【用法用量】煎汤，9～15g；鲜品，60～120g；或烧存性为散，每次3～9g。

【宜忌】脾胃虚寒或肾阳虚弱者不宜多食。

7. 丝瓜子　为葫芦科丝瓜属植物丝瓜的种子。

【别名】乌牛子。

【性味归经】味苦，性寒。

【功能】清热，利水，通便，驱虫。

【主治】水肿，石淋，肺热咳嗽，肠风下血，痔漏，便秘，蛔虫病。

【用法用量】煎汤，6~9g；或炒焦研末。

【宜忌】脾虚者及孕妇忌用。

8. 丝瓜花　为葫芦科丝瓜属植物丝瓜的花。

【性味归经】味甘、微苦，性寒。

【功能】清热解毒，化痰止咳。

【主治】肺热咳嗽，咽痛，鼻窦炎，疔疮肿毒，痔疮。

【用法用量】煎汤，6~9g。

9. 丝瓜络　为葫芦科丝瓜属植物丝瓜成熟果实的维管束。

【性味归经】味甘，性凉。归肺、肝、胃经。

【功能】通经活络，解毒消肿。

【主治】胸胁肿痛，热痹，筋脉拘挛，乳汁不通，肺热咳嗽，水肿腹水，痈肿疮毒，乳痈，湿疹。

【用法用量】煎汤，5~15g；或烧存性研末，每次1.5~3g。

10. 丝瓜藤　为葫芦科丝瓜属植物丝瓜的茎。

【性味归经】味苦，性微寒。归心、脾、肾经。

【功能】舒筋活血，止咳化痰，解毒杀虫。

【主治】腰膝酸痛，肢体麻木，月经不调，咳嗽痰多，鼻渊，牙宣，龋齿。

【用法用量】煎汤，30~60g；或烧存性研末，每次3~6g。

11. 狗肝菜　为爵床科狗肝菜属植物狗肝菜的全草。

【别名】天青菜等。

【性味归经】味甘、微苦，性寒。归心、肝、肺经。

【功能】清热，凉血，利湿，解毒。

【主治】感冒发热，热病发斑，吐衄，便血，尿血，崩漏，肺热咳嗽，咽喉肿痛，肝热目赤，小儿惊风，小便淋沥，带下，带状疱疹，痈肿疔疮，蛇犬咬伤。

【用法用量】煎汤，30~60g；或鲜品捣汁。

【宜忌】寒证忌用。

12. 苦苣　为菊科苦荬菜属植物苦苣的全草或根。

【别名】东北苦菜等。

【性味归经】味苦，性寒。

【功能】清热解毒。

【主治】黄疸，胃炎，痢疾，肺热咳嗽，肠痈，睾丸炎，疔疮，痈肿，黄水疮。

【用法用量】煎汤，9~15g；或捣汁。

【宜忌】不可与蜜食之。

13. 黄药子　为薯蓣科薯蓣属植物黄独的块茎。

【别名】黄药、山慈菇、黄独根等。

【性味归经】味苦，性寒；有小毒。归肺、肝经。

【功能】散结消瘿，清热解毒，凉血止血。

【主治】瘰疬，喉痹，痈肿疮毒，毒蛇咬伤，肿瘤，吐血，衄血，咯血，百日咳，肺热咳喘。

【用法用量】煎汤，3~9g；或浸酒；研末，1~2g。

【宜忌】内服剂量不宜过大。

14. 莱菔 详见本章第一节。

15. 莱菔叶 为十字花科莱菔属植物莱菔的基生叶。

【别名】萝卜叶、莱菔菜、萝卜缨、莱菔甲、莱菔英。

【性味归经】味辛、苦，性平。

【功能】消食理气，清肺利咽，散瘀消肿。

【主治】食积气滞，脘腹痞满，呃逆，吐酸，泄泻，痢疾，咳痰，喑哑，咽喉肿痛，乳房胀痛，乳汁不通，外治损伤瘀肿。

【用法用量】煎汤，10~15g；或研末；或鲜叶捣汁。

16. 菘菜 详见本章第一节。

17. 雪灵芝 为石竹科蚤缀属植物甘肃蚤缀的全草。

【性味归经】味微甘，性凉。归肝、脾、胆经。

【功能】清热解毒，利胆除黄。

【主治】外感发热，肺热咳嗽，黄疸，淋浊，风湿痹痛。

【用法用量】煎汤，9~15g；泡酒。

18. 鹿梨叶 为蔷薇科梨属植物豆梨的叶。

【性味归经】味微甘、涩，性凉。

【功能】清热解毒，润肺止咳。

【主治】毒菇中毒，毒蛇咬伤，目赤肿痛，胃肠炎，肺热咳嗽。

【用法用量】煎汤，15~30g；或捣汁。

19. 土瓜 为旋花科鱼黄草属植物土山瓜的块根。

【别名】滇土瓜、红土瓜、土蛋、山土瓜、山红苕、野红苕、山萝卜等。

【性味归经】味甘，性平。红土瓜入脾、胃二经，白者入肺经。

【功能】清热，除湿，止咳，健脾。

【主治】黄疸，肺热咳嗽，便血，乳少，带下，小儿疳积，水火烫伤。

【用法用量】煎汤，12~15g；或生啖。

20. 山药 详见本章第一节。

21. 猪仔笠 详见本章第一节。

22. 桃南瓜 为葫芦科南瓜属植物红南瓜的果实。

【别名】金瓜、鼎足瓜、看瓜、吊瓜、北瓜。

【性味归经】味甘、微苦，性平。

【功能】止咳，平喘。

【主治】咳嗽气喘。

【用法用量】60~500g，加蜜、糖蒸食。

23. 芥子 为十字花科芸薹属植物芥菜及油芥菜的种子。

【别名】青菜子。

【性味归经】味辛，性热；有小毒。归胃、肺经。

【功能】温中散寒，豁痰开窍，通络消肿。

【主治】胃寒呕吐，心腹冷痛，咳喘痰多，口噤，耳聋，喉痹，风湿痹痛，肢体麻木，妇人经闭，痈肿，瘰疬。

【用法用量】煎汤，3~9g；或入丸、散。

【宜忌】肺虚咳嗽、阴虚火旺者忌服。

24. 西洋菜干　为十字花科豆瓣菜属植物豆瓣菜的全草。

【别名】无心菜。

【性味归经】味甘、淡，性凉。

【功能】清肺凉血，利尿，解毒。

【主治】肺热燥咳，淋证，疔毒肿痛，皮肤瘙痒。

【用法用量】煎汤，10~15g；或煮食。

25. 地骷髅　详见本章第一节。

26. 柘耳　为寄生于桑科柘属植物柘树上的木耳。

【别名】柘上木耳。

【性味归经】味甘，性平。

【功能】清肺解毒，化痰止咳。

【主治】肺痈咳吐脓血，肺燥干咳。

【用法用量】煎汤，9~12g；或入丸、散。

27. 桔梗　为桔梗科桔梗属植物桔梗的根。

【别名】苻蒚、白药、梗草、房图、苦梗、苦桔梗、大药。

【性味归经】味苦、辛，性平。归肺、胃经。

【功能】宣肺祛痰，利咽排脓。

【主治】咳嗽痰多，咽喉肿痛，肺痈吐脓，胸满胁痛，痢疾腹痛，小便癃闭。

【用法用量】煎汤，3~10g；或入丸、散。

【宜忌】阴虚久咳及咯血者禁服；胃溃疡者慎服。内服过量可引起恶心呕吐。

28. 银耳　为银耳科银耳属银耳的子实体。

【别名】白木耳、白耳等。

【性味归经】味甘、淡，性平。

【功能】滋阴生津，润肺养胃。

【主治】虚劳咳嗽，肺燥干咳，津少口渴，病后体虚。

【用法用量】煎汤，3~10g；或炖冰糖、肉类服。

【宜忌】风寒咳嗽者及湿热酿痰致咳者禁用。

29. 茼蒿　为菊科茼蒿属植物蒿子秆和南茼蒿的茎叶。

【别名】同蒿等。

【性味归经】味辛、甘，性凉。归心、脾、胃经。

【功能】和脾胃，消痰饮，安心神。

【主治】脾胃不和，二便不通，咳嗽痰多，烦热不安。

【用法用量】煎汤，鲜品 60 ~ 90g。

【宜忌】动风气，熏人心，令人气满，不可多食，泄泻者禁用。

（二）干果

1. 杏仁 为蔷薇科杏属植物杏、野杏、山杏、东北杏的种子。

【别名】杏子等。

【性味归经】味苦，性微温；有小毒。归肺、大肠经。

【功能】降气化痰，止咳平喘，润肠通便。

【主治】外感咳嗽喘满，肠燥便秘。

【用法用量】煎汤，3 ~ 10g；或入丸、散。杏仁用时须打碎，杏仁霜入煎剂须布包。儿童禁生用，需炒。苦杏仁需经过炮制方可使用。

2. 杏子 为蔷薇科杏属植物杏等的果实。

【别名】杏实。

【性味归经】味酸、甘，性温。归肺、心经。

【功能】润肺定喘，生津止渴。

【主治】肺燥咳嗽，津伤口渴。

【用法用量】煎汤，6 ~ 12g；生食或晒干为脯，适量。

【宜忌】不宜多食。

3. 柿霜 为柿科柿属植物柿的果实制成柿饼时外表所生的白色粉霜。

【性味归经】味甘，性凉。归肺、心经。

【功能】润肺止咳，生津利咽，止血。

【主治】肺热燥咳，咽干喉痛，口舌生疮，吐血，咯血，消渴。

【用法用量】冲服，3 ~ 9g；或入丸剂嚼化。

【宜忌】风寒咳嗽患者禁服。

4. 落花生 为豆科落花生属植物落花生的成熟种子。

【别名】花生、落地生等。

【性味归经】味甘、平。归脾、肺经。

【功能】健脾养胃，润肺化痰。

【主治】脾虚反胃，乳妇奶少，脚气，肺燥咳嗽，大便燥结。

【用法用量】煎汤，30 ~ 100g；生研冲汤，每次 10 ~ 15g；炒熟或者煮食，30 ~ 60g。

【宜忌】体寒湿滞及肠滑便泄者不宜服。不宜多食。

5. 野核桃仁 为胡桃科胡桃属植物野核桃的种仁。

【别名】野胡桃、麻核桃。

【性味归经】味甘，性温。归肺、肾、大肠经。

【功能】补养气血，润燥化痰，益命门，利三焦，温肺润肠。

【主治】虚寒咳嗽，下肢酸痛。

【用法用量】煎汤，30 ~ 50g；或捣碎嚼，10 ~ 30g；捣烂冲酒。

6. 诃子　为使君子科榄仁树属植物诃子和微毛诃子的果实。

【别名】随风子等。

【性味归经】味苦、酸、涩，性平。归肺、大肠、胃经。

【功能】涩肠下气，敛肺利咽。

【主治】久泻久痢，脱肛，喘咳痰嗽，久咳失声。

【用法用量】煎汤，3～6g；或入丸、散。敛肺清火宜生用，涩肠止泻宜煨用。

【宜忌】外邪未解，内有湿热积滞者慎服。

7. 榧子　为红豆杉科榧树属植物榧的种子。

【别名】彼子。

【性味归经】味甘、涩，性平。归大肠、胃、肺经。

【功能】杀虫消积，润燥止咳。

【主治】肠道寄生虫病，小儿疳积，肺燥咳嗽，肠道便秘，痔疮。

【用法用量】煎汤，15～50g，连壳生用，打碎入煎；或10～40枚，炒熟去壳，取种仁嚼服；或入丸、散。驱虫宜用较大剂量，顿服；治便秘、痔疮宜小量常服。

【宜忌】脾虚泄泻及肠滑大便不实者慎服。

8. 甜瓜子　为葫芦科香瓜属植物甜瓜的种子。

【别名】甘瓜子、甜瓜仁、甜瓜瓣。

【性味归经】味甘，性寒。归肺、胃、大肠经。

【功能】清肺，润肠，散结，消瘀。

【主治】咳嗽，口渴，大便燥结，肠痈。

【用法用量】煎汤，10～15g；或研末，3～6g。

【宜忌】脾胃虚寒、腹泻者忌服。

（三）谷物

1. 高粱　为禾本科高粱属植物高粱的种仁。

【别名】蜀黍、蜀秫、芦粟。

【性味归经】味甘、涩，性温。归脾、胃、肺经。

【功能】健脾止泻，化痰安神。

【主治】脾虚泄泻，霍乱，消化不良，痰湿咳嗽，失眠多梦。

【用法用量】煎汤，30～60g；或研末。

2. 凉薯　为豆科豆属植物豆薯的块根。

【别名】地瓜、凉瓜、草瓜茹、葛瓜、葛薯、土萝卜、沙葛、地萝卜。

【性味归经】味甘，性微凉。

【功能】清肺生津，利尿通乳，解酒毒。

【主治】肺热咳嗽，肺痈，中暑烦渴，消渴，乳少，小便不利。

【用法用量】生吃，120～250g；或煮食；或绞汁。

3. 绿豆　为豆科豇豆属植物绿豆的种子。

【别名】青小豆。

【性味归经】味甘，性寒。归心、肝、胃经。

【功能】清热，消暑，利水，解毒。

【主治】暑热烦渴，感冒发热，霍乱吐泻，痰热哮喘，头痛目赤，口舌生疮，水肿尿少，疮疡痈肿，风疹丹毒，药物及食物中毒。

【用法用量】煎汤，15～30g；大剂量可用120g；或研末；或生研绞汁。

【宜忌】药用不可去皮，脾胃虚寒滑泄者慎服。

（四）花、茶类

1. 芙蓉花 为锦葵科芙蓉属植物木芙蓉的花。

【别名】七星花等。

【性味归经】味辛、微苦，性凉。归肺、心、肝经。

【功能】清热解毒，凉血消肿。

【主治】肺热咳嗽，咯血，目赤肿痛，崩漏，白带，腹泻，腹痛，痈肿，疮疖，毒蛇咬伤，水火烫伤，跌打损伤。

【用法用量】煎汤，9～15g；鲜品，30～60g。

【宜忌】孕妇忌服，非实热者忌用。

2. 芙蓉叶 为锦葵科芙蓉属植物木芙蓉的叶。

【别名】铁箍散等。

【性味归经】味辛、微苦，性凉。归肺、肝经。

【功能】清肺凉血，解毒消肿。

【主治】肺热咳嗽，目赤肿痛，痈疽肿毒，恶疮，缠身蛇丹，脓疱疮，肾盂肾炎，水火烫伤，毒蛇咬伤，跌打损伤。

【用法用量】煎汤，10～30g。

【宜忌】孕妇忌服。

3. 芙蓉根 为锦葵科芙蓉属植物木芙蓉的根或根皮。

【性味归经】味辛、微苦，性凉。

【功能】清热解毒，凉血消肿。

【主治】痈肿初起，臁疮，目赤肿痛，肺痈，咳喘，赤白痢疾，妇人白带，肾盂肾炎。

【用法用量】煎汤，30～60g。

【宜忌】孕妇忌服。

4. 雪茶 为地茶科地茶属植物地茶或雪地茶的地衣体。

【别名】太白茶、石白茶等。

【性味归经】味甘、苦，性凉。归肺、心经。

【功能】清热生津，除烦安躁。

【主治】肺热咳嗽，阴虚潮热，热病烦渴，癫痫，失眠，目疾。

【用法用量】煎汤，9～15g；泡茶。

5. 温大青 为爵床科马蓝属植物圆苞金足草的地上部分或根。

【别名】马蓝等。

【性味归经】味苦、辛，性微寒。

【功能】清热解毒，凉血消斑。

【主治】温病烦渴，发斑，吐衄，肺热咳嗽，咽喉肿痛，口疮，丹毒，痄腮，痈肿，疮毒，湿热泻痢，夏季热，热痹，肝炎，钩端螺旋体病，蛇咬伤，月经过多。

【用法用量】煎汤，10～30g；或代茶饮。

【宜忌】孕妇忌服。

6. 野厚朴花　为木兰科木兰属植物山玉兰的花。

【别名】野玉兰花。

【性味归经】味苦、辛，性寒。

【功能】清热，止咳，利尿。

【主治】肺炎，支气管炎，鼻炎，泌尿道炎症。

【用法用量】煎汤，9～15g。

7. 扶桑花　为锦葵科木槿属植物朱槿的花。

【别名】大红花等。

【性味归经】味甘，性寒。

【功能】清肺，凉血，利湿，解毒。

【主治】肺热咳嗽，咯血，鼻衄，崩漏，白带，痢疾，赤白浊，痈肿疮毒。

【用法用量】煎汤，15～30g。

8. 胡枝子花　为豆科胡枝子属植物胡枝子的花。

【别名】胡枝花。

【性味归经】味甘，性平。

【功能】清热止血，润肺止咳。

【主治】便血，肺热咳嗽。

【用法用量】煎汤，9～15g。

9. 桂花　为木犀科木犀属植物木犀的花。

【别名】木犀花。

【性味归经】味辛，性温。

【功能】化痰，散瘀。

【主治】痰饮咳喘，脘腹冷痛，肠风血痢，闭经，痛经，寒疝腹痛，牙痛，口臭。

【用法用量】煎汤，0.5～1钱；或泡茶；或浸酒。

10. 昙花　为仙人掌科昙花属植物昙花的花。

【别名】凤花等。

【性味归经】味甘，性平。

【功能】清肺止咳，凉血，安神。

【主治】肺热咳嗽，肺痨，咯血，崩漏，心悸，失眠。

【用法用量】煎汤，9～18g。

11. 山薄荷　为唇形科青兰属植物香青兰的全草。

【别名】野薄荷、小兰花等。

【性味归经】味辛、苦，性凉。

【功能】清热止咳,凉肝止血。

【主治】感冒发热,头痛,咽喉肿痛,咳嗽气喘,痢疾,黄疸,吐血,衄血,风疹,皮肤瘙痒。

【用法用量】煎汤,9~15g。

12. 母菊 为菊科母菊属植物西洋甘菊的花或全草。

【别名】洋甘菊。

【性味归经】味辛、微苦,性凉。

【功能】清热,止咳喘,祛风湿。

【主治】感冒发热,咽喉肿痛,肺热咳喘,热痹肿痛,疮肿。

【用法用量】煎汤,10~15g。

13. 肉根还阳参 为菊科还阳参属植物芜菁还阳参的全草或根。

【别名】万丈深等。

【性味归经】味苦,性凉。

【功能】清肺止咳,养肝明目。

【主治】肺热咳嗽,百日咳,夜盲。

【用法用量】煎汤,9~20g;或开水泡;或研末,每次1.5~3g。

14. 泡桐花 为玄参科泡桐属植物泡桐或毛泡桐的花。

【性味归经】味苦,性寒。

【功能】清肺利咽,解毒消肿。

【主治】肺热咳嗽,急性扁桃体炎,菌痢,急性肠炎,急性结膜炎,腮腺炎,疖肿,疮癣。

【用法用量】煎汤,10~25g。

15. 紫苏叶 为唇形科紫苏属植物紫苏和野紫苏的叶或嫩枝叶。

【别名】苏叶等。

【性味归经】味辛,性温。归肺、脾、胃经。

【功能】散寒解表,行气化痰,安胎,解鱼蟹毒。

【主治】风寒表证,咳嗽痰多,胸脘胀满,恶心呕吐,腹痛吐泻,胎气不和,妊娠恶阻,食鱼蟹中毒。

【用法用量】煎汤,5~10g。

【宜忌】阴虚、气虚及温病者慎服。

16. 栀子花 为茜草科栀子属植物栀子或重瓣栀子的花。

【别名】野桂花。

【性味归经】味苦,性寒。

【功能】清肺止咳,凉血止血。

【主治】肺热咳嗽,鼻衄。

【用法用量】煎汤,6~10g;或焙研吹鼻。

17. 花酸苔 为秋海棠科秋海棠属植物花叶秋海棠的全草。

【别名】山海棠、公鸡酸苔等。

【性味归经】味酸、涩，性凉。

【功能】清热止咳，散瘀消肿。

【主治】慢性支气管炎，肺热咳嗽，咯血，外感高热，扁桃体炎，百日咳，痢疾，跌打瘀肿，烧烫伤。

【用法用量】煎汤，6~9g。

18. 夜合花 为木兰科木兰属植物夜合花的花。

【别名】合欢花等。

【性味归经】味辛，性温。

【功能】行气祛瘀，止咳止带。

【主治】胁肋胀痛，乳房胀痛，疝气痛，癥瘕，跌打损伤，失眠，咳嗽气喘，白带过多。

【用法用量】煎汤，3~9g。

19. 金背枇杷花 为杜鹃花科杜鹃花属植物陇蜀杜鹃的花。

【性味归经】味苦、甘，性凉。

【功能】清肺，止咳，消痈。

【主治】肺热咳嗽，咯血，肺痈。

【用法用量】煎汤，3~6g。

20. 百合 为百合科百合属植物卷丹、百合、细叶百合等的鳞茎。

【别名】韭番等。

【性味归经】味甘、微苦，性微寒。归心、肺经。

【功能】养阴润肺，清心安神。

【主治】阴虚久咳，痰中带血，热病后期，余热未清，或情志不遂所致的虚烦惊悸、失眠多梦、精神恍惚，痈肿，湿疮。

【用法用量】煎汤，6~12g；或入丸、散，亦可蒸食、煮粥。

【宜忌】风寒咳嗽及中寒便溏者禁服。

21. 水百合 为百合科大百合属植物荞麦叶大百合及大百合的鳞茎。

【别名】山丹等。

【性味归经】味苦、微甘，性凉。

【功能】清肺止咳，解毒消肿。

【主治】感冒，肺热咳嗽，咯血，鼻渊，聤耳，乳痈，无名肿毒。

【用法用量】煎汤。

22. 迎山红 为杜鹃花科杜鹃花属植物迎红杜鹃的叶。

【别名】满山红、映山红等。

【性味归经】味苦，性平。

【功能】解表，止咳化痰。

【主治】感冒，咳嗽气喘，痰多。

【用法用量】煎汤，3~15g；或浸酒。

23. 红花雪莲花 为报春花科报春花属植物茸叶报春的全草。

【别名】峨山雪莲花。

【性味归经】味甘，性温。

【功能】补血活血，祛风除湿。

【主治】月经不调，崩漏，白带，风湿痹痛，咳嗽痰多。

【用法用量】煎汤，15~30g。

24. 百合花 为百合科百合属植物卷丹、百合、细叶百合等的花。

【性味归经】味甘、微苦，性微寒。归肺、肝、心经。

【功能】清热润肺，宁心安神。

【主治】咳嗽痰少或黏，眩晕，心烦，夜寐不安，天疱湿疮。

【用法用量】煎汤，6~12g。

【宜忌】有风邪者忌用。

(五) 肉禽类

1. 乌鸦头 为鸦科鸦属动物大嘴乌鸦的头。

【别名】鸦头。

【性味归经】味甘、苦，性寒。归肺经。

【功能】清肺，解毒，凉血。

【主治】肺热咳喘，瘰疬，烂眼边。

【用法用量】煎汤。

2. 羊肺 为牛科山羊属动物山羊或绵羊属动物绵羊的肺。

【性味归经】味甘，性平。

【功能】补肺，止咳，利水。

【主治】肺痿，咳嗽气喘，消渴，水肿，小便不利或频数。

【用法用量】煎汤，1具；或入丸、散。

【宜忌】外感未清者忌服。

3. 蛇胆 为眼镜蛇科金环蛇属动物金环蛇、游蛇科乌风蛇属动物乌梢蛇、鼠蛇属动物黄梢蛇（灰鼠蛇）、蝰科蝮蛇属动物尖吻蝮蛇等的胆。

【性味归经】味苦、微甘，性寒。

【功能】祛风镇惊，化痰止咳，凉肝明目，解毒。

【主治】风热惊痫，痰热惊厥，痰热咳嗽，百日咳，目赤，目翳，痔疮肿痛，痤疮。

【用法用量】开水或酒冲服，0.5~1个；或入丸、散；或制成酒剂。

(六) 水果

1. 柠檬 为芸香科柑橘属植物黎檬或柠檬的果实。

【别名】柠果。

【性味归经】味酸、甘，性凉。归胃、肺经。

【功能】生津解暑，和胃安胎。

【主治】胃热伤津，肺燥咳嗽，中暑烦渴，食欲不振，脘腹痞胀，妊娠呕吐。

【用法用量】绞汁饮或生食。

2. 梨　为蔷薇科梨属植物白梨、沙梨、秋子梨等的果实。

【别名】快果、果宗、玉乳、蜜父。

【性味归经】味甘、微酸，性凉。归肺、胃经。

【功能】润燥，生津，清热，化痰。

【主治】肺燥咳嗽，热病津伤烦渴，消渴，痰热惊狂，噎膈，目赤胬翳，烫火伤。

【用法用量】煎汤，15～30g；或生食，1～2枚；或捣汁；或蒸服；或熬膏。

【宜忌】脾虚便溏、肺寒咳嗽、产妇慎服。

3. 梨皮　为蔷薇科梨属植物白梨、沙梨、秋子梨等的果皮。

【性味归经】味甘、涩，性凉。

【功能】润肺，生津，清热。

【主治】肺燥咳嗽，暑热烦渴，吐血，发背，疔疮。

【用法用量】煎汤，9～15g；鲜品，30～60g。

4. 枇杷　为蔷薇科枇杷属植物枇杷的果实。

【性味归经】味甘、酸，性凉。归肺、脾经。

【功能】润肺，下气，止渴。

【主治】肺燥咳嗽，吐逆，烦渴。

【用法用量】生食；或煎汤，30～60g。

【宜忌】不宜多食。

5. 罗汉果　为葫芦科罗汉果属植物罗汉果的果实。

【别名】拉汉果。

【性味归经】味甘，性凉。归肺、脾经。

【功能】清肺，化痰，止咳，润肠。

【主治】痰火咳嗽，百日咳，咽喉炎，扁桃体炎，急性胃炎，便秘。

【用法用量】煎汤，15～30g；或炖肉；或开水泡。

【宜忌】脾胃虚寒者忌服。

6. 沙果　为杜鹃花科白珠树属植物红粉白珠的根、果或全株。

【别名】枝热等。

【性味归经】味辛、甘，性凉。

【功能】祛风湿，止咳平喘。

【主治】风湿痹痛，咳嗽气喘，胸膜炎。

【用法用量】煎汤，6～15g；或泡酒。

7. 小石仙桃　为兰科石仙桃属植物细叶石仙桃的全草或假鳞茎。

【别名】双叶岩珠、双叶石枣、山枣等。

【性味归经】味苦、微酸，性凉。

【功能】清热，润肺，解毒。

【主治】感冒，头晕，头痛，肺热咳嗽，咯血，急性胃肠炎，慢性骨髓炎。

【用法用量】煎汤，30～60g。

（七）其他

1. 芦根　为禾本科植物芦苇的根茎。

【别名】甜梗子等。

【性味归经】味甘，性寒。归肺、胃、膀胱经。

【功能】清热除烦，透疹解毒。

【主治】热病烦渴，胃热呕哕，肺热咳嗽，肺痈吐脓，热淋，麻疹；解河豚毒。

【用法用量】煎汤，15～30g；鲜品，60～120g；或鲜品捣汁。

【宜忌】脾胃虚寒者慎服。

2. 天花粉　为葫芦科栝楼属植物栝楼及中华栝楼的根。

【别名】天瓜粉等。

【性味归经】味甘、微苦，性微寒。归肺、胃经。

【功能】清热生津，润肺化痰，消肿排脓。

【主治】热病口渴，消渴多饮，肺热燥咳，疮疡肿毒。

【用法用量】煎汤，9～15g；或入丸、散。

【宜忌】脾胃虚寒、大便溏泄者慎服。不宜与乌头类药材同用。少数患者可出现过敏反应。

3. 花椒　为芸香科花椒属植物花椒、青椒的果皮。

【别名】点椒等。

【性味归经】味辛，性温；有小毒。归脾、胃、肾经。

【功能】温中止痛，除湿止泻，杀虫止痒。

【主治】脾胃虚寒型脘腹冷痛，蛔虫腹痛，呕吐泄泻，肺寒咳喘，龋齿牙痛，阴痒带下，湿疹皮肤瘙痒。

【用法用量】煎汤，3～6g；或入丸、散。

【宜忌】阴虚火旺者禁服；孕妇慎服。

4. 饴糖　为用高粱、米、大麦、小麦、粟、玉米等含淀粉质的粮食为原料，经发酵糖化制成的食品。

【别名】软糖等。

【性味归经】味甘，性温。归脾、胃、肺经。

【功能】缓中，补虚，生津，润燥。

【主治】劳倦伤脾，里急腹痛，肺燥咳嗽，吐血，口渴，咽痛，便秘。

【用法用量】烊化冲入汤药中，30～60g；熬膏或入丸剂。

【宜忌】湿热内郁、中满吐逆者禁服。

5. 阿胶　为马科动物驴的皮去毛后熬制而成的胶块。

【别名】驴皮胶等。

【性味归经】味甘，性平。归肝、肺、肾经。

【功能】补血止血，滋阴润肺。

【主治】血虚眩晕，吐血，衄血，便血，血痢，妊娠下血，崩漏，虚烦失眠，肺虚燥咳。

【用法用量】烊化兑服，5～10g；炒阿胶可入汤剂或丸、散。

【宜忌】脾胃虚弱、消化不良者慎服。

6. 人参叶 为五加科人参属植物人参的带茎的叶。

【**性味归经**】味苦、微甘，性寒。归肺、胃经。

【**功能**】清热解暑，生津止渴。

【**主治**】暑热口渴，热病伤津，胃阴不足，消渴，肺燥干咳，虚火牙痛。

【**用法用量**】煎汤，3～10g。

【**宜忌**】脾胃虚寒者慎服。不宜与藜芦、五灵脂、皂荚同用。实热症状及大热、大汗、大渴、脉洪大等忌用。高血压患者应暂停服用。失眠、烦躁不安属实证者慎服。湿热壅滞所致的浮肿、肾功能不全引起的尿少应慎用。肺经实热证不宜用。

7. 白砂糖 为禾本科甘蔗属植物甘蔗的茎中汁液，经精制而成的乳白色结晶体。

【**别名**】石蜜等。

【**性味归经**】味甘，性平。归脾、肺经。

【**功能**】和中缓急，生津润燥。

【**主治**】中虚腹痛，口干燥渴，肺燥咳嗽。

【**用法用量**】入汤和化，10～15g。

【**宜忌**】中满者勿服，多食助热，损齿生虫。

8. 冰糖 为禾本科甘蔗属植物甘蔗的茎中汁液，制成白砂糖后再煎炼而成的冰块状结晶。

【**性味归经**】味甘，性平。归脾、肺经。

【**功能**】补中和胃，润肺止咳。

【**主治**】脾胃气虚，肺燥咳嗽，或痰中带血。

【**用法用量**】入汤，10～15g；或含化；或入丸、膏剂。

9. 芦茎 为禾本科芦苇属植物芦苇的嫩茎。

【**别名**】苇茎等。

【**性味归经**】味甘，性寒。归心、肺经。

【**功能**】清肺解毒，止咳排脓。

【**主治**】肺痈吐脓，肺热咳嗽，痈疽。

【**用法用量**】煎汤，15～30g；鲜品可用至60～120g。

10. 毛连菜 为菊科毛连菜属植物毛连菜的花序。

【**性味归经**】味苦、咸，性微温。

【**功能**】理肺止咳，化痰平喘，宽胸。

【**主治**】咳嗽痰多，咳喘，嗳气，胸腹闷胀。

【**用法用量**】煎汤，3～9g。

11. 鹅肠草 为石竹科牛繁缕属植物牛繁缕的全草。

【**别名**】抽筋草等。

【**性味归经**】味甘、酸，性平。

【**功能**】清热解毒，散瘀消肿。

【**主治**】肺热咳喘，痢疾，痈疽，痔疮，牙痛，月经不调，小儿疳积。

【**用法用量**】煎汤15～30g；或鲜品60g捣汁。

12. 湖北贝母 为百合科贝母属植物湖北贝母的鳞茎。

【别名】平贝等。

【性味归经】味苦、甘，性寒。

【功能】化痰止咳，解毒散结。

【主治】外感风热咳嗽，痰热咳嗽，瘰疬，痈肿，乳痈，肺痈。

【用法用量】煎汤，6～15g。

【宜忌】反乌头。

13. 乌榄叶 为橄榄科橄榄属植物乌榄的叶。

【性味归经】味微苦、涩，性凉。

【功能】清热解毒，止血。

【主治】感冒发热，肺热咳嗽，丹毒，疖肿，崩漏。

【用法用量】煎汤。

14. 湖广草 为唇形科鼠尾草属植物佛光草的全草。

【别名】盐咳药等。

【性味归经】味微苦，性平。

【功能】清肺化痰，调经，止血。

【主治】肺热咳嗽，痰多气喘，吐血，劳伤咳嗽，肾虚腰酸，小便频数，带下，月经过多，或淋沥不断。

【用法用量】煎汤，15～30g；或炖肉服。

15. 豆腐 为豆科大豆属植物大豆种子的加工制品。

【性味归经】味甘，性凉。归脾、胃、大肠经。

【功能】清热解毒，生津润燥，和中益气。

【主治】目赤肿痛，肺热咳嗽，消渴，休息痢，脾虚腹胀。

【用法用量】煮食，适量。

16. 豆浆 为豆科大豆属植物大豆种子制成的浆汁。

【别名】腐浆。

【性味归经】味甘，性平。

【功能】清肺化痰，润燥利尿。

【主治】虚劳咳嗽，痰火哮喘，大便秘结，小便淋浊。

【用法用量】适量，50～250mL。

三、推荐食方

1. 天门冬散

【方剂来源】《普济方》卷一六引《指南方》。

【组成】天门冬（去心）、紫菀（去苗）、知母各一两，桑白皮、五味子、桔梗各半两。

【用法】上为散。每服四钱，水一盏，煎至七分，去滓温服。

【适应证】肺经邪热咳嗽。

2. 贝母丸

【方剂来源】《圣济总录》。

【组成】贝母（去心）一两半，甘草（炙）三分，杏仁（汤浸，去皮尖，炒）一两半。

【用法】上为末，炼蜜为丸，如弹子大。含化咽津。

【适应证】咽喉干，肺热咳嗽、多痰。

3. 贝母散

【方剂来源】《圣济总录》。

【组成】贝母（去心，麸炒）半两，甘草（炙）一分。

【用法】上为散。如二三岁儿，每服一钱匕，水七分，煎至四分，去渣，入牛黄末少许，食后温分二服，更量儿大小加减。

【适应证】小儿咳嗽喘闷。

4. 甘桔汤

【方剂来源】《小儿药证直诀》。

【组成】桔梗、甘草。

【用法】上为粗末。每服二钱，水一盏，煎至七分，去滓，食后温服。

【适应证】小儿肺热，手掐眉目鼻面。

5. 杏仁丸

【方剂来源】《圣济总录》。

【组成】杏仁（去双仁皮尖，炒，研）三两，麦门冬（去心，焙）、百合、贝母（去心）、知母（焙）、甘草（炙，锉）各一两，白茯苓（去黑皮）一两半，干姜（炮）、桂枝（去粗皮）各半两。

【用法】上为末，炼蜜为丸，如弹子大。每含化一丸，咽津。

【适应证】咳嗽喘促。

6. 杏仁粥

【方剂来源】《太平圣惠方》。

【组成】杏仁（汤浸，去皮尖双仁，研，以三合黄牛乳投，绞取汁）二十一枚，大枣（去核）七枚，粳米二合，桑根白皮（锉）一两，生姜（切）一分。

【用法】以水三大盏，先煎桑根白皮、大枣、生姜等，取汁二盏，将米煮粥，候临熟，入杏仁汁，更煮七五沸，粥成，食之，不拘时候。

【适应证】肺气虚羸，喘息急促，咳嗽。

7. 诃子膏

【方剂来源】《小儿卫生总微论方》。

【组成】诃子一两，甘草一分。

【用法】诃子每个分作两片，加甘草，水一大盏，煮至水尽为度，焙，轧为末，炼蜜和膏，如鸡头之大。每用一大豆许，以薄荷熟水化下，不拘时候。

【适应证】小儿咳嗽。

8. 黄芪汤

【方剂来源】《洁古家珍》。

【组成】黄芪一两，人参二钱半，地骨皮五钱，桑白皮二钱，甘草二钱半。

【用法】上咬咀。水煎，放温，时时温服。

【适应证】小儿热入肺经，咳嗽喘逆，身热，鼻干燥，呀呷有声者。

9. 梨膏

【方剂来源】《全国中药成药处方集》（天津方）。

【组成】秋梨一百斤，萝卜一斤，鲜藕二斤，鲜姜八两，浙贝母、麦冬各一斤。

【用法】上熬汁，滤去滓，收膏。每清膏一斤，兑蜜二斤、冰糖一斤，收膏装瓶。每服一两，开水冲服。

【适应证】咳嗽痰喘，痰中带血，咽干口渴，声重音哑。

10. 清金汤

【方剂来源】《罗氏会约医镜》。

【组成】天冬、麦冬各一钱半，杏仁（去皮尖）十一粒，桑白皮（蜜炙）、甘草、山栀各一钱，桔梗二钱。

【用法】水煎温服。

【适应证】肺热喘急、右寸脉洪者。

11. 温肺汤

【方剂来源】《杨氏家藏方》。

【组成】人参（去芦头）、白茯苓（去皮）、白术各一两，杏仁（汤浸，去皮尖，蛤粉炒）、陈橘皮（去白）、甘草（炙）、五味子各半两。

【用法】上咬咀。每服二钱，用水半盏，煎至三分，去滓放温。乳食后服。

【适应证】小儿夹寒伤冷，内外合邪，客于肺脏，痰嗽气急，睡卧不安。

第三节　遗尿

遗尿是指5岁以上的小儿不能自主控制排尿，经常睡中小便自遗，醒后方觉的一种病证。又称尿床、遗溺。遗尿的病因责之先天禀赋不足，后天久病失调；肺、脾、肾功能不足；心肾不交、肝经湿热下注。其中尤以肾气不固、下元虚寒所致的遗尿最为多见。遗尿的病位主要在膀胱，与肾、脾、肺密切相关。病机为三焦气化失司，膀胱约束不利。

西医学的儿童单症状性夜遗尿可参照本病辨证施食。

一、辨证分型

1. 下元虚寒　睡中经常遗尿，醒后方觉，天气寒冷时加重，小便清长，神疲乏力，面色少华，形寒肢冷，腰膝酸软；舌淡，苔薄白或白滑，脉沉细或沉弱。饮食以温补肾阳、固摄止遗为主。

2. 肺脾气虚　睡中遗尿，日间尿频而量多，面色少华或萎黄，神疲乏力，纳少便溏，自汗，动则多汗，易感冒；舌淡苔薄白，脉弱无力。饮食以补肺健脾、固摄小便为主。

3. 心肾失交　梦中遗尿，寐不安宁，多梦易惊，烦躁叫扰，多动少静，记忆力差，或五心烦热，形体较瘦；舌红苔少，脉沉细数。饮食以清心滋肾、安神固脬为主。

4. 肝经湿热 睡中遗尿，小便量少色黄，气味腥臊，性情急躁，夜卧不安或呓语，甚者目睛红赤；舌红苔黄腻，脉滑数。饮食以清利湿热、泻肝止遗为主。

二、推荐食材

（一）菜类

1. 菟丝子 为旋花科菟丝子属植物菟丝子的种子。

【别名】菟丝实等。

【性味归经】味辛、甘，性平。归肝、肾、脾经。

【功能】补肾益精，养肝明目，固胎止泻。

【主治】腰膝酸痛，遗精，阳痿，早泄，不育，消渴，淋浊，遗尿，目昏耳鸣，胎动不安，流产，泄泻。

【用法用量】煎汤，6~15g；或入丸、散。

【宜忌】阴虚火旺、强阳不痿及大便燥结者禁服。

2. 附地菜 为紫草科附地菜属植物附地菜的全草。

【别名】地胡椒等。

【性味归经】味苦、辛，性平。

【功能】健胃止痛，解毒消肿，摄小便。

【主治】胃痛吐酸，手脚麻木，遗尿，热毒痈肿，湿疮。

【用法用量】煎汤，15~30g；或研末服。

（二）干果

1. 胡桃仁 为胡桃科核桃属植物胡桃的种仁。

【别名】核桃仁。

【性味归经】味甘、涩，性温。归肾、肝、肺经。

【功能】补肾益精，温肺定喘，润肠通便。

【主治】腰痛脚弱，尿频，遗尿，阳痿，遗精，久咳喘促，肠燥便秘，石淋及疮疡瘰疬。

【用法用量】煎汤，9~15g；单味嚼服，10~30g；或入丸、散。

【宜忌】痰火积热、阴虚火旺、大便溏泻者禁服，不可与浓茶同服。

2. 分心木 为胡桃科植物胡桃果核内的木质隔膜。

【别名】胡桃衣、胡桃夹、胡桃隔。

【性味归经】味苦、涩，性平。归脾、肾经。

【功能】涩精缩尿，止血止带，止泻痢。

【主治】遗精滑泄，尿频遗尿，崩漏，带下，泄泻，痢疾。

【用法用量】煎汤，3~9g。

（三）谷物

黑大豆 为豆科大豆属植物大豆的黑色种子。

【别名】黑豆等。

【性味归经】味甘，性平。归脾、肾经。

【功能】活血利水，祛风解毒，健脾益肾。

【主治】水肿，黄疸，脚气，风痹筋挛，产后风痉，肾虚腰痛，遗尿，痈肿疮毒，药物、食物中毒。

【用法用量】煎汤，9～30g；或入丸、散。

【宜忌】恶五参、龙胆。服蓖麻子者忌炒豆，犯之胀满；服厚朴者亦忌之，动气也。

（四）肉禽类

1. 牛鞭　为牛科野牛属动物黄牛或水牛属动物水牛雄性的阴茎和睾丸。

【性味归经】味甘、咸，性温。

【功能】补肾壮阳，散寒止痛。

【主治】肾虚阳痿，遗精，宫寒不孕，遗尿，耳鸣，腰膝酸软，疝气。

【用法用量】炖煮，或入丸、散；或浸酒。

2. 羊肾　为牛科山羊属动物山羊或绵羊属动物绵羊的肾。

【性味归经】味甘，性温。

【功能】补肾，益精。

【主治】肾虚劳损，腰脊冷痛，足虚萎弱，耳鸣，耳聋，消渴，阳痿，滑精，尿频，遗尿。

【用法用量】内服，1～2枚，煮食或煎汤；或入丸、散。

3. 鸡肝　为雉科雉属动物家鸡的肝脏。

【性味归经】味甘，性温。归肝、肾、脾经。

【功能】补肝肾，明目，消疳，杀虫。

【主治】肝虚目暗，目翳，夜盲，小儿疳积，妊娠胎漏，小儿遗尿，妇人阴蚀。

【用法用量】煎汤，适量；或入丸、散。

4. 河豚　为鲀科东方鲀属动物弓斑东方鲀、虫纹东方鲀、暗纹东方鲀及同属多种动物的肉。

【别名】嗔鱼等。

【性味归经】味甘，性温；有毒。归肝、肾经。

【功能】滋补肝肾，祛湿止痛。

【主治】阳痿，遗尿，眩晕，腰膝酸软，风湿痹痛，皮肤瘙痒。

【用法用量】久煮后（2小时以上），适量。

【宜忌】疮、疥、脚气患者慎服。河豚内脏及血有剧毒，食用时须去净睾丸、卵、肝等内脏，并将肉反复清洗，处理不当易引起中毒。

（五）水产品

刺鲀皮　为刺鲀科短刺鲀属动物短刺鲀、六斑刺鲀、九斑刺鲀的皮。

【别名】龟鱼皮。

【性味归经】味咸，性平。

【功能】补肾，益肺，养肝。

【主治】老年寒咳，哮喘，遗精，遗尿，神经衰弱，浮肿。

【用法用量】适量，干皮水煮软后去刺，加冰糖炖，或与猪脚、猪肉炖。

【宜忌】内脏及生殖腺有毒。渔人认为六班刺鲀的肉也有毒，均不可食用。

（六）水果

1. 牛迭肚果 为蔷薇科悬钩子属植物牛迭肚的果实。

【别名】马林果等。

【性味归经】味酸、甘，性温。

【功能】补肾壮阳，固精缩尿。

【主治】阳痿，遗精，遗尿，尿频，须发早白，不孕症。

【用法用量】煎汤，6～15g。

2. 覆盆子 为蔷薇科植物掌叶覆盆子的果实。

【别名】覆盆、小托盘、山泡等。

【性味归经】味甘、酸，性平。

【功能】益肾固精，养肝明目。

【主治】遗精滑精，遗尿尿频，阳痿早泄，目暗昏花，须发早白。

【用法用量】煎汤，5～10g；或入丸、散；或浸酒；或熬膏。

【宜忌】肾虚有火、小便短涩者慎服。

三、推荐食方

1. 益智仁散

【方剂来源】《育婴秘诀》。

【组成】益智仁、破故纸（炒）、白茯苓各等份。

【用法】上为细末。盐汤调服。

【适应证】遗尿。

2. 温泉饮

【方剂来源】《辨证录》。

【组成】白术一两，巴戟天一两，益智仁三钱，肉桂一钱。

【用法】水煎服。

【适应证】夜卧遗尿，畏寒喜热，面黄体怯，大便溏泄。

3. 阿胶饮

【方剂来源】《三因极一病证方论》。

【组成】阿胶（炒）二两，牡蛎（煅，取粉）、鹿茸（切，酥炙）各四两。

【用法】上锉散。每服四大钱，水一盏，煎至七分，空腹服；或作细末，饮调亦好。

【适应证】小便遗尿不禁。

4. 益智仁散

【方剂来源】《袖珍小儿》。

【组成】益智仁、白茯苓各等份。

【用法】上为末。每服一钱，空腹米汤调下。

【适应证】小儿遗尿，白浊。

5. 韭子一物丸

【方剂来源】《医考方》。

【组成】韭子。

【用法】上为丸服。

【适应证】大人遗浊，小儿遗尿。

6. 破故纸散

【方剂来源】《袖珍小儿》。

【组成】破故纸（炒）一两。

【用法】上为末。每服一钱，热汤调下。

【适应证】小儿膀胱虚冷，夜间遗尿，小便不禁。

第四节　鹅口疮

鹅口疮是以口腔黏膜、舌上散在或满布白屑为主要临床特征的一种口腔疾病，因其呈白屑状如鹅口，故称鹅口疮，又因其屑色白如雪片，故名雪口。本病的发生可由胎热内蕴，或体质虚弱，久病久泻，或调护不当，口腔不洁，感受秽毒之邪所致。其主要病变部位在心、脾、肾，病机关键是火热之邪循经上炎，熏灼口舌。

西医学亦称为鹅口疮，由白色念珠菌感染所致。可参照本病辨证施食。

一、辨证分型

1. 心脾积热　口腔、舌面满布白屑，周围焮红较甚，面赤唇红，烦躁不宁，吮乳啼哭，大便秘结，小便短赤；舌红，苔白厚腻，指纹紫滞，脉滑或滑数。饮食以清心泻脾为主。

2. 虚火上浮　口腔舌面白屑散在，周围焮红不重，形体怯弱，面白颧红，手足心热，口干不渴，或低热盗汗等；舌质红，少苔，指纹淡紫，脉细数无力。饮食以滋阴降火为主。

二、推荐食材

（一）菜类

1. 水芹　为伞形科植物水芹的全草。

【别名】芹菜。

【性味归经】味辛、甘，性凉。归肺、肝、膀胱经。

【功能】清热解毒，利尿，止血。

【主治】感冒，烦渴，浮肿，小便不利，淋痛，尿血便血，吐血，崩漏，目赤，咽痛，口疮，痄腮，带状疱疹，麻疹不透，痔疮，跌打伤肿。

【用法用量】煎汤或捣汁。

【宜忌】脾胃虚寒者慎绞汁服。

2. 玉米轴　详见本章第一节。

3. 蛇莓 为蔷薇科蛇莓属植物蛇莓的全草。

【别名】蚕莓、机关果、蛇含草等。

【性味归经】味甘、苦，性寒。

【功能】清热解毒，凉血消肿。

【主治】感冒发热，咽喉肿痛，口疮，痢疾，黄疸，吐血，疔腮，痈肿疔疖，瘰病，跌打肿痛，烫火伤。

【用法用量】煎汤，9～15g；鲜品，30～60g，捣汁饮。

（二）谷物

1. 黍米 为禾本科黍属植物黍的种子。

【别名】糜子米等。

【性味归经】味甘，性微温。归肺、脾、胃、大肠经。

【功能】益气补中，除烦止渴，解毒。

【主治】烦渴，泻痢，吐逆，咳嗽，胃痛，小儿鹅口疮，疮痈，烫伤。

【用法用量】煎汤，30～90g；煮粥或淘取泔汁。

【宜忌】不宜多食。

2. 小麦麸 为禾本科小麦属植物小麦磨取面粉后筛下的种皮。

【别名】麸皮。

【性味归经】味甘，性凉。

【功能】除热，止渴，敛汗，消肿。

【主治】消渴，虚汗，盗汗，跌仆损伤，风湿痹痛，口疮。

【用法用量】入散剂。

3. 地柏枝 为卷柏科卷柏属植物江南卷柏的全草。

【别名】红鸡草等。

【性味归经】味辛、微甘，性平。

【功能】止血，清热，利湿。

【主治】肺热咯血，肺痨咯血，浮肿，吐血，衄血，便血，痔疮出血，外伤出血，发热，小儿惊风，湿热黄疸，鼓胀，头晕目眩，淋病，水肿，小儿口疮，鼻疮，水火烫伤，毒蛇咬伤。

【用法用量】煎汤，15～30g；大剂量可用至60g。

（三）花、茶类

1. 竹叶 为禾本科植物淡竹（竹子）的叶。

【性味归经】味甘、淡，性平、微凉。归心、肺经。

【功能】清热除烦，生津利尿。

【主治】热病烦渴，小儿惊痫，咳逆吐衄，面赤，小便短赤，口糜舌疮。

【用法用量】煎汤，6～12g。

【宜忌】脾胃虚寒及便溏者禁用。

2. 苦丁茶 为冬青科冬青属植物枸骨、大叶冬青、苦丁茶冬青的嫩叶。

【性味归经】味甘、苦，性寒。归肝、肺、胃经。

【功能】疏风清热，明目生津。

【主治】风热头痛，齿痛，目赤，聤耳，口疮，热病烦渴，泄泻，痢疾。

【用法用量】煎汤，3~9g；或入丸剂。

【宜忌】脾胃虚寒者慎服。

3. 喉咙草 为报春花科点地梅属植物点地梅的全草或果实。

【别名】地胡椒等。

【性味归经】味苦、辛，性微寒。

【功能】清热解毒，消肿止痛。

【主治】咽喉肿痛，口疮，牙痛，头痛，赤眼，风湿痹痛，疔疮肿毒，烫火伤，蛇咬伤，跌打损伤。

【用法用量】煎汤，9~15g；或研末；或泡酒；或开水泡代茶饮。

4. 温大青 详见本章第二节。

5. 槐白皮 为豆科槐属植物槐的树皮或根皮的韧皮部。

【别名】槐皮。

【性味归经】味苦。

【功能】祛风除湿，生肌消肿。

【主治】中风，口疮，痔疮，阴疽湿疮，水火烫伤。

【用法用量】煎汤，6~15g。

6. 茶树根 为山茶科茶属植物茶的根。

【性味归经】味苦，性凉。归心、肾经。

【功能】强心利尿，活血调经，清热解毒。

【主治】心脏病，水肿，肝炎，痛经，疮疡肿毒，口疮，汤火灼伤，带状疱疹，牛皮癣。

【用法用量】煎汤，15~30g；大量可用至60g；水煎熏洗；或磨醋涂患处。

（四）肉禽类

羊乳 为牛科山羊属动物山羊或绵羊属动物绵羊的乳汁。

【性味归经】味甘，性微温。

【功能】补虚，润燥，和胃，解毒。

【主治】虚劳羸弱，消渴，心痛，反胃，呃逆，口疮，漆疮，蜘蛛咬伤。

【用法用量】煮沸或生饮，250~500mL。

【宜忌】令人热中；绵羊奶不利气喘和虫病。

（五）水产品

鲫鱼头 为鲤科鲫鱼属动物鲫鱼的头。

【性味归经】味甘，性温。归肺、大肠经。

【功能】止咳，止痢，敛疮。

【主治】咳嗽，痢疾，小儿口疮，黄水疮。

【用法用量】烧存性研末，3~6g。

（六）水果

越瓜 为葫芦科香瓜属植物菜瓜的果实。

【别名】生瓜、白瓜等。

【性味归经】味甘，性寒。归胃、小肠经。

【功能】清热，生津，利尿。

【主治】烦热口渴，小便不利，口疮。

【用法用量】适量，生食；或煮熟。

【宜忌】生食过量损伤脾胃，脾胃虚寒者禁服。

三、推荐食方

1. 贝母散

【方剂来源】《圣济总录》。

【组成】贝母（去心）二两。

【适应证】小儿口疮。

2. 地黄丸

【方剂来源】《田氏保婴集》。

【组成】天门冬、麦门冬、玄参各三两，甘草、薄荷叶各一两。

【用法】上为细末，熬生地黄汁为丸，如樱桃大，每服一丸，温蜜水化下。

【适应证】小儿疮疹，口疮，咽喉肿痛，牙疳臭烂。

3. 胫黄散

【方剂来源】《普济方》。

【组成】鸡胫黄皮（烧灰）。

【用法】上为末。每服半钱，以乳汁调下，1 日 3 次。

【适应证】小儿燕口疮及鹅口疮。

4. 牛膝酒

【方剂来源】方出《肘后备急方》卷四，名见《医心方》卷十四引《范汪方》。

【组成】牛膝二斤。

【用法】以酒一斗渍，以密封于热灰火中，温令味出。每服五合至一升。量力服之。

【适应证】癥积，肠蛊、久疟、痿痹、血淋、小儿口疮。

5. 地黄汤

【方剂来源】《圣济总录》。

【组成】生地黄汁、桑根白皮汁。

【用法】上入蜜半合，同煎十余沸，每服二分，1 日 3 次。

【适应证】小儿口疮。

第五节　厌食

厌食是以较长时期厌恶进食、食量减少为特征的一种小儿常见病证。厌食病因有先天因素和后天因素，病变脏腑主要在脾胃，病机关键为脾胃失健，纳化失和。小儿生机蓬勃，发育迅速，但脏腑娇嫩，脾常不足，若先天禀赋不足，或后天调护失宜，都可影响脾胃的正常纳化功能，致脾胃不和，纳化失健，而成厌食。

中医古代文献中无小儿厌食的病名，但文献所载"不思食""不嗜食""不饥不纳""恶食"等病证表现与本病相似，可参照本病辨证施食。

一、辨证分型

1. 脾失健运　食欲不振，厌恶进食，食而乏味，食量减少，或伴胸脘痞闷、嗳气泛恶，大便不调，偶尔多食后则脘腹饱胀，形体尚可，精神正常；舌淡红，苔薄白或薄腻，脉尚有力。饮食以调和脾胃、运脾开胃为主。

2. 脾胃气虚　不思进食，食而不化，大便偏稀夹不消化食物，面色少华，形体偏瘦，肢倦乏力；舌质淡，苔薄白，脉缓无力。饮食以健脾益气、佐以助运为主。

3. 脾胃阴虚　不思进食，食少饮多，皮肤失润，大便偏干，小便短黄，甚或烦躁少寐，手足心热；舌红少津，苔少或花剥，脉细数。饮食滋脾养胃、佐以助运为主。

4. 肝脾不和　厌恶进食，嗳气频繁，胸胁痞满，性情急躁，面色少华，神疲肢倦，大便不调；舌质淡，苔薄白，脉弦细。饮食以疏肝健脾、理气助运为主。

二、推荐食材

（一）菜类

1. 玉蜀黍　为禾本科玉蜀黍属植物玉蜀黍的种子。

【别名】玉高粱。

【性味归经】味甘，性平。归胃、大肠经。

【功能】开胃，利尿。

【主治】食欲不振，小便不利，水肿，消渴，尿路结石。

【用法用量】煎汤；煮食或磨成细粉做饼。

【宜忌】久食助湿损胃。鲜者，助湿生虫，尤不宜多食。

2. 胡萝卜　为伞形科胡萝卜属植物胡萝卜的根。

【别名】红萝卜。

【性味归经】味甘、辛，性平。归脾、肝、肺经。

【功能】健脾和中，滋肝明目，化痰止咳，清热解毒。

【主治】脾虚食少，体虚乏力，脘腹痛，泻痢，视物昏花，雀目，咳喘，咽喉肿痛，麻疹，水痘，疖肿，烫火伤，痔漏。

【用法用量】煎汤，30～120g；或生吃；或捣汁；或煮食。

【宜忌】宜熟食，多食损肝难消，生食伤胃。

3. 小茴香　为伞形科茴香属植物茴香的果实。

【别名】香子等。

【性味归经】味辛，性温。归肝、肾、膀胱、胃经。

【功能】温肾暖肝，行气止痛，和胃。

【主治】寒疝腹痛，睾丸偏坠，脘腹冷痛，食少吐泻，胁痛，肾虚腰痛，痛经。

【用法用量】煎汤，3～6g；或入丸、散。

【宜忌】阴虚火旺者禁服。

4. 白扁豆 为豆科扁豆属植物扁豆的白色成熟种子。

【别名】小刀豆等。

【性味归经】味甘、淡，性平。归脾、胃经。

【功能】健脾，化湿，消暑。

【主治】脾虚生湿，食少便溏，白带过多，暑湿吐泻，烦渴胸闷。

【用法用量】煎汤，10~15g；或生品捣研水绞汁；或入丸、散。

【宜忌】不宜多食，以免壅气伤脾。

5. 芋头 为天南星科芋属植物芋的根茎。

【别名】水芋等。

【性味归经】味辛、甘，性平。归胃经。

【功能】健脾补虚，散结解毒。

【主治】脾胃虚弱，纳少乏力，消渴，瘰疬，腹中痞块，肿毒，赘疣，鸡眼，疥癣，烫火伤。

【用法用量】煎汤，60~120g；或入丸、散。

【宜忌】不可多食，多食滞气困脾。

（二）干果

1. 大枣 为鼠李科枣属植物枣的果实。

【别名】木蜜、干枣、红枣等。

【性味归经】味甘，性温。归心、脾、胃经。

【功能】补脾胃，益气血，安心神，调营卫，和药性。

【主治】脾胃虚弱，气血不足，食少便溏，倦怠乏力，心悸失眠，妇人脏躁，营卫不和。

【用法用量】煎汤，9~15g。

【宜忌】凡湿盛、痰凝、食滞、虫积及齿病者慎服或禁服。

2. 榛子 为桦木科榛属植物榛、川榛、毛榛的种仁。

【别名】槌子。

【性味归经】味甘，性平。归脾、胃经。

【功能】健脾和胃，润肺止咳。

【主治】病后体弱，脾虚泄泻，食欲不振，咳嗽。

【用法用量】煎汤，30~60g；或研末。

（三）谷物

1. 陈仓米 为禾本科稻属植物稻经加工储存年久的粳米。

【别名】陈米等。

【性味归经】味甘、淡，性平。归脾、胃、大肠经。

【功能】调肠胃，利小便，除烦渴。

【主治】脾胃虚弱，食少吐泻，噤口痢，烦渴。

【用法用量】煎汤；或入丸、散。

【宜忌】与马肉食同食发痼疾。

2. 麦芽　详见本章第一节。

3. 谷芽　详见本章第一节。

4. 粟米　为禾本科狗尾草属植物粱或粟的种仁。

【别名】谷子、白粟等。

【性味归经】味甘、咸，性凉；陈粟米味苦，性寒。归肾、脾、胃经。

【功能】和中，益肾，除热，解毒。

【主治】脾胃虚热，反胃呕吐，腹满食少，消渴，泻痢，烫火伤。陈粟米除烦，止痢，利小便。

【用法用量】煎汤，15～30g；或煮粥。

【宜忌】与杏仁同食，令人腹泻。

5. 粳米　为禾本科稻属植物稻（粳稻）去壳的种仁。

【别名】白米。

【性味归经】味甘，性平。归脾、胃、肺经。

【功能】补气健脾，除烦渴，止泻痢。

【主治】脾胃气虚，食少纳呆，倦怠乏力，心烦口渴，泻下痢疾。

【用法用量】煎汤，9～30g；或水研取汁。

【宜忌】《食疗本草》："新熟者动气，常食干饭，令人热中，唇口干；不可和苍耳同食之，令人卒心痛；不可与马肉同食之，发痼疾。"

6. 粟芽　详见本章第一节。

7. 青粱米　为禾本科狗尾草属植物粱或粟品种之一的种仁。

【性味归经】味甘，性微寒。

【功能】健脾养胃，固精，利尿。

【主治】脾虚食少，消渴，遗精，淋证。

【用法用量】煎汤，30～90g；或煮粥食。

（四）花、茶类

1. 厚朴花　为木兰科木兰属植物厚朴或庐山厚朴的花蕾。

【别名】调羹花等。

【性味归经】味辛、微苦，性温。归脾、胃、肺经。

【功能】行气宽中，开郁化湿。

【主治】肝胃气滞，胸脘胀闷，食欲不振，纳谷不香，感冒咳嗽等。

【用法用量】煎汤，3～5g。

【宜忌】阴虚液燥者忌用。

2. 梅花　为蔷薇科杏属植物绿萼梅的花蕾。

【别名】白梅花、绿萼梅、绿梅花。

【性味归经】味苦、微甘、微酸，性凉。归肝、胃、肺经。

【功能】疏肝解郁，开胃生津，化痰。

【主治】肝胃气痛，胸闷，梅核气，暑热烦渴，食欲不振，妊娠呕吐，瘰疬痰核，痘疹。

【用法用量】煎汤，2~6g；或入丸、散。

（五）肉禽类

1. 凫肉　为鸭科鸭属动物绿头鸭的肉。

【性味归经】味甘，性凉。归脾、胃经。

【功能】补虚，消食，利水，解毒。

【主治】病后体弱，食欲不振，虚羸乏力，脾虚水肿，脱肛，久疟，热毒疮痈。

【用法用量】适量，煮食。

【宜忌】不可与木耳、胡桃、豉同食。

2. 羊肉　为牛科山羊属动物山羊或绵羊属动物绵羊的肉。

【性味归经】味甘，性热。归脾、胃、肾经。

【功能】温中暖肾，益气补虚。

【主治】脾胃虚寒，食少反胃，虚寒泄痢，腰膝酸软，阳痿，小便频数，寒疝，虚劳羸瘦，产后虚羸少气，缺乳。

【用法用量】煮食或煎汤，125~250g；或入丸剂。

【宜忌】外感时邪或有宿热者禁服；孕妇不宜多食。

3. 鸡肉　为雉科雉属动物家鸡的肉。

【性味归经】味甘，性温。归脾、胃经。

【功能】温中，益气，补精，填髓。

【主治】虚劳羸瘦，病后体虚，食少纳呆，反胃，泻痢，消渴，水肿，小便频数，崩漏，带下，产后乳少。

【用法用量】煮食或炖汁。

【宜忌】肥腻壅滞、有外邪者忌食。

4. 猪脾　为猪科猪属动物猪的脾脏。

【别名】联贴等。

【性味归经】味甘，性平。归脾、胃经。

【功能】健脾，消积。

【主治】脾虚食少，痞积痞块。

【用法用量】煮食，适量；或入散剂。

5. 猪肚　为猪科猪属动物猪的胃。

【性味归经】味甘，性温。

【功能】补虚损，健脾胃。

【主治】虚劳羸瘦，咳嗽，脾虚食少，消渴，小便频数，泄泻，遗精，带下，小儿疳积。

【用法用量】煮食，适量；或入丸剂。

【宜忌】外感未清、胸腹痞胀者均忌。

（六）水产品

1. 干贝　为扇贝科栉孔扇贝、华贵栉孔扇贝和花鹊栉孔扇贝的闭壳肌。

【别名】扇贝柱、江瑶柱。

【性味归经】味甘、咸，性微温。

【功能】滋阴，养血补肾，调中。

【主治】消渴，肾虚尿频，食欲不振。

【用法用量】煮食，10～25g。

2. 土附　为塘鳢科沙塘鳢属动物沙塘鳢的肉。

【别名】鲈鳢、菜花鱼等。

【性味归经】味甘，性温。

【功能】补脾益气，除湿利水。

【主治】脾虚食少，水肿，湿疮，疥癣。

【用法用量】炖食，适量。

3. 鮠鱼　为鮠科鮠属动物长吻鮠的肉。

【别名】阔口鱼、懒鱼、白戟鱼等。

【性味归经】味甘，性平。

【功能】补中益气，开胃，行水。

【主治】脾胃虚弱，不思饮食，水气，小便不利。

【用法用量】煮食，100～200g。

【宜忌】能动痼疾，不可与野雉、野猪肉同食，令人患癫。

4. 鲮鱼　为鲤科尖头鲮属动物鲮鱼的肉。

【别名】鳆鱼。

【性味归经】味甘，性平。

【功能】补虚益脾，强筋骨。

【主治】久病体弱，脾胃不和，食欲不振，腰膝酸软，行走不利。

【用法用量】煮食，100～200g。

5. 鲫鱼　为鲤科鲫鱼属动物鲫鱼的肉。

【别名】鲋等。

【性味归经】味甘，性平。归脾、胃、大肠经。

【功能】健脾和胃，利水消肿，通血脉。

【主治】脾胃虚弱，纳少反胃，产后乳汁不行，痢疾，便血，水肿，痈肿，瘰疬，牙疳。

【用法用量】适量，煮食；或煅研入丸、散。

【宜忌】忌猪肝，泻痢忌之，多食动火。

（七）水果

1. 无花果　详见本章第一节。

2. 杨梅　详见本章第一节。

3. 柠檬　详见本章第二节。

4. 橙皮　为芸香科柑橘属植物甜橙的果皮。

【别名】理皮。

【性味归经】味辛、苦，性温。归脾、胃、肺经。

【功能】行气健脾，降逆化痰。

【主治】脾胃气滞之脘腹胀满，恶心呕吐，食欲不振，痰壅气逆之咳嗽痰多，胸膈满闷之梅核气。

【用法用量】煎汤，3~10g；或研末。

【宜忌】胃热而唾血者忌用。

5. 橘白　为芸香科柑橘属植物橘及其栽培变种的内层果皮。

【性味归经】味苦、辛、微甘，性温。归脾、胃经。

【功能】和胃化湿。

【主治】湿浊内阻，胸脘痞满，食欲不振。

【用法用量】煎汤，1.5~3g。

6. 荔枝　为无患子科荔枝属植物荔枝的假种皮或果实。

【别名】荔枝子。

【性味归经】味甘、酸，性温。归肝、脾经。

【功能】养血健脾，行气消肿。

【主治】病后体虚，津伤口渴，脾虚泄泻，呃逆，食少，瘰疬，疔肿，外伤出血。

【用法用量】煎汤，5~10枚；或烧存性研末；或浸酒。

【宜忌】阴虚火旺者慎服。

7. 柠檬皮　为芸香科柑橘属植物黎檬或柠檬的外果皮。

【性味归经】味酸、辛、微苦，性温。

【功能】行气，和胃，止痛。

【主治】脾胃气滞，脘腹胀痛，食欲不振。

【用法用量】煎汤，9~15g。

8. 杧果　为漆树科杧果属植物杧果的果实。

【别名】芒果等。

【性味归经】味甘、酸，性微寒。

【功能】益胃，生津，止呕，止咳。

【主治】口渴，呕吐，食少，咳嗽。

【用法用量】适量，作食品。

【宜忌】动风气，天行病后及饱食后俱不可食之，又不可同大蒜辛物食，令人患黄病。

9. 柚　详见本章第一节。

10. 酸角　为豆科酸豆属植物酸豆的果实。

【别名】酸饺。

【性味归经】味甘、酸，性凉。

【功能】清热解暑，和胃消积。

【主治】中暑，食欲不振，小儿疳积，妊娠呕吐，便秘。

【用法用量】煎汤，15~30g；或熬膏。

11. 杧果核　详见本章第一节。

（八）其他

1. 陈皮　为芸香科柑橘属植物橘及其栽培变种的成熟果皮。

【别名】橘皮等。

【性味归经】味辛、苦，性温。归脾、胃、肺经。

【功能】理气调中，降逆止呕，燥湿化痰。

【主治】胸膈满闷，脘腹胀痛，不思饮食，呕吐，哕逆，咳嗽痰多，乳痈初起。

【用法用量】煎汤，3～10g；或入丸、散。

【宜忌】气虚、阴虚者慎服。

2. 胡荽子　详见本章第一节。

3. 胡椒　为胡椒科胡椒属植物胡椒的果实。

【别名】浮椒。

【性味归经】味辛，性热。归胃、大肠、肝经。

【功能】温中散寒，下气止痛，止泻，开胃，解毒。

【主治】胃寒疼痛，呕吐，受寒泄泻，食欲不振，中鱼蟹毒。

【用法用量】煎汤，1～3g；或入丸、散。

【宜忌】热病及阴虚有火者禁服；孕妇慎服。

4. 灵芝　为多孔菌科灵芝属真菌灵芝、紫芝等的子实体。

【别名】灵芝草等。

【性味归经】味甘，性平。归肺、心、脾经。

【功能】益气强壮，养心安神。

【主治】虚劳羸弱，食欲不振，心悸，失眠，头晕，神疲乏力，久咳气喘，冠心病，高血压病，高脂血症，硅肺。

【用法用量】煎汤，使用量1天≤6g；研末，2～6g；或浸酒。

【宜忌】恶恒山。畏扁青、茵陈蒿。

5. 樗叶花椒果　为芸香科花椒属植物樗叶花椒的果实。

【别名】食茱萸。

【性味归经】味辛、苦，性温。

【功能】温中燥湿，健脾杀虫。

【主治】脘腹冷痛，食少，泄泻，久痢，虫积。

【用法用量】煎汤，2～5g；或入丸、散。

【宜忌】孕妇忌用。

6. 酱瓜　为葫芦科甜瓜属植物菜瓜的果实腌制品。

【性味归经】味甘，性微寒。

【功能】健胃和中，生津止渴。

【主治】食欲不振，消渴。

【用法用量】作食品。

7. 豆黄　为豆科大豆属植物大豆的黑色种子经蒸罨加工而成。

【性味归经】味甘，性温。

【功能】祛风除湿，健脾益气。

【主治】湿痹，关节疼痛，脾虚食少，阴囊湿痒。

【用法用量】煎汤，6～15g；或研末。

8. **藕粉**　为睡莲科莲属植物莲的肥厚根茎——藕加工制成的淀粉。

【别名】藕澄粉。

【性味归经】味甘、咸，性平。

【功能】益血，止血，调中，开胃。

【主治】虚损失血，泻痢食少。

【用法用量】沸水冲，和糖服。

三、推荐食方

1. 养胃增液汤

【方剂来源】《中医儿科学》。

【组成】石斛、乌梅、北沙参、玉竹、甘草、白芍。

【适应证】小儿厌食。口干多饮而不喜进食，皮肤干燥，大便干结，舌苔光剥，或舌红少津，脉细。

2. 和中散

【方剂来源】《普济方》。

【组成】干姜、厚朴（去皮，炙制）、甘草（炙）各一两。

【用法】上为细末。每服一大钱，水八分，生姜三片，同煎至三分，去滓温服。

【适应证】阴阳不和，清浊相干，霍乱吐利，壮热烦渴，胸膈痞闷，腹胀满，面色青白，手足厥冷，困顿多睡，全不思食。

3. 和气散

【方剂来源】《幼幼新书》卷二十一引《吉氏家传》。

【组成】厚朴（姜制）半两，人参、茯苓、甘草（炮）各一分，茴香二钱。

【用法】上为末。水煎服。

【适应证】小儿面青黄，手足逆冷，不思食饮。

4. 黄芪汤

【方剂来源】《普济本事方》。

【组成】黄芪（蜜炙）、熟干地黄（酒洒，九蒸九晒，焙干称）、白芍药、五味子（拣）、麦门冬（水浸，去心）各三分，白茯苓（去皮）一分，甘草（炙）半两。

【用法】上为粗末。每服三钱，水一盏半，加生姜、大枣、乌梅同煎，去滓。

【备注】《医方集解》有天冬、人参。

【适应证】口干，不思食。

5. 温中丸

【方剂来源】《小儿药证直诀》。

【组成】人参（切去顶，焙）、甘草（锉，焙）、白术各二两。

【用法】上为末，姜汁面和丸，如绿豆大，每服一二十丸，米饮送下，不拘时候。

【适应证】小儿胃寒泻白，腹痛肠鸣，吐酸水，不思饮食，霍乱吐泻；中气虚热，口舌生疮，不喜饮冷，肢体倦怠。

6. 人参丸

【方剂来源】《太平圣惠方》。

【组成】人参一两，白术半两，木香半两，陈橘皮一两，五味子一分，厚朴半两。

【用法】上为细末。每服二钱，沸汤点之。

【适应证】热病后，脾胃虚冷，不思饮食。

7. 六一汤

【方剂来源】《鸡峰普济方》。

【组成】白术六两，甘草一两。

【用法】上为细末。每服二钱，沸汤点之。

【适应证】脾胃不和，心腹痞闷，胁肋膜胀，口苦无味，呕哕恶心，不思饮食，面色萎黄，肠虚自痢，肌体瘦弱，膈气翻胃。

8. 平胃散

【方剂来源】《博济方》。

【组成】厚朴（去粗皮，姜汁涂，炙令香，净）二两半，甘草（炙）一两半，苍术（米甘水浸二日，刮去皮）四两，陈皮（去白）二两，人参一两，茯苓一两。

【用法】上为末，每服一钱，水一盏，加生姜、枣子，同煎七分，去滓，空腹温服；或为细末，蜜为丸，如梧桐子大，每服十丸，空腹盐汤嚼下。

【适应证】脾胃不和，不思饮食。

9. 白豆蔻丸

【方剂来源】《医方类聚》卷十引《简要济众方》。

【组成】白豆蔻（去皮）一两，白术三分，干姜（炮）三分。

【用法】上为末，炼蜜为丸，如梧桐子大。每服二十丸，空腹、食前煎生姜、大枣汤送下。

【适应证】脾气不和，不思饮食。

10. 白豆蔻散

【方剂来源】《博济方》。

【组成】白豆蔻仁半两，肉豆蔻三个，白术一两，厚朴（姜汁炙）半两，甘草（炙）三分，肉桂半两，青皮半两。

【用法】上为末。每服二钱，水一盏，加生姜两片、粟米少许、大枣两个，同煎至七分，去滓热服。

【适应证】心胸满闷，不思饮食，上热下冷。

11. 加料平胃散

【方剂来源】《仁术便览》。

【组成】厚朴（制）、橘皮各五两，苍术（泔浸，炒）八两，甘草、茯苓各二两，人参一两。

【用法】上锉。水二盅，加生姜三片，大枣一枚煎至一盅，去滓温服。一方枣肉为丸，如小豆大。每服五十丸，生姜汤送下，空腹常服。

【适应证】脾胃不和，不思饮食。

12. 豆蔻散

【方剂来源】《圣济总录》。

【组成】肉豆蔻（去壳，炮）五枚，甘草（炙，锉）一两，厚朴（去粗皮，生姜汁炙）一两半。

【用法】上为散。每服二钱匕，米饮或汤调下，食前温服。

【适应证】脾胃伤湿，濡泻不止；水谷痢久不止，腹胁妨闷，不思饮食。

13. 枣肉平胃散

【方剂来源】《太平惠民和剂局方》。

【组成】陈橘皮（去白）、厚朴（去粗皮，姜制，炒香）各三斤二两，甘草（锉，炒）、生姜、红枣各二斤，苍术（去粗皮，米泔浸二日，炒）五斤。

【用法】上锉碎，拌匀，以水浸过面上半寸许，煮令水干，取出焙燥，碾为细末。每服二钱，空腹、食前盐汤点下。

【适应证】脾胃不和，不思饮食，心腹胁肋胀满刺痛，口苦无味，胸满短气，呕哕恶心，噫气吞酸，面色萎黄，肌体瘦弱，怠惰嗜卧，体重节痛，常多自利，或发霍乱，及五噎八痞，膈气反胃。

14. 和中汤

【方剂来源】《圣济总录》。

【组成】人参一两半，白术、白茯苓（去黑皮）各一两，甘草（炙，锉）、厚朴（去粗皮，生姜汁炙）各三分。

【用法】上为粗末。三四岁儿每服一钱匕，水半盏，同煎至三分，去滓，带热服，至夜可三服。

【适应证】小儿脾胃虚寒，吐利，不思饮食。

15. 参术丸

【方剂来源】《奇效良方》。

【组成】人参、白术、干姜（炮）、甘草（炙）各一分。

【用法】上为细末。米糕泡糊为丸，如麻子大。每服百余丸，乳食前温水吞下，或米饮亦得。

【适应证】小儿脾胃伤冷，外热内寒，不思饮食，身常壮热，大便或溏色白，或患疮疹，身有大热，因食物或冷热过度，营卫不行，致令毒气内伏不出，或泻，或腹胀，或已出疮疹，斑白无血色。

16. 厚朴膏

【方剂来源】《普济方》。

【组成】厚朴（制）、诃子（炮，去核）、白豆蔻（炮）、当归各半两，甘草（炙）一分。

【用法】上为末，炼蜜为丸，如鸡头子大。三岁一丸，食前白汤送下。

【备注】本方方名，据剂型，当作"厚朴丸"。

【适应证】小儿吐泻，不思饮食。

17. 烧脾散

【方剂来源】《太平惠民和剂局方》。

【组成】赤芍药、干姜（炮）各六两半，良姜（油炒）十两，甘草（炙）四两。

【用法】上为末。每服二大钱，白汤送下，不拘时候。

【适应证】脾胃虚弱，久寒积冷，心气脾痛，冷痰翻胃，脐腹刺痛，呕吐恶心，不思饮食；妇人血寒气滞，腹胁撮痛。

18. 宽气饮

【方剂来源】《活幼心书》。

【组成】枳壳（水浸，去瓤，麸炒微黄）、枳实（制同上）各一两，人参（去芦）、甘草（炙）各半两。

【用法】上锉，焙为末，每服半钱至一钱，净汤调服，不拘时候；惊风发搐，姜汁、葱汤调服；热极者，入宽热饮，薄荷蜜汤调下；或麦门汤亦可。

【适应证】胸膈痞结，气逆不和，不思饮食，精神昏倦，急慢惊风者。

19. 调中白术煎

【方剂来源】《鸡峰普济方》。

【组成】人参、白术、干姜、甘草、青皮、橘皮各半两。

【用法】上为细末，炼蜜和丸，如弹子大。每服一丸，细嚼，温酒下。

【适应证】胸膈窒塞，噫气不通，噎痞喘满，食饮迟化，痰饮留滞，腹胁胀满，传道不匀，或秘或涩，脾胃易伤，心腹疼痛，霍乱呕吐，食饮不下，恚怒气逆，忧思结气，或作奔冲，胸胁刺痛，短气好眠，全不思饮食。

20. 紫苏子汤

【方剂来源】《圣济总录》。

【组成】紫苏（微炒）、陈橘皮（汤浸，去白，焙）各一两，甘草（炙）半两，干姜（炮）、桔梗（锉，炒）、杏仁（汤浸，去皮尖双仁，炒）各三分。

【用法】上为粗末。每服四钱匕，水一盏半，加大枣两枚（掰破），煎至七分，去滓温服，1日3次。

【适应证】三焦咳，心胸不利，不思饮食。

21. 温中汤

【方剂来源】《赤水玄珠》。

【组成】苍术、木香、干姜（炮）各一钱五分，厚朴、砂仁、青皮、芍药（炒）各一钱二分。

【用法】上加煨姜两片，水煎，食前温服。

【适应证】白痢，腹痛饱胀，不思饮食。

22. 温胃饮

【方剂来源】《景岳全书》。

【组成】人参一二三钱或一两，白术（炒）一二钱或一两，扁豆（炒）二钱，陈皮一钱或不用，干姜（炒焦）一二三钱，炙甘草一钱，当归一二钱（滑泄者勿用）。

【用法】水二盅，煎至七分，食远温服。

【适应证】中寒，呕吐吞酸，泄泻，不思饮食，妇人脏寒呕吐，胎气不安。

23. 温中和气饮

【方剂来源】《万氏家抄方》。

【组成】人参（去芦）、白术各一钱，茯苓（去皮）、橘红、藿香各八分，甘草（炙，去皮）五分。

【用法】上加生姜三片，大枣一枚，水二盅，煎至七分，温服。

【适应证】小儿脾胃虚寒，吐泻，不思饮食。

24. 杏仁粥

【方剂来源】《圣济总录》。

【组成】杏仁（汤浸，去皮尖、双仁，细研后，入黄牛乳三合，滤取汁）一两，大枣（去核）七枚，桑根白皮（锉）、人参各一两，生姜（切片）半两，粳米（洗净）三合。

【用法】先用水三升，煎人参、大枣、生姜、桑白皮至二升，去滓澄清，下米煮粥，欲熟即下杏仁汁，搅令匀，空腹任意食之。

【适应证】伤寒吐下发汗后虚羸，喘急咳嗽，不思饮食。

25. 挝胃汤

【方剂来源】《普济方》。

【组成】良姜（水浸软，切片，用麻油炒令深黄色取出）一两，甘草（须先锉，称盐三两，与良姜及盐同炒黄色为度）三两，茴香（炒）。

【用法】上为细末。每服二钱，沸汤调服。

【适应证】一切冷气，胸膈胀闷，脾胃虚弱，不思饮食。

26. 独胜散

【方剂来源】《普济方》。

【组成】生姜不拘多少。

【用法】和皮切作片，拌生面，晒，或焙令干，称五两，加炙甘草半两，和匀，为细末。白汤调下，不拘时候。频服有效。

【适应证】脾寒气滞，疼痛不堪，胸膈痞闷，呕哕恶心，不思饮食。

27. 神仙粥

【方剂来源】《丹台玉案》。

【组成】带皮老姜（捣烂）三两。

【用法】以热酒浸泡。

【适应证】冒雨受寒，身热作饱，不思饮食，头疼者。

28. 茴香汤

【方剂来源】《太平惠民和剂局方》。

【组成】白芷（不见火）、肉桂（不见火）各二两，桔梗三十两，茴香、甘草（并炒）各六两。

【用法】上为末，每服一钱，盐少许，食前沸汤点下。

【适应证】脏气虚冷，脐腹胀满，疠刺疼痛，不思饮食。

29. 小承气汤

【方剂来源】《黄帝素问宣明论方》。

【组成】大黄半两，厚朴三钱，枳实三钱。

【用法】上锉，如麻豆大，分作二服，水一盏，加生姜三片，煎至半盏，绞汁服。

【适应证】伤寒腹胀，大便不通，神昏谵语，脉滑，瘟疫上焦痞满，小儿伤食，腹满疼痛，恶食便秘。

第六节　疳证

疳证是由喂养不当或多种疾病影响，导致脾胃受损，气液耗伤，不能濡养脏腑、经脉、筋骨、肌肤而形成的一种慢性消耗性疾病，临床以形体消瘦、面色无华、毛发干枯、精神萎靡或烦躁、饮食异常、大便不调为特征。引起疳证的病因较多，临床以饮食不节、喂养不当、营养失调、疾病影响以及先天禀赋不足为常见，其病变部位主要在脾胃，可涉及五脏。病机关键为脾胃亏损，津液耗伤。

西医学的蛋白质－能量营养不良、维生素营养障碍、微量元素缺乏等疾病可参照本病辨证施食。

一、辨证分型

（一）常证

1. 疳气　形体略瘦，或体重不增，面色萎黄少华，毛发稀疏，不思饮食，腹胀，精神欠佳，性急易怒，大便干稀不调；舌质略淡，苔薄微腻，脉细有力，指纹淡。饮食以调和脾胃、益气助运为主。

2. 疳积　形体明显消瘦，面色萎黄少华或面白无华，肚腹膨胀，甚则青筋暴露，毛发稀疏结穗，精神烦躁，夜卧不宁，或见揉眉挖鼻，吮指磨牙，动作异常，食欲不振，或善食易饥，或嗜食异物；舌质淡，苔白腻，脉沉细而滑，指纹紫滞。饮食以消积理脾、和中清热为主。

3. 干疳　形体极度消瘦，皮肤干瘪起皱，大肉已脱，皮包骨头，貌似老人，毛发干枯，面色㿠白，精神萎靡，懒言少动，啼哭无力，表情冷漠呆滞，夜寐不安，腹凹如舟，不思饮食，大便稀溏或便秘；舌质淡嫩，苔花剥或无，脉沉细弱，指纹色淡隐伏。饮食以补脾益气、养血活血为主。

（二）兼证

1. 眼疳　两目干涩，畏光羞明，眼角赤烂，甚则黑睛浑浊，白翳遮睛或有夜盲眼痒；舌质红，苔薄白，脉细。饮食以养血柔肝、滋阴明目为主。

2. 口疳　口舌生疮，甚或满口糜烂，秽臭难闻，面赤心烦，夜卧不宁，五心烦热，进食时哭闹，小便短黄，或吐舌、弄舌；舌尖红，苔薄黄，脉细数。饮食以清心泻火、滋阴生津为主。

3. 疳肿胀　足踝浮肿，眼睑浮肿，甚或颜面及全身浮肿，面色无华，神疲乏力，四肢欠温，小便短少；舌质淡嫩，苔薄白，脉沉迟无力。饮食以健脾温阳、利水消肿为主。

二、推荐食材

（一）菜类

1. 灯盏细辛　为菊科飞蓬属植物短葶飞蓬的全草。

【别名】灯盏花等。

【性味归经】味辛、微苦，性温。

【功能】散寒解表，活络止痛，消积。

【主治】感冒，风湿痹痛，瘫痪，胃痛，牙痛，小儿疳积，骨髓炎，跌打损伤。

【用法用量】煎汤，9～15g；或泡酒；或蒸蛋。

2. 野洋参　为报春花科报春花属植物滇北球花报春的根。

【别名】报春花根。

【性味归经】味甘、辛，性微温。

【功能】补虚，消疳，通乳。

【主治】虚劳咳嗽，病后体虚，小儿疳积，乳汁不下。

【用法用量】煎汤，9～30g。

3. 土瓜　详见本章第二节。

4. 黄脚鸡　为百合科竹根七属植物深裂竹根七的根茎。

【别名】竹节参、黄三七。

【性味归经】味甘，性平。

【功能】益气养阴，活血舒筋。

【主治】产后虚弱，小儿疳积，阴虚咳嗽，多汗，口干，跌打肿痛，风湿疼痛，腰痛。

【用法用量】煎汤，15～30g；或浸酒饮。

5. 雪人参　为豆科木蓝属植物茸毛木蓝的根。

【别名】铁刷子、血人参等。

【性味归经】味甘、微苦，性温。归肾经。

【功能】补虚摄血，活血舒筋。

【主治】体虚久痢，肠风下血，崩漏，溃疡不敛，风湿痹痛，跌打损伤，肝硬化，疳积。

【用法用量】煎汤，15～60g；或炖肉。

【宜忌】忌生冷食物、发物、豆腐、南瓜。

6. 野芝麻根　为唇形科野芝麻属植物野芝麻的根。

【别名】土蚕子根。

【性味归经】味微甘，性平。

【功能】清肝利湿，活血消肿。

【主治】眩晕，肝炎，咳嗽咯血，水肿，白带，疳积，痔疮，肿毒。

【用法用量】煎汤，9～15g；或研末。

7. 黑石耳 详见本章第一节。

（二）干果

1. 榧子 详见本章第二节。

2. 皮哨子 为无患子科无患子属植物川滇无患子的果皮或种子。

【别名】菩提珠。

【性味归经】味苦，性微寒。

【功能】行气消积，解毒杀虫。

【主治】疝气疼痛，小儿疳积，乳蛾，痄腮，疥癞，黄水疮，蛔虫症。

【用法用量】煎汤，6~15g；或炮熟食，3~7粒。

（三）谷物

野大豆 为豆科大豆属植物野大豆的种子。

【别名】零乌豆、马料豆、细黑豆、山黄豆、稆豆等。

【性味归经】味甘，性凉。归肝、肾经。

【功能】补益肝肾，祛风解毒。

【主治】肾虚腰痛，风痹，筋骨疼痛，阴虚盗汗，内热消渴，目昏头晕，产后风痉，小儿疳积，痈肿。

【用法用量】煎汤，9~15g；或入丸、散。

【宜忌】能滑肠动泄，脾胃虚滑者忌之。

（四）花、茶类

1. 芦荟叶 为百合科芦荟属植物斑纹芦荟或库拉索芦荟等的叶。

【性味归经】味苦、涩，性寒。归肝、大肠经。

【功能】泻火，解毒，化瘀，杀虫。

【主治】目赤，便秘，白浊，尿血，小儿惊痫，疳积，烧烫伤，妇女经闭，痔疮，疥疮，痈疖肿毒，跌打损伤。

【用法用量】煎汤，15~30g；或捣汁。

【宜忌】孕妇忌服本品。水液有毒，服量过多可引起剧烈腹泻，盆腔充血，甚至堕胎。

2. 芦荟根 为百合科芦荟属植物斑纹芦荟等的根。

【性味归经】味甘、淡，性凉；有毒。

【功能】清热利湿，化瘀。

【主治】小儿疳积，尿路感染。

【用法用量】煎汤，15~30g。

【宜忌】孕妇忌服。

3. 湖北海棠 详见本章第一节。

4. 榆荚仁 为榆科榆属植物榆树的果实或种子。

【别名】榆子、榆钱等。

【性味归经】味苦、微辛，性平。

【功能】健脾安神，清热利水，消肿杀虫。

【主治】失眠，妇女白带，小儿疳瘦，小便不利，水肿，疮癣。

【用法用量】煎汤，10～15g。

5. 苦茶叶　为木犀科女贞属植物女贞的叶。

【性味归经】味苦、微甘，性凉。

【功能】清热，平肝，解毒，敛疮。

【主治】头晕目眩，火眼，口疮，齿䘌，乳痈，肿毒，烫火伤。

【用法用量】煎汤，3～10g；或代茶饮；或熬膏。

（五）肉禽类

1. 鸡内金　详见本章第一节。

2. 猪肝　为猪科猪属动物猪的肝脏。

【性味归经】味甘、苦，性温。归脾、胃、肝经。

【功能】补肝明目，养血健脾。

【主治】肝虚目昏，夜盲，血虚萎黄，小儿疳积，脚气浮肿，水肿，久痢，脱肛，带下。

【用法用量】煮食或煎汤，60～150g；或入丸、散。

3. 哈士蟆　为蛙科蛙属动物中国林蛙或黑龙江林蛙的全体。

【别名】山蛤。

【性味归经】味甘、咸，性凉。归肺、肾经。

【功能】补肺滋肾，利水消肿。

【主治】虚劳咳嗽，小儿疳积，水肿腹胀，疮痈肿毒。

【用法用量】炖食，1～3个。

【宜忌】痰湿咳嗽及便溏者忌用。

4. 貒肉　为鼬科猪獾属动物猪獾的肉。

【别名】貒猪肉。

【性味归经】味甘、酸，性平。归脾、肺经。

【功能】补脾肺，益气血，利水，杀虫。

【主治】虚劳羸瘦，咳嗽，水胀，久痢，小儿疳积。

【用法用量】煮食，适量。

5. 蟾蜍　为蟾蜍科动物中华大蟾蜍和黑眶蟾蜍的全体。

【别名】癞蛤蟆。

【性味归经】味辛，性凉；有毒。归心、肝、脾、肺经。

【功能】解毒散结，消积利水，杀虫消疳。

【主治】痈疽，疔疮，发背，瘰疬，恶疮，癥瘕癖积，鼓胀，水肿，小儿疳积，破伤风，慢性咳喘。

【用法用量】煎汤，1只；或入丸、散，1～3g。

【宜忌】表虚、虚脱者忌用。

6. 鸡肝　详见本章第三节。

7. 虾蟆　为蛙科蛙属动物泽蛙的全体。

【别名】蛤蟆。

【性味归经】味甘，性寒。归心、脾经。

【功能】清热解毒，健脾消积。

【主治】痈肿，疔疖，口疮，乳痈，瘰疬，小儿疳积，热痢。

【用法用量】入丸、散，适量。

8. 蚕蛹　为蚕蛾科家蚕属动物家蚕蛾的蛹。

【别名】小蜂儿。

【性味归经】味甘、咸，性平。

【功能】杀虫疗疳，生津止渴。

【主治】肺痨，小儿疳积，发热，蛔虫病，消渴。

【用法用量】炒食或煎汤，酌量；研末 3～6g。

【宜忌】患脚气者忌之。

9. 松鼠　为松鼠科松鼠属动物松鼠除去内脏的全体。

【别名】灰鼠等。

【性味归经】味甘、咸，性平。

【功能】理气调经，杀虫消积。

【主治】妇女月经不调，痛经，肺结核，胸膜炎，疳积，痔漏。

【用法用量】焙焦研末，5～10g。

10. 鸡子　为雉科雉属动物家鸡的卵。

【别名】鸡卵、鸡蛋。

【性味归经】味甘，性平。

【功能】滋阴润燥，养血安胎。

【主治】热病烦闷，燥咳声哑，目赤咽痛，胎动不安，产后口渴，小儿疳痢，疟疾，烫伤，皮肤瘙痒，虚人羸弱。

【用法用量】煮、炒，1～3 枚；或生服；或沸水冲；或入丸剂。

【宜忌】性质凝滞，如胃中有冷痰积饮者，脾脏冷滑、常泄泻者，胸中有宿食、积滞未清者俱勿宜用。

11. 兔头骨　为兔科兔属动物东北兔、华南兔、蒙古兔、高原兔及穴兔属动物家兔等的头骨。

【性味归经】味甘、酸，性平。

【功能】平肝，清热，解毒。

【主治】头痛，眩晕，小儿疳积，痈疽恶疮。

【用法用量】煎汤，3～6g；或烧灰入丸、散。

【宜忌】孕妇禁用。

12. 盐蛇　为鬣蜥科龙蜥属动物马鬃蛇除去内脏的全体。

【别名】树蜥蜴、篱笆马、午时逢、雷公蛇。

【性味归经】味甘，性温。

【功能】滋养强壮，祛风湿。

【主治】风湿骨痛，小儿疳积。

【用法用量】浸酒或与瘦肉蒸服。

13. 棘胸蛙　为蛙科蛙属动物棘胸蛙除去内脏的全体。

【别名】山鸡、山蛙等。

【性味归经】味甘，性平。

【功能】滋补强壮。

【主治】小儿疳积，消瘦。

【用法用量】煮食，100～200g。

14. 鹌鹑　为雉科鹌鹑属动物鹌鹑的肉或去羽毛及内脏的全体。

【别名】鷇等。

【性味归经】味甘，性平。

【功能】益气，止痢，壮筋骨。

【主治】脾虚泻痢，小儿疳积，风湿痹证。

【用法用量】煮食，1～2只；或烧存性，研末。

【宜忌】不可与猪肉食之，令人多生疮，生小黑子；不可与菌子食之，令人发痔。4月以后及8月以前鹌鹑肉不可食，春月不可食，助肝风。

15. 獾肉　为鼬科獾属动物狗獾的肉。

【性味归经】味甘、酸，性平。

【功能】补中益气，祛风除湿，杀虫。

【主治】小儿疳瘦，风湿性关节炎，腰腿痛，蛔虫症，酒渣鼻。

【用法用量】煮食，适量。

16. 猪肚　详见本章第五节。

17. 野猪胆　为猪科猪属动物野猪的胆或胆汁。

【性味归经】味苦，性寒。

【功能】清热镇惊，解毒生肌。

【主治】癫痫，小儿疳疾，产后风，目赤肿痛，疔疮肿毒，烧烫伤。

【用法用量】研末或取汁冲，1～3g。

18. 蟾皮　为蟾蜍科动物中华大蟾蜍和黑眶蟾蜍除去内脏的干燥体。

【性味归经】味苦，性凉；有毒。

【功能】清热解毒，利水消肿。

【主治】痈疽，肿毒，瘰疬，湿疹，疳积腹胀，慢性气管炎。

【用法用量】煎汤，3～9g；或研末。

（六）水产品

1. 鲻鱼　为鲻科鲻属动物鲻鱼及近缘多种动物的肉。

【别名】子鱼。

【性味归经】味甘，性平。归脾、胃、肺经。

【功能】益气健脾，开胃消食，散瘀止痛。

【主治】脾胃虚弱，消化不良，小儿疳积，贫血，百日咳，产后瘀血，跌打损伤。

【用法用量】煎汤，60～120g。

【宜忌】味厚性腻，病新愈者忌。

2. 银鱼　为银鱼科短吻银鱼属动物太湖新银鱼的全体。

【别名】王余、银条鱼。

【性味归经】味甘，性平。归脾、胃、肺经。

【功能】补虚，润肺健脾。

【主治】营养不良，肺虚咳嗽，脾虚泄泻，小儿疳积。

【用法用量】煎汤，30～90g。

【宜忌】不可多食，动湿生疮。

3. 鳝鱼　为合鳃科鳝属动物黄鳝的肉。

【别名】黄鳝等。

【性味归经】味甘，性温。归肝、脾、肾经。

【功能】益气血，补肝肾，强筋骨，祛风湿。

【主治】虚劳，疳积，阳痿，腰痛，腰膝酸软，风寒湿痹，产后恶露淋沥，久痢脓血，痔瘘，臁疮。

【用法用量】煮食，100～250g；或捣肉为丸；或研末。

【宜忌】虚热及外感病患者慎服。

4. 青蛙　为蛙科蛙属动物黑斑蛙或金线蛙除去内脏的全体。

【别名】蛙等。

【性味归经】味甘，性凉。归肺、脾、膀胱经。

【功能】利水消肿，清热解毒，补虚。

【主治】水肿，鼓胀，黄疸，蛤蟆瘟，小儿热疮，痢疾，疳疾，劳热，产后体弱。

【用法用量】煎汤或煮食，1～3只；或入丸、散。

【宜忌】不宜多服。

5. 鰕虎鱼　详见本章第一节。

6. 塘虱鱼　为胡子鲇科胡子鲇属动物胡子鲇的肉。

【别名】角鱼、暗钉鱼等。

【性味归经】味甘，性平。

【功能】益肾，调中，养血，止血。

【主治】久病体虚，腰膝酸痛，小儿疳积，哮喘，衄血，倒经。

【用法用量】煮食，100～200g。

7. 鲈鱼　为鮨科真鲈属动物鲈鱼的肉。

【别名】花鲈。

【性味归经】味甘，性平。

【功能】益脾胃，补肝肾。

【主治】脾虚泻痢，消化不良，疳积，百日咳，水肿，筋骨萎弱，胎动不安，疮疡久不愈合。

【用法用量】煮食，60～240g；或作脍食。

【宜忌】多食发疟癖及疮肿，不可与乳酪同食。

（七）水果

1. 酸角　详见本章第五节。

2. 山橙　为夹竹桃科山橙属植物山橙的果实。

【别名】猢狲果、铜锣锤等。

【性味归经】味苦、微甘，性平；有小毒。

【功能】行气，消积，杀虫。

【主治】胃气痛，胸膈饱胀，小儿疳积，疝气瘰疬，皮肤热毒，湿癣疥癞。

【用法用量】煎汤，6~10g。

3. 杧果叶　为漆树科杧果属植物杧果的叶。

【性味归经】味甘，性凉。

【功能】止渴，化滞，止痒。

【主治】消渴，疳积，湿疹瘙痒，疣。

【用法用量】煎汤，15~30g。

4. 椰子瓤　为棕榈科椰子属植物椰子的果肉。

【性味归经】味甘，性平。

【功能】益气健脾，杀虫，消疳。

【主治】疳积，姜片虫病。

【用法用量】食肉或压滤取汁，75~100g。

【宜忌】患疮疖、咳喘者忌。

5. 番石榴果　详见本章第一节。

（八）其他

1. 草独活　为五加科楤木属植物云南龙眼独活的根。

【别名】小白升麻。

【性味归经】味苦、辛，性微温。

【功能】发散风寒，健脾利水，舒筋活血，截疟。

【主治】风寒感冒，咳嗽，脾虚水肿，小儿疳积，胸胁疼痛，跌打肿痛，风湿疼痛，腰痛，骨折，月经不调，外伤出血，疟疾。

【用法用量】煎汤，9~15g；或泡酒。

【宜忌】孕妇禁服。

2. 牛至　为唇形科牛至属植物牛至的全草。

【别名】小叶薄荷等。

【性味归经】味辛、微苦，性凉。

【功能】解表，理气，清暑，利湿。

【主治】感冒发热，中暑，胸膈胀满，腹痛吐泻，痢疾，黄疸，水肿，带下，小儿疳积，麻疹，皮肤瘙痒，疮疡肿痛，跌打损伤。

【用法用量】煎汤，3~9g，大剂量用至15~30g；或泡茶。

【宜忌】表虚汗多者禁服。

3. 腐乳 为豆腐作坯，经过发酵，腌过，加酒糟和辅料等的制成品。

【别名】菽乳。

【性味归经】味咸、甘，性平。

【功能】益胃和中。

【主治】腹胀，萎黄病，泄泻，小儿疳积。

【用法用量】佐餐，适量。

4. 鹅肠草 详见本章第二节。

三、推荐食方

1. 木香丸

【方剂来源】《普济方》。

【组成】木香（炮）、肉豆蔻（炮）各一分，牵牛（半生半炒）半两。

【用法】上为末，糊丸如小豆大，三岁三十丸，米汤送下。

【适应证】小儿疳渴不止，腹急，腹胀。

2. 暖肠丸

【方剂来源】《普济方》。

【组成】木香、肉豆蔻、丁香、胡椒各等份。

【用法】上为末，蒸饼为丸，如绿豆大。每服三五丸，米饮送下。

【适应证】疳痢，久泄不止，脏腑冷热。

3. 玉柱杖散

【方剂来源】《中藏经·附录》。

【组成】黄芪、人参、白茯苓各等份。

【用法】上为末。每服一钱，水一盏，煎至六分，呷之，不拘时候。

【适应证】小儿疳瘦。

4. 玉柱杖散

【方剂来源】《证治准绳·幼科》。

【组成】黄芪二两，白茯苓半两，人参、白术各一两。

【用法】上为末。以水一盏，药一钱，煎至七分，温服。

【适应证】小儿疳瘦。

5. 芦荟丸

【方剂来源】《幼幼新书》卷二十六引《吉氏家传》。

【组成】丁香、肉豆蔻（去皮）、木香各半两。

【用法】面裹，慢火煨熟，入芦荟一两，使君子半两，为末，稀糊为丸，如黍米大。每服一二十丸，米饮送下。

【适应证】疳泻，不食腹胀。

6. 保元地黄汤

【方剂来源】《幼科直言》。

【组成】黄芪八分，白术（炒）八分，白芍（炒）八分，沙参八分，当归六分，牡丹皮八分，白茯苓八分，熟地黄二钱，车前子八分。

【用法】水煎服。兼服六味地黄丸。

【适应证】小儿肾疳。体多瘦弱，目昏神倦，或凉或热，或时时伤风。

7. 秘传茴香汤

【方剂来源】《普济方》卷二四九引《德生堂方》。

【组成】苍术一斤半，甘草（炙）十二两，茴香（炒）一斤半，干姜十二两，盐七两（后和药再碾）。

【用法】上为末。每服一匙，沸汤调服，不拘时候，早晨常服。

【适应证】男子小肠心腹痛，下元久冷；妇人血气刺痛；小儿脾疳泄泻。

8. 疰疳丸

【方剂来源】《治疹全书》。

【组成】生地黄、熟地黄、当归、白芍、天冬、知母各等份，鳖甲（醋炙）、山楂减半。

【用法】炼蜜为丸。大人每服一钱，小儿五分，早、晚灯心草汤送下。

【适应证】疹后发热成疳。

9. 益黄散

【方剂来源】《小儿药证直诀》。

【组成】陈皮（去白）一两，丁香二钱（一方用木香），诃子（炮，去核）、青皮（去白）、甘草（炙）各五钱。

【用法】上为末。3岁服一钱半，水半盏，煎至三分，食前服。

【适应证】脾胃虚弱，脾疳，腹大身瘦。

10. 黄芪固真汤

【方剂来源】《片玉心书》。

【组成】黄芪、人参、白术、甘草（炙）、当归、麦冬。

【用法】水煎服。

【适应证】小儿大病后，气血尚弱，自汗，或潮热、寒热发过之后身凉自汗，日久令人黄瘦，失治则变为骨蒸疳劳。

11. 调脾汤

【方剂来源】《幼科铁镜》。

【组成】陈皮、白术、丁香、人参、诃子、青皮、甘草。

【适应证】小儿脾疳。黄瘦腹大，或吃土、吃米、吃茶。

12. 调元健脾保肺汤

【方剂来源】《痘疹活幼至宝》。

【组成】白茯苓、人参、黄芪、牡丹皮、陈皮、沙参、白芍（酒炒）、甘草、当归、百合、薏苡仁、麦门冬。

【适应证】痧后面色青白，唇淡气弱，瘦弱成疳疾。

13. 猪肝散

【方剂来源】《赤水玄珠》。

【组成】雄猪肝（不见水者，用刀批开）四两，新荷叶（晒干为末）二钱。

【用法】将新荷末掺入肝内，重汤煮熟，以肝与儿食，空腹服之。至巳午时取下恶物，从大便而出。下后再以参苓白术散之类调理。

【适应证】小儿疳积体弱，不经下者。

14. 猪胆苦酒汤

【方剂来源】《备急千金要方》。

【组成】猪胆一具。

【用法】上以苦酒半升和之，火上煎令沸，三上三下，药成放温，空腹饮三满口，虫死便愈。

【适应证】热病有䘌虫，上下攻移杀人；疳，虫食肛门。

15. 大黄丸

【方剂来源】《普济方》引《全婴方》。

【组成】大黄三两，木香半两。

【用法】上为末，米醋一升，相和置铜碗下，于铛内煮浮于水上，炭火煮，稠糊为丸，如小豆大。

【适应证】小儿无辜疳病。

16. 芎朴丸

【方剂来源】《普济本事方》。

【组成】芎䓖、厚朴各一两，白术半两。

【用法】上为细末，炼蜜为丸，如小弹子大，每服一丸，米饮化下，3岁以下只服半丸。

【适应证】小儿疳瘦，泻白水，腹膨胀。

17. 诃灰散

【方剂来源】《普济方》卷三八八引《全婴方》。

【组成】诃子（烧存性）。

【用法】上为末。三岁每服一钱，食前以米汤调下。

【适应证】小儿因疳，大便中有血。

18. 青皮丸

【方剂来源】《幼幼新书》卷二十二引《庄氏家传》。

【组成】青皮不拘多少（去白，干用）。

【用法】上为细末，猪胆汁为丸，如绿豆大。每服五、七丸，汤送下，1日3次。

【适应证】小儿奶癣，疳瘦尽。

19. 消疳丸

【方剂来源】《墨宝斋集验方》。

【组成】茅山苍术四两（一两用盐三钱化水一碗浸，一两用酒一碗浸，一两用陈土搅泥水待泥沉，用上面清泥水浸，一两用米泔水浸，春五、夏三、秋五、冬七日，每日倒换，擦洗一次。浸毕捞起，刮去粗皮，锉片晒干，微炒）。

【用法】上为细末，罗过，约取头末极细者用二两，余不用。每服三钱，同猪肝四两（勿犯铁器，以竹刀切片），用清水共一处煮取，连汤食之。三五服即愈，或再服二三服更妙。

【适应证】疳积。

第七节　百日咳

百日咳是由百日咳时邪（百日咳杆菌）引起的急性时行病，临床以阵发性痉挛性咳嗽，咳毕伴有特殊的鸡鸣样吸气性吼声为主要特征。古代医籍称本病为"顿咳""顿嗽""顿呛""鹭鸶咳"，因其具有传染性，又称"天哮呛""疫咳"等。

中医学认为，百日咳时邪郁于肺经，化火生痰，交结气道，导致肺失清肃，肺气上逆为本病主要病因病机。

西医学认为，本病的病原为百日咳杆菌，传染源主要为百日咳患者，发病前 1~2 天至病程 3 周内传染性最强，带菌者及不典型患者均有传染性。

一、辨证分型

1. 邪犯肺卫（初咳期） 初起咳嗽，流涕，或有发热、咽红，2~3 天后，咳嗽逐渐加重，日轻夜重，痰液稀白或稠黄；舌质红，苔薄白或薄黄，脉浮有力，指纹浮红或浮紫。饮食以疏风解表、宣肺止咳为主。

2. 痰火阻肺（痉咳期） 阵发性痉咳，伴吸气性鸡鸣样吼声，吐出痰涎及食物而止，入夜尤甚，痰液黏稠，可伴呕吐、胁痛、舌下生疮、目睛出血、咯血、衄血、二便失禁；舌质红，苔薄黄或黄腻，脉滑数，指纹紫滞。小婴儿可伴窒息、神昏、抽搐。饮食以化痰降逆、泻肺清热为主。

3. 气阴耗伤（恢复期） 痉咳缓解，鸡鸣样吼声消失。可见咳声无力，痰白清稀或干咳无痰，神倦乏力，气短懒言，声音嘶哑，纳呆食少，自汗或盗汗，大便不实；舌质淡，苔少或无苔，脉细。饮食以益气养阴、润肺止咳为主。

二、推荐食材

（一）菜类

1. 黄药子 详见本章第二节。

2. 南瓜子 为葫芦科南瓜属植物南瓜的种子。

【别名】南瓜仁。

【性味归经】味甘，性平。归大肠经。

【功能】杀虫，下乳，利水消肿。

【主治】绦虫，蛔虫，血吸虫，钩虫，蛲虫病，产后缺乳，产后手足浮肿，百日咳，痔疮。

【用法用量】煎汤，30~60g；研末或制成乳剂。

（二）干果

向日葵 茎髓为菊科向日葵属植物向日葵的茎内髓心。

【别名】向日葵茎心等。

【性味归经】味甘，性平。归膀胱经。

【功能】清热，利尿，止咳。

【主治】淋浊，白带，乳糜尿，百日咳，风疹。

【用法用量】煎汤，9～15g。

（三）花、茶类

1. 肉根还阳参　详见本章第二节。

2. 花酸苔　详见本章第二节。

（四）肉禽类

1. 鸡胆　为雉科雉属动物家鸡的胆囊。

【性味归经】味苦，性寒。

【功能】祛痰，止咳，泻火，明目。

【主治】百日咳，目赤流泪，翳障，耳后湿疮，砂淋，痔疮。

【用法用量】1～3个，鲜鸡胆取汁加糖服；或烘干研粉。

2. 猪胆　为猪科猪属动物猪的胆汁。

【性味归经】味苦，性寒。归肝、肺、胆、大肠经。

【功能】清热止咳，明目，通便解毒。

【主治】咳嗽，百日咳，哮喘，目赤，目翳，便秘，泻痢，黄疸，喉痹，聤耳，痈疽疔疮，鼠瘘，湿疹，头癣。

【用法用量】煎汤，6～9g；或取汁冲，每次3～6g；或入丸、散。

3. 蛇胆　详见本章第二节。

（五）水产品

1. 鲈鱼　详见本章第六节。

2. 鲻鱼　为鲻科鲻属动物鲻鱼及近缘多种动物的肉。

【别名】子鱼。

【性味归经】味甘，性平。归脾、胃、肺经。

【功能】益气健脾，开胃消食，散瘀止痛。

【主治】脾胃虚弱，消化不良，小儿疳积，贫血，百日咳，产后瘀血，跌打损伤。

【用法用量】煎汤，60～120g。

【宜忌】味厚性腻，病新愈者忌。

（六）水果

罗汉果　详见本章第二节。

（七）其他

1. 大蒜　为百合科葱属植物大蒜的鳞茎。

【别名】胡蒜、葫、独头蒜、独蒜、青蒜。

【性味归经】味辛，性温。归脾、胃、肺、大肠经。

【功能】温中行滞，解毒，杀虫。

【主治】脘腹冷痛，痢疾，泄泻，肺痨，百日咳，感冒，痈疖肿毒，肠痈，癣疮，蛇虫咬伤，钩虫病，蛲虫病，带下阴痒，疟疾，喉痹，水肿。

【用法用量】煎汤，5～10g；生或煮、煨服食；或捣烂为丸。煮食、煨食宜较大量，生食宜较小量。

【宜忌】阴虚火旺，肝热目疾，口齿、喉舌诸患及时行病后均禁服生品，慎服熟品。敷脐、作栓剂或灌肠均不利于孕妇。外用对局部有强烈的刺激性，能引起灼热、疼痛、发泡，故不可久敷。

2. 蚱蜢 为蝗科飞蝗属动物飞蝗、稻蝗属动物中华稻蝗、尖头蚱蜢属动物稻叶大剑角蝗等多种昆虫的成虫。

【**性味归经**】味辛、甘，性温。归肺、肝、脾经。

【**功能**】祛风解痉，止咳平喘。

【**主治**】小儿惊风，破伤风，百日咳，哮喘。

【**用法用量**】煎汤，5~10 只；研末，1.5~3g。

3. 绿豆升麻 为毛茛科类叶升麻属植物类叶升麻的根茎。

【**性味归经**】味辛、微苦，性平。

【**功能**】散风热，透疹，解毒。

【**主治**】风热头痛，风疹，麻疹不透，百日咳，犬咬伤。

【**用法用量**】煎汤，3~9g。

三、推荐食方

加味茯苓饮

【**方剂来源**】《眼科锦囊》。

【**组成**】茯苓、人参、苍术、生姜、橘皮、枳实。

【**用法**】水煎，兼服滚痰丸。

【**适应证**】胃中有留饮，自吐宿水，小便不利，由咳嗽而白膜发血斑，小儿百日咳。

第八节 泄泻

泄泻是以大便次数增多、粪质稀薄或如水样为特征的小儿常见病。一年四季均可发病，夏秋季节发病率高，不同季节发生的泄泻，证候表现有所不同。2 岁以下小儿发病率高，是我国婴幼儿最常见的疾病之一。本病轻证治疗得当预后良好；重则预后较差，可出现气阴两伤，甚至阴竭阳脱；久泻迁延不愈，则易转为慢惊风或疳证。小儿泄泻的病因，以感受外邪、伤于饮食、脾胃虚弱多见，病位主要在脾胃。病机关键为脾困湿盛，升降失司，水反为湿，谷反为滞，清浊合而下降，形成泄泻。

西医学称为腹泻，病因分为感染性和非感染性两类。感染性腹泻主要由病毒（如轮状病毒、柯萨奇病毒、埃可病毒等）、细菌（如致腹泻大肠埃希菌、空肠弯曲菌、耶尔森菌等）引起；非感染性腹泻常由饮食因素（如喂养不当、过敏性腹泻、乳糖酶缺乏）及消化功能紊乱等引起。

一、辨证分型

（一）常证

1. 湿热泻 大便水样，或如蛋花汤样，泻下急迫，量多次频，气味秽臭，或见少许黏液，腹痛时作，恶心呕吐，或发热烦躁，口渴尿黄；舌质红，苔黄腻，脉滑数，指纹紫。饮食以清热利湿为主。

2. 风寒泻　大便清稀，夹有泡沫，臭味不甚，肠鸣腹痛，或伴恶寒发热，鼻流清涕，咳嗽；舌质淡，苔薄白，脉浮紧，指纹淡红。饮食以疏风散寒为主。

3. 伤食泻　大便稀溏，夹有乳凝块或食物残渣，气味酸臭，或如败卵，脘腹胀满，嗳气酸馊，或有呕吐，不思乳食，腹痛拒按，泻后痛减，夜卧不安；舌苔厚腻，或微黄，脉滑实，指纹紫滞。饮食以消食化滞为主。

4. 脾虚泻　大便稀溏，色淡不臭，多见食后作泻，时轻时重，面色萎黄，神疲倦怠，食欲不振，形体消瘦；舌淡苔白，脉缓弱，指纹淡。饮食以健脾益气为主。

5. 脾肾阳虚泻　久泻不止，食入即泻，澄澈清冷，或见脱肛，形寒肢冷，面色㿠白，精神萎靡，寐时露睛；舌淡苔白，脉细弱，指纹色淡。饮食以温补脾肾为主。

（二）变证

1. 气阴两伤　泻下无度，质稀如水，精神萎弱或心烦不安，眼窝及囟门凹陷，皮肤干燥，啼哭无泪，口渴引饮，小便短少，甚至无尿，唇红而干；舌红少津，苔少或无苔，脉细数。饮食以益气敛阴为主。

2. 阴竭阳脱　泻下不止，次频量多，精神萎靡，表情淡漠，面色青灰或苍白，冷汗自出，哭声微弱，啼哭无泪，尿少或无，四肢厥冷；舌淡无津，脉沉细欲绝。饮食以温阳固脱为主。

二、推荐食材及食方

可参照第五章第十二节泄泻。

注　解

1. 哎咀　用口将药物咬碎。

2. 钱匕　古代量取药末的器具名。用汉代的五铢钱币量取药末至不散落者为一钱匕；用五铢钱币量取药末至半边者为半钱匕；钱五匕者，是指药末盖满五铢钱边的"五"字至不落为度。一钱匕约今五分六厘，合2g强；半钱匕约今二分八厘，合1g强；钱五匕约为一钱匕的1/4，约今一分四厘，合0.6g。

3. 上为末　将以上药物研为末。

4. 研末　研，粉碎药材的一种方法。研末，是将药物放在研槽或乳钵内反复碾压或磨细，使成粉末的方法。

5. 上为散　将以上药物调成散剂。

6. 散剂　药物剂型之一。药物研成粉末为散。内服：粗末加水煮服；细末用白汤、茶、米汤或酒调服。外用：研成极细末，撒于患处，或用酒、醋、蜜等调敷于患处。

7. 锉　用锉刀（钢锉）在质地坚硬的药材上反复摩擦，使成细粉的方法称为锉。钢锉应不带锈，锉过的碎末应用磁铁吸取脱落的铁末。

8. 炙　中药炮制法之一。把药材与液体辅料同炒，使辅料渗入药材之内，故又称合炒。根据辅料的不同，可分下述几种：①酒炙。有两法：一是先将药材与酒拌匀，再加热炒至微黄；二是先将药材炒至微黄，再把酒洒入，略炒片时。②醋炙。用米醋炙如上法。③盐炙。先将盐加水适量溶化，再与药材同炒。④姜炙。先将姜捣烂取汁，再与药材同炒。⑤蜜炙。将药材与蜂蜜拌匀，再加热同炒。⑥米泔水炙。用米泔水浸后再炒。⑦羊脂炙，也叫酥炙。取羊脂与药材同炒。⑧童便炙。取药材与童子小便同炒。⑨鳖血炙。先将鳖血加少量清水与药材同拌匀后，放置一时许，在锅中炒至变色即可。⑩矾炙。先将矾加水溶化，洒入炒热的药材中，炒至干燥为度。⑪药汁炙。取药汁与药材同炒。

9. 酒煎　煎药法。即将药物放黄酒或白酒中煎煮的方法。

10. 烧存性　中药炮制方法之一。把植物药烧至外部枯黑，里面焦黄为度，使药物一部分炭化，另一部分还能尝出原有的气味，即存性。烧存性是直接用火烧焦。

11. 浸酒　药物浸入酒内，经过一定时间，或隔汤煎煮，滤去渣，取液服。

12. 麸炒　炒法之一。将净制或切制后的药物用麦麸熏炒的炮制方法，又称麦麸炒、麸皮炒。炒制药物所用的麦麸未制者称净麸炒或清麸炒；麦麸经用蜂蜜或红糖制过者，称蜜麸炒或糖麸炒。麸炒法常用于补脾胃或作用强烈及有腥臭气味的药物。操作方法：一般用中火或武火将锅烧热，再将麦麸均匀撒入热锅中，至起烟时投入药物，不断翻动并适当控制火力，炒至药物表面呈黄色或深黄色时取出，筛去麦麸，放凉。麦麸用量为每100kg药物，用麦麸10～15kg。

13. 舂　用杵臼捣去谷物的皮壳。

14. 方寸匕 古代量取药末的器具。即今之药匙，其形如刀匕，容量为一方寸正方，相当于十粒梧桐子大，量药时以满而不溢出或滚下为度。据近人考证，一方寸匕合 6~9g。

15. 如弹子大 弹子，即弹丸。如弹子大，相当于弹丸大小。

16. 丸剂 药物剂型之一。药物研成细末，用蜜或水，或糊，或药汁、蜂蜡等拌和，制成圆球形大小不等的药丸，分别称蜜丸、水丸、药汁丸、蜡丸等。服用方便，吸收较缓慢，药力较持久。凡药物不耐高热，难溶于水，容易挥发，毒性较剧烈的，多适合做丸。丸剂常用于慢性病，尤其是攻磨癥积。但也有用于急证的丸剂。用水化开服用或水送服。

17. 焙 中药炮制方法之一，亦称烘。用微火加热，使药物干燥的方法。如菊花、金银花等放在烘房或烘柜内，使药物干燥而不焦黑。空气潮湿时，可用此法防潮。

18. 去滓 滓指沉淀的杂质，污垢。去滓，即去除沉淀的杂质及污垢。

附　录

附录 I

卫生部关于进一步规范保健食品原料管理的通知

卫法监发〔2002〕51号

各省、自治区、直辖市卫生厅局、卫生部卫生监督中心：

为进一步规范保健食品原料管理，根据《中华人民共和国食品卫生法》，现印发《既是食品又是药品的物品名单》《可用于保健食品的物品名单》和《保健食品禁用物品名单》（见附件），并规定如下。

一、申报保健食品中涉及的物品（或原料）是我国新研制、新发现、新引进的无食用习惯或仅在个别地区有食用习惯的，按照《新资源食品卫生管理办法》的有关规定执行。

二、申报保健食品中涉及食品添加剂的，按照《食品添加剂卫生管理办法》的有关规定执行。

三、申报保健食品中涉及真菌、益生菌等物品（或原料）的，按照我部印发的《卫生部关于印发真菌类和益生菌类保健食品评审规定的通知》（卫法监发〔2001〕84号）执行。

四、申报保健食品中涉及国家保护动植物等物品（或原料）的，按照我部印发的《卫生部关于限制以野生动植物及其产品为原料生产保健食品的通知》（卫法监发〔2001〕160号）、《卫生部关于限制以甘草、麻黄草、苁蓉和雪莲及其产品为原料生产保健食品的通知》（卫法监发〔2001〕188号）、《卫生部关于不再审批以熊胆粉和肌酸为原料生产的保健食品的通告》（卫法监发〔2001〕267号）等文件执行。

五、申报保健食品中含有动植物物品（或原料）的，动植物物品（或原料）总个数不得超过14个。如使用附件1之外的动植物物品（或原料），个数不得超过4个；使用附件1和附件2之外的动植物物品（或原料），个数不得超过1个，且该物品（或原料）应参照《食品安全性毒理学评价程序》（GB15193.1-1994）中对食品新资源和新资源食品的有关要求进行安全性毒理学评价。

以普通食品作为原料生产保健食品的，不受本条规定的限制。

六、以往公布的与本通知规定不一致的，以本通知为准。

附件：1. 既是食品又是药品的物品名单

　　　2. 可用于保健食品的物品名单

　　　3. 保健食品禁用物品名单

2002年2月28日

357

附件1

既是食品又是药品的物品名单（按笔画顺序排列）

丁香、八角茴香、刀豆、小茴香、小蓟、山药、山楂、马齿苋、乌梢蛇、乌梅、木瓜、火麻仁、代代花、玉竹、甘草、白芷、白果、白扁豆、白扁豆花、龙眼肉（桂圆）、决明子、百合、肉豆蔻、肉桂、余甘子、佛手、杏仁（甜、苦）、沙棘、牡蛎、芡实、花椒、赤小豆、阿胶、鸡内金、麦芽、昆布、枣（大枣、酸枣、黑枣）、罗汉果、郁李仁、金银花、青果、鱼腥草、姜（生姜、干姜）、枳椇子、枸杞子、栀子、砂仁、胖大海、茯苓、香橼、香薷、桃仁、桑叶、桑椹、橘红、桔梗、益智仁、荷叶、莱菔子、莲子、高良姜、淡竹叶、淡豆豉、菊花、菊苣、黄芥子、黄精、紫苏、紫苏籽、葛根、黑芝麻、黑胡椒、槐米、槐花、蒲公英、蜂蜜、榧子、酸枣仁、鲜白茅根、鲜芦根、蝮蛇、橘皮、薄荷、薏苡仁、薤白、覆盆子、藿香。

附件2

可用于保健食品的物品名单（按笔画顺序排列）

人参、人参叶、人参果、三七、土茯苓、大蓟、女贞子、山茱萸、川牛膝、川贝母、川芎、马鹿胎、马鹿茸、马鹿骨、丹参、五加皮、五味子、升麻、天门冬、天麻、太子参、巴戟天、木香、木贼、牛蒡子、牛蒡根、车前子、车前草、北沙参、平贝母、玄参、生地黄、生何首乌、白及、白术、白芍、白豆蔻、石决明、石斛（需提供可使用证明）、地骨皮、当归、竹茹、红花、红景天、西洋参、吴茱萸、怀牛膝、杜仲、杜仲叶、沙苑子、牡丹皮、芦荟、苍术、补骨脂、诃子、赤芍、远志、麦门冬、龟甲、佩兰、侧柏叶、制大黄、制何首乌、刺五加、刺玫果、泽兰、泽泻、玫瑰花、玫瑰茄、知母、罗布麻、苦丁茶、金荞麦、金樱子、青皮、厚朴、厚朴花、姜黄、枳壳、枳实、柏子仁、珍珠、绞股蓝、胡芦巴、茜草、荜茇、韭菜子、首乌藤、香附、骨碎补、党参、桑白皮、桑枝、浙贝母、益母草、积雪草、淫羊藿、菟丝子、野菊花、银杏叶、黄芪、湖北贝母、番泻叶、蛤蚧、越橘、槐实、蒲黄、蒺藜、蜂胶、酸角、墨旱莲、熟大黄、熟地黄、鳖甲。

附件3

保健食品禁用物品名单（按笔画顺序排列）

八角莲、八里麻、千金子、土青木香、山莨菪、川乌、广防己、马桑叶、马钱子、六角莲、天仙子、巴豆、水银、长春花、甘遂、生天南星、生半夏、生白附子、生狼毒、白降丹、石蒜、关木通、农吉痢、夹竹桃、朱砂、米壳（罂粟壳）、红升丹、红豆杉、红茴香、红粉、羊角拗、羊踯躅、丽江山慈姑、京大戟、昆明山海棠、河豚、闹羊花、青娘虫、鱼藤、洋地黄、洋金花、牵牛子、砒石（白砒、红砒、砒霜）、草乌、香加皮（杠柳皮）、骆驼蓬、鬼臼、莽草、铁棒槌、铃兰、雪上一枝蒿、黄花夹竹桃、斑蝥、硫黄、雄黄、雷公藤、颠茄、藜芦、蟾酥。

附录 Ⅱ

按照传统既是食品又是中药材物质目录

（征求意见稿）

（注：排序先按照植物、动物，再按笔画）

序号	物质名称	植物名/动物名	所属科名	使用部分	备注
1	丁香	丁香	桃金娘科	花蕾	
2	八角茴香	八角茴香	木兰科	成熟果实	在调味品中也称"八角"
3	刀豆	刀豆	豆科	成熟种子	
4	小茴香	茴香	伞形科	成熟果实	用于调味时还可用叶和梗
5	小蓟	刺儿菜	菊科	地上部分	
6	山药	薯蓣	薯蓣科	根茎	
7	山楂	山里红	蔷薇科	成熟果实	
		山楂	蔷薇科		
8	马齿苋	马齿苋	马齿苋科	地上部分	
9	乌梅	梅	蔷薇科	近成熟果实	
10	木瓜	贴梗海棠	蔷薇科	近成熟果实	
11	火麻仁	大麻	桑科	成熟果实	
12	代代花	代代花	芸香科	花蕾	果实地方常用作枳壳
13	玉竹	玉竹	百合科	根茎	
14	甘草	甘草	豆科	根和根茎	
		胀果甘草	豆科		
		光果甘草	豆科		
15	白芷	白芷	伞形科	根	
		杭白芷	伞形科		
16	白果	银杏	银杏科	成熟种子	
17	白扁豆	扁豆	豆科	成熟种子	
18	白扁豆花	扁豆	豆科	花	
19	龙眼肉（桂圆）	龙眼	无患子科	假种皮	
20	决明子	决明	豆科	成熟种子	需经过炮制方可使用
		小决明	豆科		

序号	物质名称	植物名/动物名	所属科名	使用部分	备注
21	百合	卷丹	百合科	肉质鳞叶	
		百合	百合科		
		细叶百合	百合科		
22	肉豆蔻	肉豆蔻	肉豆蔻科	种仁；种皮	种皮仅作为调味品使用
23	肉桂	肉桂	樟科	树皮	在调味品中也称"桂皮"
24	余甘子	余甘子	大戟科	成熟果实	
25	佛手	佛手	芸香科	果实	
26	杏仁（苦、甜）	山杏	蔷薇科	成熟种子	苦杏仁需经过炮制方可使用
		西伯利亚杏	蔷薇科		
		东北杏	蔷薇科		
		杏	蔷薇科		
27	沙棘	沙棘	胡颓子科	成熟果实	
28	芡实	芡	睡莲科	成熟种仁	
29	花椒	青椒	芸香科	成熟果皮	花椒果实可作为调味品使用
		花椒	芸香科		
30	赤小豆	赤小豆	豆科	成熟种子	
		赤豆	豆科		
31	麦芽	大麦	禾本科	成熟果实经发芽干燥的炮制加工品	
32	昆布	海带	海带科	叶状体	
		昆布	翅藻科		
33	枣（大枣、黑枣）	枣	鼠李科	成熟果实	
34	罗汉果	罗汉果	葫芦科	果实	
35	郁李仁	欧李	蔷薇科	成熟种子	
		郁李	蔷薇科		
		长柄扁桃	蔷薇科		
36	金银花	忍冬	忍冬科	花蕾或带初开的花	
37	青果	橄榄	橄榄科	成熟果实	
38	鱼腥草	蕺菜	三白草科	新鲜全草或干燥地上部分	

序号	物质名称	植物名/动物名	所属科名	使用部分	备 注
39	姜（生姜、干姜）	姜	姜科	根茎（生姜所用为新鲜根茎，干姜为干燥根茎）	
40	枳椇子	枳椇	鼠李科	药用为成熟种子；食用为肉质膨大的果序轴、叶及茎枝	
41	枸杞子	宁夏枸杞	茄科	成熟果实	
42	栀子	栀子	茜草科	成熟果实	
43	砂仁	阳春砂	姜科	成熟果实	
		绿壳砂	姜科		
		海南砂	姜科		
44	胖大海	胖大海	梧桐科	成熟种子	
45	茯苓	茯苓	多孔菌科	菌核	
46	香橼	枸橼	芸香科	成熟果实	
		香圆	芸香科		
47	香薷	石香薷	唇形科	地上部分	
		江香薷	唇形科		
48	桃仁	桃	蔷薇科	成熟种子	
		山桃	蔷薇科		
49	桑叶	桑	桑科	叶	
50	桑椹	桑	桑科	果穗	
51	橘红	橘及其栽培变种	芸香科	外层果皮	
52	桔梗	桔梗	桔梗科	根	
53	益智仁	益智	姜科	去壳之果仁，而调味品为果实。	
54	荷叶	莲	睡莲科	叶	
55	莱菔子	萝卜	十字花科	成熟种子	
56	莲子	莲	睡莲科	成熟种子	
57	高良姜	高良姜	姜科	根茎	
58	淡竹叶	淡竹叶	禾本科	茎叶	
59	淡豆豉	大豆	豆科	成熟种子的发酵加工品	
60	菊花	菊	菊科	头状花序	

序号	物质名称	植物名/动物名	所属科名	使用部分	备注
61	菊苣	毛菊苣	菊科	地上部分或根	
		菊苣	菊科		
62	黄芥子	芥	十字花科	成熟种子	
63	黄精	滇黄精	百合科	根茎	
		黄精	百合科		
		多花黄精	百合科		
64	紫苏	紫苏	唇形科	叶（或带嫩枝）	
65	紫苏子（籽）	紫苏	唇形科	成熟果实	
66	葛根	野葛	豆科	根	
67	黑芝麻	脂麻	脂麻科	成熟种子	在调味品中也称"胡麻、芝麻"
68	黑胡椒	胡椒	胡椒科	近成熟或成熟果实	在调味品中称"白胡椒"
69	槐花、槐米	槐	豆科	花及花蕾	
70	蒲公英	蒲公英	菊科	全草	
		碱地蒲公英	菊科		
		同属数种植物	菊科		
71	榧子	榧	红豆杉科	成熟种子	
72	酸枣、酸枣仁	酸枣	鼠李科	果肉、成熟种子	
73	鲜白茅根（或干白茅根）	白茅	禾本科	根茎	
74	鲜芦根（或干芦根）	芦苇	禾本科	根茎	
75	橘皮（或陈皮）	橘及其栽培变种	芸香科	成熟果皮	
76	薄荷	薄荷	唇形科	地上部分	
		薄荷	唇形科	叶、嫩芽	仅作为调味品使用
77	薏苡仁	薏苡	禾本科	成熟种仁	

序号	物质名称	植物名/动物名	所属科名	使用部分	备 注
78	薤白	小根蒜	百合科	鳞茎	
		薤	百合科		
79	覆盆子	华东覆盆子	蔷薇科	果实	
80	藿香	广藿香	唇形科	地上部分	
81	乌梢蛇	乌梢蛇	游蛇科	剥皮、去除内脏的整体	仅限获得林业部门许可进行人工养殖的乌梢蛇
82	牡蛎	长牡蛎	牡蛎科	贝壳	
		大连湾牡蛎	牡蛎科		
		近江牡蛎	牡蛎科		
83	阿胶	驴	马科	干燥皮或鲜皮经煎煮、浓缩制成的固体胶	
84	鸡内金	家鸡	雉科	沙囊内壁	
85	蜂蜜	中华蜜蜂	蜜蜂科	蜂所酿的蜜	
		意大利蜂	蜜蜂科		
86	蝮蛇（蕲蛇）	五步蛇	蝰科	去除内脏的整体	仅限获得林业部门许可进行人工养殖的蝮蛇
			新增中药材物质		
1	人参	人参	五加科	根和根茎	为5年及5年以下人工种植的人参；食用量≤3g/d；孕妇、哺乳期妇女及14周岁以下儿童不宜食用
2	山银花	华南忍冬	忍冬科	花蕾或带初开的花	
		红腺忍冬			
		灰毡毛忍冬			
		黄褐毛忍冬			
3	芫荽	芫荽	伞形科	果实、种子	
4	玫瑰花	玫瑰	蔷薇科	花蕾	

序号	物质名称	植物名/动物名	所属科名	使用部分	备　注
5 6	松花粉	马尾松	松科	干燥花粉	
		油松			
		同属数种植物			
7	粉葛	甘葛藤	豆科	根	
8	布渣叶	破布叶	椴树科	叶	仅作为凉茶饮料原料；使用量≤15g/d
9	夏枯草	夏枯草	唇形科	果穗	仅作为凉茶饮料原料；使用量≤9g/d
10	当归	当归	伞形科	根	仅限用于香辛料；使用量≤3g/d
11	山奈	山奈	姜科	根茎	仅作为调味品使用；使用量≤6g/d；在调味品中标示"根、茎"
12	西红花	藏红花	鸢尾科	柱头	仅作为调味品使用；使用量≤1g/d；在调味品中也称藏红花
13	草果	草果	姜科	果实	仅作为调味品使用；使用量≤3g/d
14	姜黄	姜黄	姜科	根茎	仅作为调味品使用；使用量≤3g/d；在调味品中标示"根、茎"
15	荜茇	荜茇	胡椒科	果实或成熟果穗	仅作为调味品使用；使用量≤1g/d

附录 Ⅲ

党参等9种物质按照食药物质管理要求

序号	名称	来源		使用部分	备　注
		植物名/动物名	所属科名		
1	党参	党参 素花党参 川党参	桔梗科	根	使用量≤9g/d，孕妇、婴幼儿不宜食用
2	肉苁蓉（荒漠）	肉苁蓉	列当科	肉质茎	使用量≤3g/d，孕妇、哺乳期妇女及婴幼儿不宜食用
3	铁皮石斛	铁皮石斛	兰科	茎	使用量≤3.5g/d，孕妇不宜食用
4	西洋参	西洋参	五加科	根	使用量≤3g/d，孕妇、哺乳期妇女及婴幼儿不宜食用
5	黄芪	蒙古黄芪 膜荚黄芪	豆科	根	使用量≤9g/d
6	灵芝	赤芝 紫芝	多孔菌科	子实体	使用量≤6g/d，孕妇不宜食用
7	山茱萸	山茱萸	山茱萸科	果实	使用量≤6g/d，孕妇、哺乳期妇女及婴幼儿不宜食用
8	天麻	天麻	兰科	块茎	使用量≤3g/d，孕妇、哺乳期妇女及婴幼儿不宜食用
9	杜仲叶	杜仲	杜仲科	叶	使用量≤7.5g/d，孕妇、哺乳期妇女及婴幼儿不宜食用

新增

主要参考书目

[1] 彭怀仁. 中医方剂大辞典 [M]. 北京：人民卫生出版社，2005.

[2] 南京中医药大学. 中药大辞典 [M]. 2 版. 上海：上海科学技术出版社，2006.

[3] 聂宏，蒋希成. 中医食疗药膳学 [M]. 西安：西安交通大学出版社，2017.

[4] 周祯祥，唐德才. 中药学 [M]. 北京：中国中医药出版社，2016.

[5] 徐桂华，胡慧. 中医护理学基础 [M]. 北京：中国中医药出版社，2016.

[6] 张伯礼，吴勉华. 中医内科学 [M]. 北京：中国中医药出版社，2017.

[7] 陈红风. 中医外科学 [M]. 北京：中国中医药出版社，2016.

[8] 谈勇. 中医妇科学 [M]. 北京：中国中医药出版社，2016.

[9] 马融. 中医儿科学 [M]. 北京：中国中医药出版社，2016.

[10] 郑洪新. 中医基础理论 [M]. 北京：中国中医药出版社，2016.

[11] 张印生，韩学杰. 孙思邈医学全书 [M]. 北京：中国中医药出版社，2009.

[12] 钟赣生. 中药学 [M]. 北京：中国中医药出版社，2012.

[13] 吴皓，胡昌江. 中药炮制学 [M]. 北京：人民卫生出版社，2012.

[14] 李经纬，余瀛鳌，欧永欣等. 中医大辞典 [M]. 北京：人民卫生出版社，1995.

[15] 傅延龄. 新修伤寒论研究大辞典 [M]. 北京：中国中医药出版社，2017.

[16] 巢峰. 小辞海 [M]. 上海：上海辞书出版社，2016.

[17] 罗竹风. 汉语大词典 [M]. 上海：上海辞书出版社，2014.

[18] 阮智富，郭忠新. 现代汉语大词典·下册 [M]. 上海：上海辞书出版社，2009.

[19] 李经纬，区永欣，余瀛鳌等. 简明中医辞典 [M]. 北京：中国中医药出版社，2001.

[20] 叶定江，原思通. 中药炮制学辞典 [M]. 上海：上海科学技术出版社，2005.